冬之蟲夏草
中華瑰寶

生兆江 題

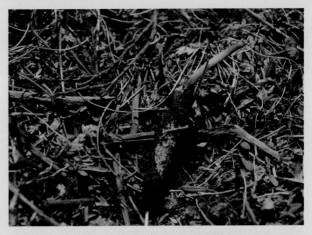

新采挖出的冬虫夏草

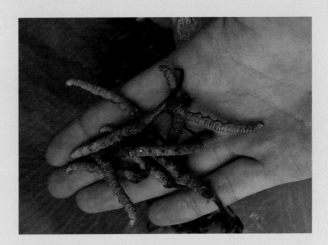

清理后的新草

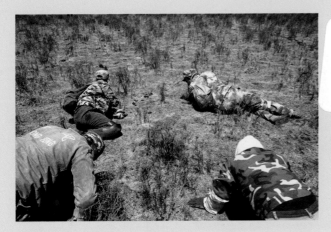

牧民采挖虫草情景

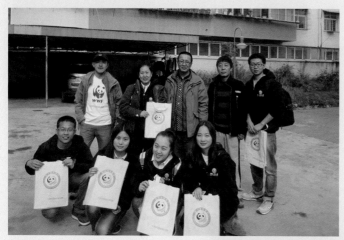

四川美姑第二次调研

调研组合影

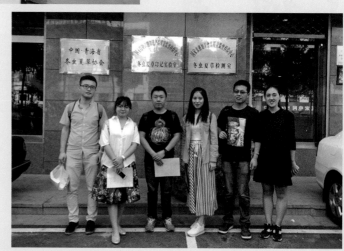

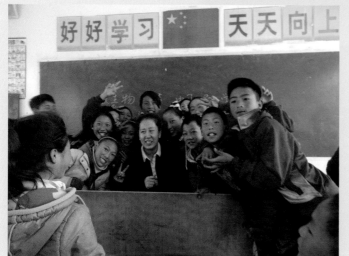

为四川美姑中心小学
的孩子们上课

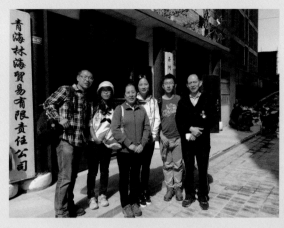

课题组成员前往青海省调研

课题组成员前往四川
凉山美姑大风顶国家
级自然保护区调研

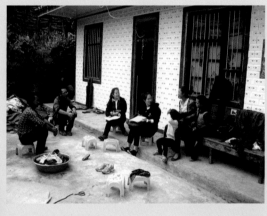

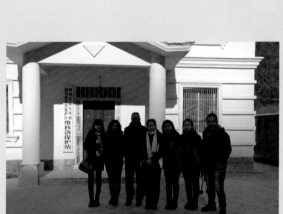

四川美姑第一次调研1

四川美姑第一次调研2

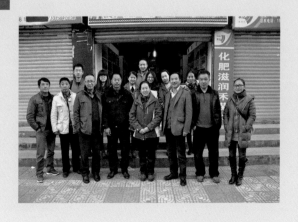

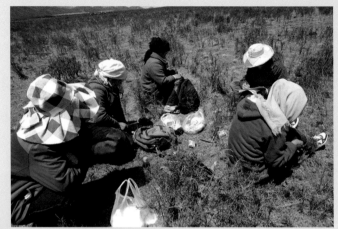

调研组与采挖牧民交流

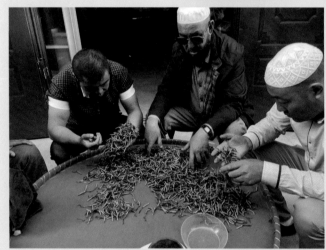

虫草交易

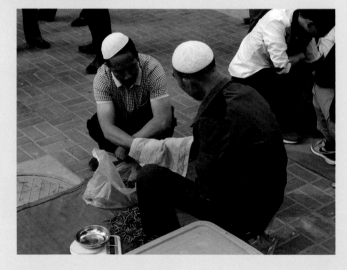

毛巾下的"手指交易"

冬虫夏草资源管理与产业可持续发展

生吉萍　著

中国农业大学出版社

·北京·

内 容 简 介

本书主要介绍了冬虫夏草的历史渊源、地理分布、现代研究、采挖与管理、鉴别与保存及食用方法等内容,同时也对冬虫夏草产业、产业链各环节、产业相关人员、法律法规、发展策略进行了详细研究。本书为作者带领的冬虫夏草课题组历时近五年的研究成果,可供广大关心农牧区发展、关注冬虫夏草产业的读者阅读。

图书在版编目(CIP)数据

冬虫夏草资源管理与产业可持续发展/生吉萍著. —北京:中国农业大学出版社,2017.9

ISBN 978-7-5655-1917-8

Ⅰ.①冬… Ⅱ.①生… Ⅲ.①冬虫夏草-资源管理-研究 ②冬虫夏草-可持续性发展-研究 Ⅳ.①R282.71

中国版本图书馆 CIP 数据核字(2017)第 215034 号

书　　名	冬虫夏草资源管理与产业可持续发展		
作　　者	生吉萍　著		
策划编辑	申海涛	责任编辑	张　玉
封面设计	郑　川	责任校对	王晓凤
出版发行	中国农业大学出版社		
社　　址	北京市海淀区圆明园西路 2 号	邮政编码	100193
电　　话	发行部 010-62818525,8625	读者服务部 010-62732336
	编辑部 010-62732617,2618	出　版　部 010-62733440
网　　址	http://www.cau.edu.cn/caup		
经　　销	新华书店		
印　　刷	涿州市星河印刷有限公司		
版　　次	2017 年 10 月第 1 版　2017 年 10 月第 1 次印刷		
规　　格	787×1 092　16 开本　16 印张　290 千字　彩插 2		
定　　价	46.00 元		

E-mail cbsszs @ cau.edu.cn

图书如有质量问题本社发行部负责调换

序

冬虫夏草是青藏高原地区特有的名贵中药材,与人参、鹿茸并称"中药三大宝"。当前全球 98% 的冬虫夏草产于我国,冬虫夏草产业也成了我国青海、西藏两地的重要产业。随着国内外对冬虫夏草的药理作用的研究,冬虫夏草的营养价值和药用价值被广泛认同,极大地促进了冬虫夏草产业的发展,也显著地带动了产地相关特色产业的发展,形成了以地方特色产业促进区域经济发展的模式。

对于冬虫夏草产业,我们要看到以下三个方面特点:

第一,科学研究成果显著,但进步空间仍然巨大。虽然我国占据天时地利,在 20 世纪 70 年代便已开始了冬虫夏草的自然科学基础研究,同时相关生态学研究也处于世界前列,国内与冬虫夏草相关的发明专利已达 2300 余项,但在虫草药理研究、人工培育等基础理论研究方面仍有诸多欠缺,亟待加强。

第二,产业发展迅速,惠及产区人民。21 世纪以来,冬虫夏草的价格也从每千克几千元上涨至几十万元,极大地改善了产区农牧民的生活水平。与此同时,以冬虫夏草为原料的含片、胶囊、口服液、保健酒等多种产品也在市场中孕育,冬虫夏草产业迅速发展起来,目前产值已近千亿元。

第三,产业经济研究欠缺,虫草产业发展遇阻。虽然我国在冬虫夏草的自然科学研究方面相对领先,但是在其产业经济研究方面十分欠缺,多是对冬虫夏草产业的宏观描述,欠缺中观层面的产业链研究和微观层面的产业相关研究。与此同时,冬虫夏草经济价值的上涨导致了采挖过度,对产区生态环境产生了较大破坏,引起虫草资源量急剧下降,阻碍了产业的进一步发展。

本人在农业部任职期间曾组织过冬虫夏草产业研究,中国人民大学生吉萍教授也曾参与其中,贡献了极大的力量。此次由生吉萍教授带领的冬虫夏草课题组进一步对我国冬虫夏草产业进行了深入调研,从产业链和产业相关人员的角度对冬虫夏草进行研究,视角独特,丰富和推动了我国冬虫夏草产业研究。

本书汇集了生吉萍教授带领的冬虫夏草课题组历时近五年的研究成果,既对冬虫夏草的历史渊源、地理分布、现代研究和日常食用进行了总结,同时也对冬虫夏草产业、产业链各环节、产业相关人员和相关法律法规进行了详尽的描述。本书的出版丰富了冬虫夏草产业研究的领域,值得与每位对冬虫夏草感兴趣的人员分享 。

2017 年 9 月 16 日

　　(注:章力建,中国农科院原副院长,国家农产品质量安全风险评估专家委员会副主任,中国老科技工作者协会农业分会会长,农业部科技委委员,环保部科技委委员,博士,研究员,博士生导师)

前　言

　　我国牧区约占全国土地总面积的 42%，并且牧区大部分位于干旱、高寒、高海拔的生态脆弱地区，也是少数民族聚居的地区和边境地区。草原畜牧业是牧区经济发展的基础产业，是牧民收入的主要来源。但是，牧区产业结构单一，财力匮乏，基础建设不足，贫困面大，贫困程度高，同时还存在着经济发展与生态建设的矛盾，探索农牧业发展新模式，积极发展牧区特色优势产业，是加快牧区经济发展、拓展牧民增收渠道的有效方法。

　　我国草原牧区幅员辽阔，具有大量有重要经济价值的动植物资源，对草原资源的开发已成为牧区增收的另一主要渠道和经济来源。冬虫夏草(*Cordyceps sinensis*)是青藏高原特有的菌物，相比较牧区其他特色农产品，不仅具有更宝贵的医药、保健等价值，而且冬虫夏草已被世界上的国家和地区所了解，其开发产品的年产值在几百亿元甚至达到了千亿元人民币，已成为产区的重要产业之一，是其主产区贫困农牧民收入的主要来源。2000 年后，冬虫夏草的市场需求迅速膨胀，使冬虫夏草在短短几年时间内价格飙升几十倍，2013 年价格达到 20 万元/kg 以上。冬虫夏草产区的农牧民大都加入到采集大军中，同时也吸引了产区周边地区的农牧民前来淘金。每年的采集期，采集者蜂拥而入，过量的采挖造成冬虫夏草资源日趋匮乏，对产业的可持续发展造成了严重影响。

　　在这个大背景下，我们于 2013 年承担了美国福特基金会的研究项目"基于环境保护和农牧民收入保障的农副产品可持续开发研究——以青藏高原冬虫夏草产区为例"(0130-1447)，旨在通过调研了解冬虫夏草的产业情况，在兼顾环境保护和农牧民收入的情况下寻找可持续发展之路。我们成立了调研小组，截至 2017 年项目执行结束，我们在 5 年的时间里实施了 8 次大的调研，行程几十万公里，走访了四川凉山彝族自治区、甘肃、青海、西藏、云南，还在北京、上海、青岛等大中城市进行了消费者调研，走访了冬虫夏草产品的食用客户——中国极地研究中心等，调查虫草资源状况、自然条件、生态环境、历史情况、生活习性等，通过与当地农牧民、政府沟通，以及对农牧民的技术培训，帮助遏制虫草资源掠夺式采集的现状，保持虫草资源的可持续利用。同时，鼓励农牧民提高保护环境的意识和技能，培训农民学习生态食品、有机食品的生产与开发知识，为他们寻找一条替代冬虫夏草产业的可持续发展道路。我们还从冬虫夏草的消费端了解消费者的认知，特别是 2015 年冬虫夏草被从药食同源名单中删除之后产业链的反应。此项目为我们培养了两名硕士研究生。

在项目执行期这 5 年的时间里，我们团队的教授们、研究生们、本科生们团结一致，克服困难，通过实地调研了解实际情况，同时把掌握的知识编写成了系列培训材料分发给当地群众，还为凉山美姑县的小学生们捐助衣物。我们在调研中，身心和灵魂都得到了提升。感谢福特基金会的支持！感谢一起调研并肩作战的老师、同学们！感谢当地的领导们陪同我们一起调研！感谢接受我们调研的领导、科研工作者及农牧民朋友们！感谢为我们项目提出宝贵建议的专家同行们！

项目结束后工作仍然在继续。我们希望在随后的几年里，再与朋友们继续分享我们的研究成果。冬虫夏草产业牵涉面广，产业链上下游关系复杂，受知识和经验的限制，本书必然存在诸多不足之处，敬请批评指正。

生吉萍

2016 年 9 月 18 日于北京·中国人民大学

目　录

第1章 冬虫夏草简介

1.1 冬虫夏草简介

虫草是指包括冬虫夏草在内的广义的虫草属真菌的总称。虫草的种类基本上是以其有性世代的形态特征、寄主、地名、人名而取名的。截至目前,全世界已经发现的虫草有 400 多种,而"冬虫夏草"是指主产于我国青藏高原的一种虫草。

冬虫夏草(*Cordyceps sinensis*),又名中华虫草,也称夏草冬虫、冬虫草,简称虫草(图 1-1)。藏语音为雅扎滚布(即冬天是虫,夏天是草之意)。最早记载于公元 8 世纪的《月王药诊》中,同时由于其药用价值高、功效好,而天然资源量稀少,又被称为"天下第一草",与人参、鹿茸一起列为中国三大补药,其药用价值、滋补作用居三大滋补品之首,具有补肾益肺、止血、化痰的功效,用于久咳虚劳、唠嗽咳血、阳痿遗精、腰膝酸痛等诸多疾病的治疗。

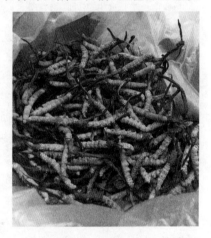

图 1-1 冬虫夏草干草

1.2 资源分布

冬虫夏草仅分布于青藏高原及周边地区海拔 3 000 m 以上、雪线以下的高寒草甸地区,故仅有中国、不丹、印度、尼泊尔四个国家出产冬虫夏草,其中 98% 产于中国,中国产区主要包括青海、西藏、四川、云南、甘肃 5 省区 100 多个县。冬虫夏草分布从地理上,北起祁连山,南至滇西北高山,东到川西高原山地,西达喜马拉雅山的大部分地区,约占我国国土面积的 1/10。其中核心产区为西藏自治区的那曲、昌都地区和青海省玉树、果洛地区,两地总产量占全国产量的 80% 以上;此外,四川产区主要为甘孜藏族自治州地区和阿坝藏族羌族自治州;云南产区主要为迪庆州的德钦县、香格里拉县和维西县;甘肃产区主要为青藏高原东北部的甘肃南部地区,零星分布于陇南地区播鼓山系和河西祁连山东端冷龙岭一带。国外研究也表明,中国冬虫夏草产区面积约占全世界总产区面积的 90%,年产量约占总年产量的 95% 以上。见表 1-1。

表 1-1　我国冬虫夏草分布表

省区	分布州县
青海	囊谦、玉树、称多、治多、杂多、甘德、达日、玛沁、兴海等
西藏	丁青、昌都、比如、巴青、索县、嘉黎、江达、类乌齐、察雅等
四川	甘孜、石渠、理塘、白玉、德格、色达、巴塘、新龙、雅江、康定、小金、水里、雷波等
云南	贡山、中甸、德钦等
甘肃	甘南州玛曲以西

1.2.1　青海

青海省是我国冬虫夏草数量最多的省份,同时所产冬虫夏草质量也极好。20 世纪 80 年代初青海产量为 30 t,约占全国总产量的 80%,仅玉树、果洛 2 州产量就占全青海省总产量的 85% 以上,其中玉树州产量居首。此外,海南藏族自治州的兴海县、同德县、贵德县,黄南藏族自治州的同仁县、河南县,海东地区的化隆县、互助县、民和县的脑山地区高山上也有分布,但数量较少。目前青海地区共发现有 8 种虫草蝙蝠蛾:门源蝙蛾(*Hepialus menyuanicus*)、玉树蝙蛾(*H. yushuensis*)、斜脉蝙蛾(*H. oblifurcus*)、暗色蝙蛾(*H. nebulosua*)、循化蝙蛾(*H. xunhuanensis*)、碌曲蝙蛾(*H. luquensisi*)、拉脊蝙蛾(*H. lagii* Yan)、贵德蝙蛾(*H. guideran* Yan),其中拉脊蝙蛾和贵德蝙蛾是在青海首次发现的物种。目前,青海所产冬虫夏草被人为地分成玉树虫草、果洛虫草和黄南虫草(包括海东地区虫草)三部分。

1.2.1.1　玉树虫草

玉树冬虫夏草在玉树全州 6 个县都有分布。其北部与青海省海北州相连,西北部与新疆交接,西南部与青海省果洛州毗邻,东南部与甘肃省甘南州交壤,南部与西藏的昌都相依,是青海省主要牧区之一。境内气候多风少雨、干燥寒冷、日照期长、辐射强,平均海拔 4 000 m 以上,平均气温约在 -5.8~18℃,其中一半以上地区处于 0℃ 左右。降水量自南向北递减,年平均降水量 467.4 mm。特殊的自然条件为冬虫夏草的产生创造了合适的形成条件。全州冬虫夏草资源蕴藏量在 180 t 以上,年均收购量在 15 t,最高年份收购量达 30 t;近几年一般在 15 t 左右,占青海全省收购量的 93% 以上。根据地理位置的不同,冬虫夏草生长区也因地而异,具体分布为杂多县的结古乡、苏鲁乡、阿多乡为主产区;玉树县的上拉秀乡、下拉秀乡、小苏莽乡、安冲乡、哈秀乡,称多县的尕朵乡,囊谦县的东坝乡、着晓乡、尕羊乡、吉尼赛乡、觉拉乡,杂多的昂赛乡、结扎乡,治多县的立新乡,曲玛莱的东风乡、巴干乡为一般级;玉树县的结古镇、巴塘乡,称多县的歇武镇、拉布乡、称文镇、扎多镇,囊谦县的毛庄乡、吉曲乡、娘拉乡、白扎乡、扎青乡,治多县的治渠乡、多彩乡为零星产区。玉树冬虫夏草高密度分布区多集中在 4 300～4 800 m 的区域内,下限海拔 4 100 m,上限海拔 5 000 m。玉树虫草俗称"藏草",品质最佳,有"寸草寸金"之美称,色黄、虫与草相连,身长 3～5 cm,虫体粗壮、肥大、不空心,药材质量优于的全国其他产区的冬虫夏草。

玉树产区农牧民由于气候原因,增收渠道窄,贫困程度较深,而冬虫夏草作为玉树藏族自治州的特色资源,便成为了当地农牧民增收的主要渠道,目前玉树地区的牧民收入占其人均年收入的 40%～80% 不等,冬虫夏草的采挖也是牧区经济发展和提高农牧民生活水平的一个重要途径。在长期的历史演变中,人们只知道"利用"的概念,没有"保护"的意识。由于需求剧增,价格扶摇直上,人们加大了采集,特别是外来人员的大量涌入和管理措施不到位,过度采集和践踏,致使冬虫夏草资源失去了休养生息的机会,冬虫夏草的产量大幅度下降,加之温室效应使得地球温度上升,雪线上升,冬虫夏草的分布区域也逐年缩小。20 世纪 60 年代在海拔 3 500 m 以上产区大部分有冬虫夏草分布,而今有的产区只有在海拔 4 500 m 以上的地区才有局部分布,同时冬虫夏草周边草地植被受损,产草量下降,生态环境遭到严重破坏。此外,乱采滥挖破坏了冬虫夏草寄主昆虫蝙蝠蛾和草地的繁殖生长,影响了数量和质量。

1. 2. 1. 2　果洛虫草

果洛冬虫夏草分布于果洛州 4 县。果洛州位于青海省东南部,地处黄河源头,东与四川、甘肃 2 省相连,北接青海省海西、海南 2 州,西邻玉树州。境内地势高亢、群山耸立,平均海拔 4 000 m 以上,气温低、高寒耐氧、辐射强、日温差大,年平均气温 −3℃,降水量 400～760 mm。全州冬虫夏草年蕴藏量达 27 t,国有商业部门收购年份最高的 1988 年采挖量达 6.9 t。冬虫夏草集中分布于阿尼玛卿雪山为中心的周边地区,包括玛沁县的雪山乡、东倾沟乡、大武镇、当洛乡、当项乡、拉加乡,班玛县的过卡乡、吉卡乡,甘德县的青珍乡、江千乡、下藏科乡、上贡麻乡,达日县的建设乡、桑日麻乡,久治县多集中于年宝玉什则山周边地区。果洛虫草色黄、粗壮肥大、虫草相连,个体略小,大小不均匀,常混入玉树虫草中出售,质略逊于玉树虫草。

1.2.1.3　黄南虫草

黄南冬虫夏草分布于黄南州4县和海南州4县。黄南州位于青海省东南部,南与甘肃省甘南州绿曲、玛曲和青海省果洛州毗邻,北与青海省化隆为邻,东部与甘肃省甘南州夏河和青海省循化相连。年平均气温2.8~8.7℃,降水量417.4 mm,海拔3 600 m左右,境内巴颜喀拉山支脉两倾山,由东向西横伸,地势南高北低,形成了南北2个气候区。黄南州的南部河南县、泽库县属于高原亚寒带湿润气候区,其特点是寒冷多风,年平均气温-2.4~0.9℃,降水量471.5~615 mm;北部的同仁、尖扎2县除高山外,大部分属于温带半干燥气候区,寒冷干燥,多有春旱,年平均气温5.2~7.8℃,降水量358~428.9 mm;因草原辽阔,山高林密,野生动植物资源十分丰富。同仁县目都乎乡、曲库乎乡、五加乡,尖扎县的康杨乡,河南县的宁木特乡、柯多乡以及泽库县的各乡均有冬虫夏草分布,年蕴藏量达45 kg。黄南冬虫夏草色黄、体细、个略小、大小不均匀,但不空心,虫与草相连。质量也较玉树、果洛产冬虫夏草略差。

1.2.2　西藏

西藏自治区全境大面积分布有野生冬虫夏草,约占其总面积的56%以上。分布地区有:拉萨市辖区内的林周县、达孜县、尼木县、墨竹工卡县、堆龙德庆县,那曲地区的那曲县、嘉黎县、巴青县、聂荣县、比如县、索县,昌都地区的昌都县、贡觉县、八宿县、边坝县、洛隆县、类乌齐县、丁青县、察雅县,山南地区的乃东县、琼结县、措美县、加查县、贡嘎县、桑日县、扎囊县、隆子县、浪卡子县,林芝地区的林芝县、郎县、米林县、波密县、工布江达县,日喀则地区的日喀则市、定日县、吉隆县、谢通门县、南林木县、白朗县、江孜县、亚东县等。冬虫夏草目前成了许多县的主要收入来源之一,所创造年产值在许多县都超过了1 000万元。其中,丁青县目前的主要收入来源是冬虫夏草,每年冬虫夏草交易量约达8 t,年产值超过5 500万元,创造的收入占该县国内生产总值的60%以上。

1.2.3　甘肃

通过资源调查,冬虫夏草的分布可划分为2个分布区域,即密集分布区和零星分布区。密集分布区位于甘肃南部海拔 3 500～4 200 m 的亚高山地带及高山地带,地处青藏高原东北边缘,东接西北黄土高原,主要山脉西南有积石山和西倾山,东南为岷山和光盖山,北为达里加山、白石山和太子山。主要山体均由西北向东南蜿蜒伸展、山峰重叠、沟谷纵横、地形错综复杂,为山地高原地形,大致是西南高、东北低,因而与冬虫夏草及其寄主蝙蝠蛾的分布趋势与地势基本吻合,即西北和西南部的虫草分布密度最高,由西向东逐渐减少或消失。在此区域内,碌曲县李恰如、尕海加仓,玛曲县大水、尼玛、欧拉秀玛、阿万仓大山分布最多,其次是夏河县的曲奥白桦滩、桑科达久滩、达里加山、卓尼扎尕梁等地分布较多。零星分布区主要分布在陇南地区擂鼓山系和河西祁连山东端的高山草地灌木地带,陇南以文县、舟曲 2 县接壤的二道梁海拔 3 000～3 600 m 处分布较多;河西天祝县主要分布于哈溪乡与青海省门源县接壤海拔 3 350～3 700 m 的冷龙岭一带。此外,天堂、祝岔两乡的高山中也有发现。

1.2.4　四川

四川省的冬虫夏草资源主要分布于其南部、西部、北部、中部的广大地区(除东部外),但目前已经越来越少,少数地方已经绝迹。具体分布区域为:德阳地区的绵竹市辖区,绵阳地区的平武县、北川羌族自治县,乐山地区的马边彝族自治县,雅安地区的石棉县、天全县等,凉山彝族自治州的美姑县、雷波县、冕宁县、木里藏族自治县等,阿坝藏族羌族自治州的马尔康县、红原县、汶川县、阿坝县、理县、诺尔盖县、小金县、黑水县、金川县、松潘县、壤塘县、茂县,甘孜藏族自治州的康定县、丹巴县、炉霍县、九龙县、甘孜县、雅江县、新龙县、道孚县、白玉县、理塘县、德格县、乡城县、石渠县、稻城县、色达县、巴塘县、泸定县、得荣县。其中甘孜、阿坝两地几乎所有的县均有野生冬虫夏草资源分布。

1.2.5　云南

由于虫草蝙蝠蛾主要分布于滇西北的高山草甸和垫状灌丛之中,故云南省的冬虫夏草资源也主要分布于此。其中冬虫夏草密集分布区在下关以北,丽江、下关一线以西,即北纬 25°28′ 以北,东经 100°01′ 以西的高海拔、深纵谷区域,主要包括德钦、丽江、中甸、巧家、维西、宁蒗、东川、大理、贡山等地。目前该区域已发现有 5 种虫草蝙蝠蛾。虫草蝙蝠蛾在云岭山系的分布范围为海拔 3 850～5 080 m,在怒山山系为海拔 3 600～4 500 m,在高黎贡山山系为海拔 4 200～4 500 m,在乌蒙山系为海拔 3 950～4 247 m。其中最适分布区为海拔 4 200～4 600 m 地带,分布下限为海拔 3 600 m,上限为海拔 5 080 m。

1.3 名称由来

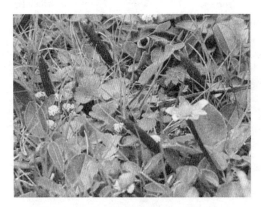

图 1-2 冬虫夏草生长图
图片来源:《中国冬虫夏草》画册,2010.

冬天是虫,夏天是草,冬虫夏草是个宝,这是民间的一个通俗说法。冬虫夏草简称虫草,是冬虫夏草菌寄生于蝙蝠蛾幼虫体内,到了夏季发育而成,因此被称为冬虫夏草(图 1-2)。

每年三月,蝙蝠蛾会在海拔 3 000~5 000 m的高山草地灌木带雪线附近的草坡上寻求配偶,并把卵产在土块中,孵化出来的蝙蝠蛾幼虫便蛰伏在潮湿而温暖的土内越冬。山野间生长有头花蓼、珠芽蓼、小叶杜鹃和蒿草等植物,蝙蝠蛾的幼虫便以这些植物的多汁嫩根为食物,以此作为越冬储备。然而,蝙蝠蛾幼虫随时都会遭到它的宿敌——虫草菌的袭击。

夏天成虫将卵产于地面,经过一个月左右孵化变成幼虫后钻入潮湿松软的土层。虫草菌通过侵袭幼虫,在幼虫体内生长。历经寒冬,到第二年春天来临之际,虫草菌菌丝便开始生长,直到夏天雪融之时长出地面,外观很像一根小草。就这样,受侵袭的幼虫躯壳与虫草菌菌丝共同组成了一个完整的"冬虫夏草"。菌孢通过虫体提供营养,生长迅速,虫体一般为 4~5 cm,而菌孢一天之内即可长至虫体的长度,这时的虫草称为"头草",质量最好;第二天菌孢长至虫体的两倍左右,称为"二草",质量次之。图 1-3 为冬虫夏草新草。

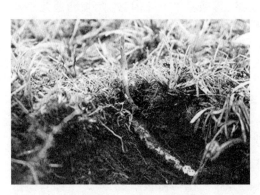

图 1-3 冬虫夏草新草
引自:《中国冬虫夏草》画册,2010.

拉丁名由来:
法国人巴拉南于 1723 年前往中

国进行生物标本采集,发现了冬虫夏草,把它带回了巴黎,之后又由英国人利维当作世外珍奇带往伦敦。1726 年,巴黎科学院士会上首次展出了这种来自中国的珍贵药材,但当时谁都不知其为何物。日本《新农报》记载,1728 年黄蘖山僧河口惠海游西藏后,也携回虫草标本,传入日本,随后冬虫夏草归入珊瑚菌属(*Clavaria*)。直到 1843 年,经过真菌学家伯克利的研究,才发现所谓"冬虫夏草",乃是一种叫虫草菌的子囊菌寄生于蝙蝠蛾的幼虫上所形成的,并根据中国的标本将它归入球壳属,并命名为中国球壳(*Spharia sinensis*)。1878 年意大利学者萨卡多将冬虫夏草正式定种,学名定为 *Cordyceps sinensis*,意为中国虫草,隶属于真菌界、真菌门、子囊菌亚门、核菌纲、球壳目、麦角科、虫草属,该学名一直沿用至今。

1.4　药理考证

在中医学中,冬虫夏草的主要功能是补虚益精气、止咳化痰。主治虚劳、咳嗽痰血、腰痛、遗精等症,也具有明显的滋补作用(图 1-4)。

1.4.1　古代医学文献考证

冬虫夏草入药文献始可见于公元 1694 年,汪昂所著的《补图本草备要》,他认为:冬虫夏草味甘性温,具有补虚损、强精气、益肾保肺、止咳化痰等功效,适用于肺结核、咳嗽、咯血、虚喘、盗汗等病人。

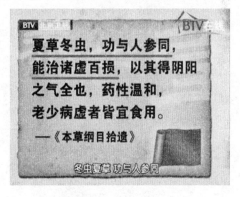

图 1-4　电视节目中的冬虫夏草
引自:《中国冬虫夏草》画册,2010.

《中药大词典》记载道:我国正式将冬虫夏草作为药材应用在清雍正或清乾隆午间,冬虫夏草与人参、鹿茸同被誉为中国三大名贵滋补中药,被历代医家称为"治诸虚百损至为上品"。

《本草纲目拾遗》记载:冬虫夏草性温暖,补精益髓,此物保肺气。以酒浸数枚饮之,治腰膝间痛楚,有益肾之功;与雄鸭同煮食,宜老人……能治百虚百损。

《本草从新》指出,冬虫夏草具有"保肺益肾,止血化痰"的药用功效。

《柳崖外编》记载:冬虫夏草和鸭肉炖食之,大补。

《柑园小识》记载:冬虫夏草对于那些"凡病后调养及虚损之人,每服一鸭(鸭内的虫草),可抵人参一两"。

《本草正义》记载：此物补肾，乃兴阳之作用，宜于真寒，而不宜于虚热，能治脾肾之寒。

据统计，我国古代已有 70 余部中药文籍对冬虫夏草的功效进行了描述，总体上归纳为：滋阴补阳、治劳咳、补诸虚百损；功与人参、鹿茸相同，但药性温和，老少病弱者皆宜食用（表 1-2）。

表 1-2　古代医学典籍冬虫夏草功效记录

典籍	作者	年份	功效
《月王药诊》	不详	710 年，现存最早的古代藏医药著作	治肺部疾病
《藏本草》	不详	780 年	润肺、补肾
《金汁甘露宝瓶札》	不详	公元 15 世纪	滋补肾阴，润肺，治肺病，培根病
《寿世保元》	龚廷贤	1615 年	治虚劳咯血，阳痿遗精
《本草备要》	汪昂	1694 年	保肺益肾，止血化痰，已痨嗽
《本草从新》	吴仪洛	1757 年	保肺益肾，止血化痰，已痨嗽
《本草纲目拾遗》	赵学敏	1765 年	补精益髓，保肺气
《药性考》	龙柏(佩芳)	1795 年	补精益气，专补命门，补精髓
《重庆堂随笔》	王秉衡	1808 年	为虚疟、虚痞、虚胀、虚痛之圣药

1.4.2　现代医学文献考证

冬虫夏草富含虫草多糖、虫草素、虫草酸、虫草多肽、麦角甾醇等多种单体活性成分。国外学者对冬虫夏草的研究最早始于 1947 年，Mains 教授首次分析并验证冬虫夏草的相关成分及药理学作用。

现代医学主要针对冬虫夏草主要化学成分的检测，应用其治疗和攻克疑难杂症的临床研究和试验在国内外普遍开展，多项研究结果表明冬虫夏草在增强耐力、抗氧化、提高免疫机能、抑制肿瘤细胞，调节心血管系统、泌尿生殖系统和消化系统功能等多方面具有明显优势。张淑兰、孙云汉等研究表明冬虫夏草对小鼠 Lewis 肺癌具有明显的抑制作用；冬虫夏草煎剂治疗晚期癌症，效果明显。陈晓燕以人工诱致炎症的小鼠做实验，注射冬虫夏草提取液，证明有明显消炎作用；临床上广泛应用于抗肿瘤，心血管系统、泌尿生殖系统和消化系统疾病。杨槐俊等用不同剂量组的冬虫夏草菌丝提取物以小鼠做实验，并以 CCl_4 造成急性肝损伤模型，均有显著性差异变化,证实冬虫夏草对化学性肝损伤有辅助保护功能。张惠丽、徐米清在实验中观察了冬虫夏草在梗阻性肾病肾间质纤维化大鼠模型中的作用,发现冬虫夏草可能通过调节 TGF-β_1 和 EGF 的表达而减轻输尿管梗阻的肾间质纤维化。

《中华人民共和国药典》记载:冬虫夏草功效为"补肺益肾、止血化痰。用于久咳虚喘、劳嗽咳血、阳痿遗精、腰膝酸痛"。冬虫夏草味甘性温、药性平和、温而不燥、补而不滞,比其他种类的补益中药更具广泛的药用价值,且无任何不良反应。

《中国药用真菌学》记载:冬虫夏草具有增强免疫力、抗疲劳、抗衰老、协调性功能等作用,能补肺益肾壮阳。

《中药药理学》记载:冬虫夏草对多种病症有效,如心律失常(证实对房性、室性早搏有较好疗效),呼吸系统疾病(治疗慢性气管炎及支气管炎,均取得明显止咳、化痰、平喘及缓解支气管哮喘发作的效果),慢性肾炎及肾功能衰竭(可改善肾功能,提高病人免疫功能,降低肾炎蛋白尿,提高血清锌含量,降低铜/锌比值,使血尿明显好转),高脂血症,性功能低下,慢性活动性肝炎,肝硬化等。

鉴于其良好的药用作用,我国现当代的医学专家们也通过相关医学书籍对冬虫夏草进行了详细地功效介绍,如表 1-3 所示。

表 1-3　现当代医学典籍虫草功效记录

典籍	出版社	出版年份	功效
《本草用法研究》	中华书局	1941 年	养肺益阴,止血,治劳嗽膈症,诸虚百损
《中国医药年鉴》	中国医药科技出版社	1992 年	镇静、解毒、免疫调节作用
《中药大辞典》	上海科学技术出版社	1995 年	抗菌作用
《中国藏药》	上海科学技术出版社	1996 年	抗疲劳,增强耐缺氧能力、抗癌
《中华藏本草》	民族出版社	1997 年	润肺、补肾
《中国药材商品学》	人民卫生出版社	1998 年	平喘及祛痰作用、抗肿瘤
《中药药理学》	人民卫生出版社	2000 年	强身延年,延缓衰老,抗肾损伤
《现代中药学大辞典》	人民出版社	2001 年	抗病原微生物作用

1.5　冬虫夏草的故事

从前,青藏高原的一座雪山山坳,住着一户人家,夏草姑娘和她的阿爸、阿妈与阿妹。阿爸放牧着自家的牛羊,阿妈带着一双千金,操持家务。虽说家境贫寒,但

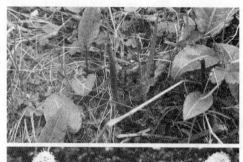
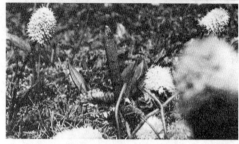

图1-5 早春的冬虫夏草
引自：《中国冬虫夏草》画册，2010.

这个男主外女主内的四口之家，小日子还是过得其乐融融，有滋有味。

阿妹未及周岁，阿爸身染瘟疫，在那缺医少药的年代，病重阿爸，不治身亡。

阿爸走后，母女仨相依为命。阿妈忙里又忙外，积劳成疾，虽然才而立之年，看上去却像老妪姿态，皱纹纵横，稀疏白发、眼睛昏花又咳嗽气喘。

俗语说，穷人的孩子早当家。夏草勇敢地挑起了家庭重担。勤劳的夏草，每天赶着牛羊，放牧在草原上。夜晚，夏草将白天的所见所闻讲给阿妈听，还时常唱段歌曲，为阿妈取乐。

夏草一天天长大，成了远近有名的聪慧、孝顺、妩媚动人的大姑娘。依当地风俗，该谈婚论嫁了。因此，上门求婚说媒者接踵而来。可是，夏草姑娘从未答应自己的亲事。登门求婚者，并非无如意郎君。原来，夏草要实现自己的梦想：在出阁前，放牧更多的牛羊，养的牛羊肥又壮，积攒些钱，为阿妈医治好病和抚养阿妹长大成人，然后嫁人。

和往常一样，夜幕来临，夏草放牧回到家。晚饭后，一家人围坐在一起，认真地听着夏草讲述白天草原上的故事。阿妈一边听，一边摆出骑马的架势，样子乐滋滋，似赶着羊群，驰骋在广袤的草原上。阿妈高兴，夏草更高兴。劳累了一天的夏草倒头就睡，一会儿便进入了梦乡。梦中一位仙人，翩然而至于床前，俯首对夏草说：你阿妈体弱多病，有一个人能够治好阿妈的病。只要你不怕困难艰险，翻过门前的大雪山，再走三天的路程，此人在那儿等你。

天刚亮，夏草把梦中的事告诉阿妈，并决定去雪山那边找神医。翌日，夏草背上干粮牵好马出发了。她翻过雪山，继续前行，又走了三天，历尽千辛万苦，来到一处四面雪山环绕，长满草儿、鲜花的盆地。此时的夏草已是人困马乏，实在挺不住了，昏倒在草地上。（注：图1-5至图1-7为冬虫夏草及采挖情景）

等夏草醒来，发现身边有一人，是个英俊的小伙子。小伙子见夏草醒来，很是高兴。他告诉夏草："我叫冬虫，你已昏睡一天了。"夏草第一次近距离和小伙子在一起，顿时两颊绯红，心怦怦地跳动。但有一种从未有过的愉悦，似亲人久别重逢，更似恋人初次约会……心底油然涌起幸福的感觉。

冬虫了解了夏草的来龙去脉。同情
她不怕困难,千里迢迢求医问药为母治
病,钦佩她的智慧和勇敢,赞赏她一片孝
母之心。冬虫要亲赴为阿妈治病。带上
药,二人翻过雪山,不几天,来到了阿妈身
边。冬虫将一些黄色的四角虫,同羊肉煲
汤给阿妈服用。一周后,阿妈的咳嗽气喘
好了。三个月后,阿妈长出了乌黑的头
发,眼睛看东西不模糊了,方才看清楚伺
候在身边的冬虫帅气的容貌,阿妈由衷地
高兴。

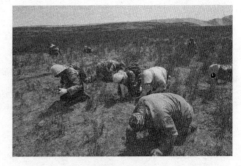

图 1-6　牧民采挖冬虫夏草场景

豆蔻年华的夏草、冬虫,两人自见面就暗暗地相爱了,他(她)们的感情逐步升
华,由相爱到相知又相恋……

冬虫在给阿妈治病期间,和夏草融洽
相处,深情厚意。阿妈的病痊愈了,身体
完全恢复了健康。冬虫要回家了,真是难
舍难离,阿妈吩咐夏草送行。

自夏草送冬虫走后,阿妈每天去门口
张望几次,期盼女儿早些时候返回家。一
个月、两个月……夏草始终没有回来。阿
妈思念女儿心切,对于在家里等已失于信
心。家中一切活计安排给次女,阿妈亲自
寻找夏草去了。阿妈来到了冬虫居住的

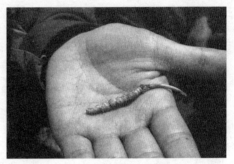

图 1-7　新采挖得到的冬虫夏草

地方,登于高处,焦急地四处瞭望。出人意料地发现远处有两个熟悉的身影,仿佛
向阿妈招手。那不是冬虫和夏草吗,阿妈一边喊着他(她)们的名字:"冬虫夏
草……冬虫夏草……"一边急速地向那儿奔去。来到两人站立的地方,怎么不见两
人踪影,阿妈心想,他(她)们哪儿去了呢? 是不乐意见我,有意躲避吗? 阿妈望穿
秋水的心一下子凉了,她无精打采地低下了头。这时,阿妈似乎看见冬虫夏草,就
站在自己跟前,揉揉眼睛仔细一看,原来是长在鲜花芳草中的两个长角的虫子。两
个长角虫子还微微地在动呢,冬虫夏草就附于其上。这时阿妈仿佛明白了,那长在
草花丛中的长角的虫子,是冬虫和夏草的化身啊! 说来奇怪,不一会儿,遍地长满
了长角虫子。

阿妈还是不停地呼唤着他俩的名字:冬虫夏草……冬虫夏草……远方的人们听到阿妈呼唤冬虫夏草的声音,从四面八方汇集而来,阿妈将冬虫和夏草的故事讲给大家听。冬虫夏草养生、保健、治病的神奇功效,就这样传便了青藏高原,传遍了中原大地。法国人巴拉南也听到阿妈呼唤冬虫夏草的声音,于1723年来中国,将冬虫夏草带去了巴黎;而后,英国人利维听到阿妈呼唤冬虫夏草的声音,把冬虫夏草当作世外珍奇带去了伦敦。从此,冬虫夏草传遍世界。

参考文献

[1] 郝丽,潘梦舒,郑云,等. 冬虫夏草及雷公藤多甙对糖尿病肾病大鼠足细胞影响的实验研究[J]. 中国中西医结合杂志,2012(02):261-265.

[2] 吴强. 戴宁治疗阳痿经验探微[J]. 中医药临床杂志,2012(08):705-708.

[3] 漆伟,雷伟,严亚波,等. 冬虫夏草药理学作用的研究进展[J]. 环球中医药,2014(03):227-232.

[4] 杨槐俊,郭素萍,薛莉. 冬虫夏草菌丝提取物对化学性肝损伤的辅助保护作用[J]. 菌物学报,2014(02):394-400.

[5] 高玉梅,刘国平. 冬虫夏草对肾脏保护作用的研究进展[J]. 医学综述,2010(02):289-292.

[6] 张书超,秦晓红,于新. 冬虫夏草药理作用的研究进展[J]. 中国医药导报,2008(04):16-17.

[7] 宫壮,张晓良,刘必成. 冬虫夏草研究现状及治疗进展[J]. 东南大学学报(医学版),2008(02):140-144.

[8] 杨晶,刘忠英,郭家松,等. 冬虫夏草预防肺纤维化的实验研究[J]. 实用医学杂志,2008(08):1310-1312.

[9] 胡贤达,黄雪,王彪,等. 冬虫夏草抗肿瘤及免疫调节作用的研究进展[J]. 药物评价研究,2015(04):448-452.

[10] 孙建明. 中药虫草治疗阳痿临床观察[J]. 辽宁中医杂志,2006(11):1468.

[11] 许风雷,环文英,吴泰相,等. 冬虫夏草治疗慢性肾病临床疗效的系统评价[J]. 中国循证医学杂志,2006(11):804-808.

[12] 吴岚,宋丽君,张春艳,等. 冬虫夏草抗病毒性心肌炎慢性期小鼠心肌纤维化的研究[J]. 临床儿科杂志,2013(04):359-362.

[13] 冯玲华,陈密,陈当. 虫草胶囊用于药物性阳痿的临床观察[J]. 时珍国医国药,2013(07):1685-1686.

[14] 刘丽秋,马瑞霞,王艳,等. 冬虫夏草干预肾小球硬化进展的实验研究[J]. 山东中医杂志,2005(11):40-43.

[15] 戴小军,柳冬梅,孟霞. 冬虫夏草抗癌作用研究现状[J]. 时珍国医国药,2000(04):376-378.

[16] 胡清秀,寥超子,王欣. 我国冬虫夏草及其资源保护、开发利用对策[J]. 中国农业资源与区划,2005(05):47-51.

[17] 章力建、李兵,胡育骄. 中国冬虫夏草资源管理概况[J]. 中国草地学报,2010,32(z1):01-05

[18] 郭伊红.浅析青海冬虫夏草的发展现状与保护对策[J].青海科技,2011(03):39-42.

[19] 董彩虹、李文佳、李增智,等. 我国虫草产业发展现状、问题及展望——虫草产业发展金湖宣言[J]. 菌物学报,2016,35(1):1-15.

[20] 马有祥. 农业部草原监理中心中国冬虫夏草资源与管理. 兰州:兰州大学出版社,2010:3-6.

[21] 高葵. 川西冬虫夏草分布及生境中种子植物区系研究[J]. 绵阳师范学院学报,2008(11):81-87.

[22] 郭相,刘蓓,马绍宾,等. 云南冬虫夏草生态环境调查及生物学特性分析[J]. 中国食用菌,2008(06):8-11.

[23] 马启龙、王忠,马福全,等. 甘肃冬虫夏草及其寄主虫草蝙蝠蛾资源调查研究[J]. 甘肃农业科技,1995(12):30-33.

[24] Winkler D. YartsaGunbu（Cordycepssinensis）and the fungal commodification of Tibet's rural economy. Economic Botany, 2008(62):291-305.

[25] Winkler D. Caterpillar fungus production and sustainability on the Tibetan Plateau and in the Himalayas. Asian Medicine, 2009(5):291-316.

[26] 周兴民,玛塔,曹倩. 青海冬虫夏草分布与生态环境关系及可持续利用的建议[J]. 青海环境,2008(04):149-155.

[27] 李全忠. 青海冬虫夏草资源开发中存在的问题及发展建议[J]. 北方园艺,2008(10):205-206.

[28] 孙发平. 青海冬虫夏草资源可持续开发利用的经验总结及改进建议[J]. 青海社会科学,2009(04):56-60.

[29] 刁治民. 青海冬虫夏草资源及生物学特性的初步研究[J]. 生物学杂志,1996(02):20-22.

[30] 张剑勇. 青海冬虫夏草产业可持续发展对策研究[J]. 中国产业,2012(10):28-30.

[31] 李玉玲. 青海省冬虫夏草研究及其资源保护、开发利用[J]. 特产研究,2007(03):61-64.

[32] 叶宝林,林迁,王慧春. 青海冬虫夏草资源初探[J]. 中药材,1995(12):606-607.

[33] 刘兆红,李玉玲. 玉树州冬虫夏草资源与分布[J]. 草业与畜牧,2006(12):34-36.

[34] 宁晓玲. 聚焦玉树"软黄金"——冬虫夏草[J]. 中国现代中药,2010(05):39-42.

[35] 才尕,阿怀彦,汤中和. 玉树州冬虫夏草资源现状及管理对策[J]. 青海畜牧兽医杂志,2005(04):54.

[36] 雷豪清. 浅谈玉树州冬虫夏草生长与水热条件的关系[J]. 青海草业,1995(04):19, 20,36.

[37] 张平,李秀芬,才旦卓玛. 藏区特色产业可持续发展探析——以果洛藏族自治州冬虫夏草产业为例[J]. 中国农业资源与区划,2015(06):1-4.

[38] 周明秀. 果洛州冬虫夏草资源分布及其利用[J]. 青海畜牧兽医杂志,2004(03):37-38.

[39] 杨晓生,张海兰,彭文萍,等. 黄南州冬虫夏草采集情况调查及建议[J]. 青海畜牧兽医杂志,2009(01):31-32.

[40] 苏呈文. 黄南州冬虫夏草资源管理可持续发展之路[J]. 青海草业,2015(02):52.

[41] 陈仕江,尹定华,丹增,等. 中国西藏那曲冬虫夏草的生态调查[J]. 西南农业大学学报,2001(04):289-292,296.

[42] 刘天平,卓嘎,郭健斌. 西藏冬虫夏草资源可持续利用探讨[J]. 西藏研究,2010(03):114-120.

[43] 陈仕江,尹定华,李黎,等. 西藏那曲地区冬虫夏草资源及分布[J]. 中药材,2000(11):673-675.

[44] 朱斗锡,何荣华. 西藏冬虫夏草资源可持续利用的关系与对策[J]. 中国食用菌,2007(06):18-20.

[45] 张华,刘灏,李晖. 西藏林芝六县冬虫夏草生境调查初探[J]. 中国林副特产,2012(01):80-81.

[46] 吴庆贵,苏智先,陈光登. 四川冬虫夏草资源现状及科学保护措施[J]. 绵阳师范学院学报,2009(05):53-57,63.

[47] 郭相,刘蓓,马绍宾,等. 云南冬虫夏草生态环境调查及生物学特性分析[J]. 中国食用菌,2008(06):8-11.

[48] 马启龙,王忠,马福全,等. 甘肃冬虫夏草及其寄主虫草蝙蛾资源调查研究[J]. 甘肃农业科技,1995(12):30-33.

第2章　冬虫夏草的生物学特性

冬虫夏草作为一种传统的滋补中药材,具有调节免疫系统功能、抗肿瘤、抗疲劳等多种功效。但由于其分布地区有限、自然寄生率不高,同时对生长环境的要求十分严苛,所以资源量一直都不高。近年来,由于温室效应导致雪线上升,又由于冬虫夏草主产地生态环境遭到人为严重破坏,偷挖盗挖猎獭,同时大量的不合理采挖致使资源日趋减少,产量逐年下降。当前国内冬虫夏草的主要分布区域为西藏的那曲地区、林芝地区、昌都地区,青海的玉树地区、果洛州一带,四川的阿坝州壤塘、甘孜州理塘、巴塘、德格,云南迪庆州德钦、中甸以北一带,甘肃省甘南州玛曲以西等地。

2.1　形态特征

2.1.1　生长中形态特征

冬虫夏草菌子囊菌之子座出自寄主幼虫的头部,单生,细长如棒球棍状,长 3～11 cm;不育柄部长 3～8 cm,直径 1.5～4 mm;上部为子座头部,稍膨大,呈圆柱形,长 1.5～4 cm,褐色,除先端小部外,密生多数子囊壳;子囊壳大部陷入子座中,先端凸出于子座之外,卵形或椭圆形,长 250～500 μm,直径 80～200 μm,每一子囊壳内有多个长条状线形的子囊;每一子囊内有 8 个具有隔膜的子囊孢子。寄主为鳞翅目、鞘翅目等昆虫的幼虫,冬季菌丝侵入蛰居于土中的幼虫体内,使虫体充满菌丝而死亡、夏季长出子座(图 2-1)。

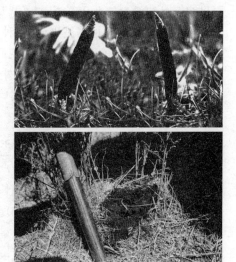

图 2-1　冬虫夏草生长图

2.2.2 药材外部形态特征

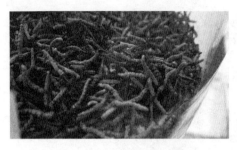

图 2-2　冬虫夏草药材图

冬虫夏草为虫体与菌座相连而成,全长 9～12 cm。虫体如三眠老蚕,长 3～6 cm,粗 0.4～0.7 cm。外表呈深黄色,粗糙,背部有多数横皱纹,腹面有足 8 对,位于虫体中部的 4 对明显易见。断面内心充实,白色,略发黄,周边呈深黄色。菌座自虫体头部生出呈棒状,弯曲,上部略膨大。表面灰褐色或黑褐色,长可达 4～8 cm,径约 0.3 cm。折断时内心空虚,粉白色。微臭,味淡。以虫体色泽黄亮、丰满肥大、断面黄白色、菌座短小者为佳(图 2-2)。

2.2　生物学特性

2.2.1　寄主昆虫

冬虫夏草是蝙蝠蛾幼虫被冬虫夏草菌侵袭后形成的虫菌复合体。我国蝙蝠蛾科昆虫与冬虫夏草寄生有关的主要就是蝠蛾属(*Hepialus*)昆虫,据文献调查,目前我国共发现并鉴定蝠蛾属昆虫 50 多种,其中在四川共发现蝠蛾属昆虫 12 种,云南共发现蝠蛾属昆虫 20 种,青海共发现蝠蛾属昆虫 9 种,西藏共发现蝠蛾属昆虫 14 种,甘肃共发现蝠蛾属昆虫 3 种。另外可能有少量种类的类蝠蛾属(*Hepialiscus*)、二岔蝠蛾属(*Forkalus*)和双栉蝠蛾属(*Bipectilus*)昆虫与冬虫夏草的寄生有关(表 2-1)。

表 2-1　冬虫夏草寄主昆虫在各主产区的种类分布

产区	中文名称	学名	地点	海拔高度	雄虫体长	雌虫体长
四川	四川蝠蛾	*H. Sichuanus*	四川长寿	不详	16 mm	18 mm
	理塘蝠蛾	*H. litangensis*	四川理塘	不详	17～22 mm	17～22 mm
	贡嘎蝠蛾	*H. gonggaensis*	四川康定	3 000～5 000 m	13～18 mm	15～21 mm
	康定蝠蛾	*H. kangdingensis*	四川康定	不详	15～18 mm	16～19 mm

续表 2-1

产区	中文名称	学名	地点	海拔高度	雄虫体长	雌虫体长
四川	康姬蝙蛾	H. kangdingroides	四川康定	不详	13 mm	不详
	德氏蝙蛾	H. davidi Poujade	四川丹巴、宝兴	不详	12 mm	不详
	白线蝙蛾	H. nubifer	四川	不详	13 mm	不详
	石纹蝙蛾	H. carna	四川	不详	15 mm	18～19 mm
	曲线蝙蛾	H. fusconebulosa	四川	不详	13～16 mm	14～19 mm
	赭褐蝙蛾	H. gallicus	四川	不详	13～15 mm	不详
	德格蝙蛾	H. alticola	四川	不详	12～14 mm	不详
	虫草蝙蛾	H. armoricanus	四川等地	不详	14～19 mm	15～20 mm
	丫纹类蝙蛾	H. sylvinus	四川康定	不详	16 mm	18 mm
云南	美丽蝙蛾	H. callinivalis	美丽雪山	不详	17～18 mm	不详
	双带蝙蛾	H. bibelteus	白马雪山	4 500 m	19.5 mm	19 mm
	宽兜蝙蛾	H. latitegumenus	白马雪山	4 500 m	13～15 mm	16～18 mm
	剑川蝙蛾	H. jianchuanensis	老君山畜牧场	2 900～3 100 m	12～14 mm	14～17 mm
	异翅蝙蛾	H. anomopterus	老君山西北坡	2 800～3 100 m	10～11 mm	12～14 mm
	德钦蝙蛾	H. deqinensis	甲午雪山	不详	13 mm	19 mm
	白马蝙蛾	H. baimaensis	白马雪山	不详	13～14 mm	19 mm
	梅里蝙蛾	H. meiliensis	梅里雪山	不详	12.5 mm	17 mm
	玉龙蝙蛾	H. yulongensis	玉龙雪山	不详	14 mm	17 mm
	白纹蝙蛾	H. albipictus	人支雪山	4 600～4 780 m	13～15 mm	16～17 mm
	金沙蝙蛾	H. jinshaensis	金沙江西岸	4 600 m	13～14 mm	14～16 mm
	云南蝙蛾	H. yunnanensis	老君山西北坡	3 680～3 750 m	13～15 mm	14～16 mm
	草地蝙蛾	H. pratensis	白马雪山	4 350 m	15～18 mm	17～19 mm
	锈色蝙蛾	H. ferrugineus	白马雪山	4 200～4 500 m	14～17 mm	不详
	人支蝙蛾	H. renzhiensis	人支雪山	3 950 m	13 mm	14 mm
	叶日蝙蛾	H. yeriensis	德钦县叶日	不详	15.5 mm	不详
	云龙蝙蛾	H. yunlongensis	云龙志奔山	不详	12 mm	不详
	丽江蝙蛾	H. lijiangensis	丽江云杉坪	不详	10～11 mm	13～16 mm

续表 2-1

产区	中文名称	学名	地点	海拔高度	雄虫体长	雌虫体长
云南	中支蝠蛾	*H. zhongzhiensis*	人支雪山	不详	15 mm	17 mm
	永胜蝠蛾（新种）	*H. yongshengensis*	云南	不详	14～16 mm	不详
	双栉蝠蛾	*Bipectilus yunnanensis*	云南	3 200 m	14 mm	不详
青海	条纹蝠蛾	*H. ganna*	青海（玉树、杂多）	不详	12 mm	不详
	循化蝠蛾	*H. xunhuaensis*	达里加山	3 800 m	14～16 mm	15～18 mm
	杂多蝠蛾（新种）	*H. zadoiensis*	青海	不详	10～12 mm	不详
	门源蝠蛾	*H. menyuanicus*	青海门源	不详	13～15 mm	14～16 mm
	玉树蝠蛾	*H. yushuensis*	青海玉树	不详	12～15 mm	14～18 mm
	刚察蝠蛾（新种）	*H. gangcaensis*	青海	不详	11～12 mm	不详
	贵德蝠蛾	*H. guidera*	贵德拉鸡山	3 400～3 600 m	不详	不详
	拉脊蝠蛾	*H. lagii*	不详	不详	不详	不详
	斜脉蝠蛾	*H. oblifurcus*	青海	不详	15～18 mm	不详
西藏	比如蝠蛾	*H. biruensis*	西藏	4 100～5 000 m	14～16 mm	17～23 mm
	芒康蝠蛾	*H. markamensis*	尼马沙雪山	4 600～4 900 m	14～15 mm	14～16 mm
	暗色蝠蛾	*H. nebulosus*	西藏安多、当雄	不详	12～15 mm	不详
	甲郎蝠蛾	*H. jialangensis*	梅里雪山	4 000～4 600 m	19～20 mm	18 mm
	察里蝠蛾	*H. zaliensis*	察里雪山	4 600～4 900 m	15～16 mm	17～18 mm
	樟木蝠蛾	*H. zhangmoensis*	西藏樟木	2 200 m	12 mm	不详
	黄类蝠蛾	*H. flavus*	西藏聂拉木	不详	20 mm	不详
	察隅蝠蛾	*H. zhayuensis*	察隅拉扎	不详	11 mm	14 mm
	当雄蝠蛾	*H. damxvngensis*	当雄县	4 500～4 680 m	14.0～14.4 mm	14.8～15.5 mm
	巴青蝠蛾	*H. baqingensis*	巴青容青乡	4 600～4 800 m	14.6 mm	不详
	定结蝠蛾（新种）	*H. dinggyeensis*	西藏	不详	15～17 mm	18 mm

续表 2-1

产区	中文名称	学名	地点	海拔高度	雄虫体长	雌虫体长
西藏	纳木蝠蛾（新种）	*H. namensis*	西藏	不详	18～20 mm	18～20 mm
	日喀则蝠蛾（新种）	*H. xigazeensis*	西藏	不详	14～16 mm	20 mm
	楠木林蝠蛾（新种）	*H. namlinensis*	西藏	不详	14 mm	17 mm
	亚东蝠蛾（新种）	*H. yadongensis*	西藏	不详	15～17 mm	17 mm
	西藏二岔蝠蛾	*Forkalus xizangensis*	西藏	不详	14 mm	不详
	尼泊尔类蝠蛾	*H. nepalensis*	西藏	不详	18 mm	不详
甘肃	碌曲蝠蛾	*H. luquensis*	夏卜加琼钦山	4 276 m	13.2～15.2 mm	15.0～16.4 mm
	玛曲蝠蛾	*H. maquensis*	甘肃	不详	9～11 mm	不详
	白带蝠蛾	*H. cingalatus*	文县寨乡	3 200 m	15.0～17.5 mm	16.8～22.0 mm

注：引自刘飞，伍晓丽，尹定华，等.冬虫夏草寄主昆虫的生物学研究概况.重庆中草药研究，2005(51)：45-52.

2.2.1.1　虫草蝙蝠蛾的生物学特性

虫草蝙蝠蛾为完全变态昆虫，不同的种类其生物学特性虽有微小差异，但它们都经历卵、幼虫、蛹和成虫4个不同时期。虫草蝙蝠蛾在自然环境条件下完成一个世代需4年左右，其中幼虫期长达3年以上。幼虫有世代交替性、耐饥性、耐寒性、耐旱耐涝性、分布不均性和杂食性等属性（图2-3）。

蝙蝠蛾幼虫是一种极喜低温的昆

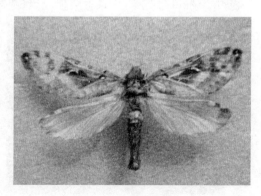

图 2-3　虫草蝙蝠蛾

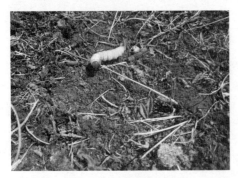

图 2-4 虫草蝙蝠蛾幼虫

虫,生活土壤湿度以 40％～69％最为适合,当土壤湿度过低时,幼虫便吐出大量的丝状物,将身体包围,防止水分蒸发,以延长生命;当土壤湿度过高时,幼虫又因体表有一层致密的不沾泥水的绒毛,而不与泥水接触,能坚持生存(图 2-4)。蝙蝠蛾幼虫产区呈聚集分布状态,密度大的地方可达 55 条/m²,而稀疏的地方几平方米甚至上百平方米也难有 1 条。

2.2.1.2 蝙蝠蛾昆虫的种类及其地理分布

迄今已报道的蝙蝠蛾属昆虫超过 50 种,其中四川 12 种,云南 20 种,青海 9 种,西藏 14 种,甘肃 3 种。该属昆虫在中国的分布中心——青藏高原东部的横断山脉(北纬 27°～33°,东经 95°～103°)就占已知种数的 80％。蝙蝠蛾还具有典型的垂直分布特征,其分布下限在纬度偏南地区海拔 3 000 m,而纬度偏北地区海拔 2 500 m;分布上限为海拔 5 100 m。最适宜的生长海拔为 3 600～4 800 m,最适宜的生长土壤为高寒草甸土,在 15°～22°坡度的浑圆山头和分水岭两侧分布较为集中。

2.2.2 寄主植物

蝙蝠蛾幼虫是一种杂食性昆虫,一般是在土壤中穴居生活,并把植物嫩根作为食物。但它所可以食用的植物种类很多,幼虫喜食头花蓼(图 2-5)、珠芽蓼(图 2-6)、小大黄等蓼科植物的根,也食金露梅、豆科和黄芪等植物的根系。蝙蝠蛾还取食莎草

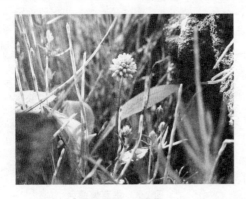

图 2-5 头花蓼

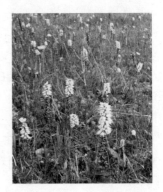

图 2-6 珠芽蓼

科、禾本科、龙胆科、报春花科和灯芯草科等数十种植物嫩根。此外,有研究还发现,其在饥饿状态下也可以土中腐殖质为食。

2.2.3 冬虫夏草菌

冬虫夏草菌的生长发育主要受温度、湿度、光照和海拔等环境因素的影响。冬虫夏草菌是一种中、低温型菌类,温度一般都是先低后高,但宁愿过低慢生长,不能过高受影响。

2.2.3.1 温度

寒冷是冬虫夏草产区气候的主要特点之一。1 月平均气温最低,低于 0℃,极端最低气温大部分低于−20℃,海拔 4 507 m 的那曲曾有−41.2℃低温的记录。7月份的月平均温度最高,但没有超过 10℃(图 2-7)。

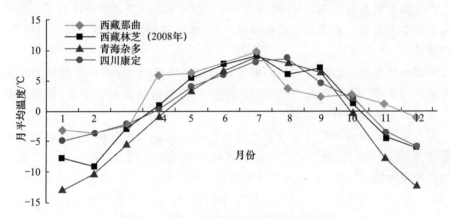

图 2-7 冬虫夏草不同产区月平均大气温度

注:引自张古忍《冬虫夏草发生的影响因子》。

尽管不同产区在同一月份的平均温度有所差异,但周年月平均温度的变化趋势基本一致。在图 2-7 所示的 4 个地区,10 月份的平均温度均接近 0℃,从 11 月份开始至次年的 3 月份均保持在 0℃左右或以下,4 月份的月平均温度与 10 月份接近,位于 0℃左右。因此,从大气温度变化来说,可以将冬虫夏草产区的周年气候变化分为冬半年和夏半年,且前者天数多于后者。

昆虫的生长发育遵循有效积温法则,即昆虫在生长发育过程中,需从外界摄取一定的热量才能完成其某一阶段的发育,而且昆虫各个发育阶段所需要的总热量是一个常数。在有效温度范围内,发育速率(所需天数的倒数)与温度成正比,即温度愈高,发育速率愈快,而发育所需天数就愈少,反之发育所需天数就愈多。

由于冬虫夏草分布区冬半年时间长,夏半年月平均温度低,能满足蝙蝠蛾幼虫发育的有效温度天数少,这就是蝙蝠蛾幼虫需要多年才能完成发育的最主要原因。海拔越高,月均气温越低,发育时间越长。

2.2.3.2 湿度

水是冬虫夏草及其寄主蝙蝠蛾幼虫的主要组成成分,其含水量均超过 80%。80%～95% 是冬虫夏草生长发育的最适大气相对湿度,子座生长快而肥大;相反,低于 70% 则不利于冬虫夏草的生长,子座生长极慢或干枯,不能正常完成有性阶段发育。此外,湿度对蝙蝠蛾的世代发育特别是幼虫的生长发育也具有重要影响。

降水量严重影响冬虫夏草的生长发育和产量。据报道,那曲地区东部的索县、比如县、巴青县和嘉黎县是冬虫夏草主产区县,其降水量(250～500 mm)明显高于非主产区的聂荣县和那曲县(年降雨量 200 mm 左右)和西部非产区各县。而早春降雪量的多少直接影响当年冬虫夏草的产量,降雪多则当年的冬虫夏草产量高,反之产量低。

蝙蝠蛾幼虫的生长发育同样需要适宜的湿度条件,6～9 月是草甸植物生长发育的最佳时期,气温适宜,光照充足,雨水充沛,蝙蝠蛾幼虫食料丰富,是冬虫夏草及其寄主快速生长发育的时期。

湿度对蝙蝠蛾成虫及其天敌具有重要影响。适合成虫求偶、交配和产卵的大气湿度为 75%～85%,降雨可直接影响成虫的活动(求偶、交配),从而使成虫的有效产卵量大幅度下降,下一代的种群数量受到影响。同时,高湿度的土壤有利于蝙蝠蛾病原微生物孢子萌发、侵染、致病和生长,导致蝙蝠蛾幼虫死亡率升高。刚孵化的幼虫活动能力差,孵化期的降雨对其有直接致死作用。

2.2.3.3 光照

青藏高原光照丰富,位于高原中、东部的那曲至玉树地区和藏东南地区冬虫夏草产区的年日照时数和年日照百分率分别为 2 500 h 和 60% 左右。有研究表明光照对冬虫夏草子座生长发育和子囊孢子是有一定影响的。

(1)缺少光照能抑制冬虫夏草子座和子囊的正常生长发育。避光条件下,冬虫夏草子座露土后,平均以 0.4 mm/d 的速度生长,36 d 后速度降低到 0.06 mm/d,一般经 70 d 后便停止生长,同时也不产生子囊和子囊孢子。

(2)光照强度和光照时间影响冬虫夏草子座外部形态和生长发育。光照强,时间长,子座的生长就受到抑制,但子座粗壮;反之,光照弱,时间短,子座徒长,变得细长。

（3）强紫外辐射能抑制子座徒长，提高子囊孢子的萌发率。经海拔 4 000 m 高山紫外线较强的阳光照射下生长的冬虫夏草子座平均高度为 40.1 mm，用玻璃罩过滤部分紫外线的冬虫夏草子座的平均高度为 42.5 mm。

（4）经紫外线照射后的子囊孢子萌发率高于其他处理方法。

光照对蝙蝠蛾的影响主要表现在两个方面，一是光照能提高大气和土壤温度，使土壤中蝙蝠蛾幼虫的活力增强，提高虫体的新陈代谢水平，促进蝙蝠蛾不同虫态的生长发育；二是光照和环境温度的升高促进了植物的光合作用和生长发育，能为蝙蝠蛾幼虫提供更丰富的食物资源。

2.2.3.4　海拔

青藏高原平均海拔在 4 000 m 以上，高海拔分布是冬虫夏草及其寄主蝙蝠蛾的最主要特点。尽管现有研究证明分布在青藏高原不同产区的冬虫夏草菌为同一个物种，但由于不同分布区甚至同一分布区不同生境的生态条件差异所导致的蝙蝠蛾种类的变化，不同产区冬虫夏草的海拔分布有所差异（表 2-2）。

表 2-2　不同产地冬虫夏草的海拔分布

产地	分布范围（m）	最适范围（m）	分布下限（m）	分布上限（m）
西藏那曲	4 100～5 000	4 300～4 800	4 100	5 000
青海玉树（1960 年）	3 500～5 100	4 000～4 600	3 500	5 100
青海玉树（1990 年）	4100～5 000	4 300～4 800	4 100	5 000
云南西北（1960 年）	3 600～5 000	4 000～4 600	3 600	5 000
云南西北（1980 年）	4 000～5 000	4 000～4 600	4 000	5 000
四川理县	3 500～4 700	4 400～4 600	3 500	4 700
四川康定	3 200～4 700	3 650～4 250	3 200	4 700
甘肃肃南	3 350～4 250	3 800～4 100	3 350	4 250

注：引自张古忍 2011 年《冬虫夏草的影响因子》。

由表 2-2 可知，西藏那曲地区和青海玉树地区这两个核心分布区的冬虫夏草分布海拔要高于边缘分布区的四川、云南和甘肃。同时从表 2-2 还可发现，冬虫夏草的海拔分布下限正在上移、分布范围正在缩小。冬虫夏草海拔分布下限的升高，取决于其他环境因子如温度、土壤湿度等的变化，而这些因子又不同程度地受到自然环境条件变化和人为干扰等的影响。

2.2.3.5　坡向与坡度

虫草多分布于向阳的坡地及浑圆的山脊上,在15°~60°的向阳坡地上虫草多,其中以15°~25°坡地尤多,主要生长在迎风面的山腰和山脊,山的背风面与杂草丛生的地方较少。若山地坡度过大,则虫草生长较少,分布量随着山地坡度的增大(变陡)而相应减少,超过50°的坡地尤少。在山地阴坡、平坦草地或沼泽地带,则少有虫草分布及生长。

2.2.3.6　植被与土壤

虫草喜生于高山灌丛草甸、高山草甸带中以及复层林带。复层林带上层植物有云杉、麻栎等,下层植物有槲栎、油茶、黄檀、盐肤木、杜鹃等灌木。林地植物在海拔3 000~3 500 m处,有亮叶杜鹃、圆穗蓼等植物种类分布;4 000~4 500 m处,有窄叶杜鹃、圆穗蓼、菊科植物的分布;4 500 m以上,仅以蓼科植物为主。

虫草发生地的土壤一般颗粒细,质地为沙壤土或轻壤土,土壤pH 4~6,又称高原草甸土,是目前虫草主要产地的土壤类型。此外还有位于海拔较高地域的黄壤或棕壤,其腐殖层成暗褐色,土壤呈中性或微碱性,这类土壤也适应虫草的生长发育,但虫草产量一般四处分布,不集中。总的来说,虫草发生区的土壤一般呈细粒状而不板结,腐殖质层较厚,土壤的通透性和排水性较高,土壤大多呈酸性,有机质含量达8%~20%。

2.2.3.7　其他因素

除了以上六个因素外,冬虫夏草还受到蝙蝠蛾食物分布数量、蝙蝠蛾天敌(病原微生物、鼠类、鸟类、蛛型动物)等因素的影响。

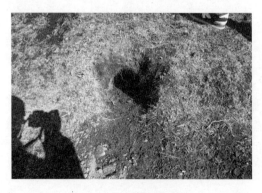

图2-8　掠夺式采控

此外,冬虫夏草适生地高寒草甸的生产力极为低下,过度放牧直接影响草甸植物的生长发育而降低地上、地下部分生物量的增长,导致草甸退化、生态功能下降,从而改变冬虫夏草适生地的环境条件,影响冬虫夏草的发生。当前的掠夺式采挖逐渐成为影响冬虫夏草产出的主要因素(图2-8)。

2.2.4 虫草的产生过程

虫草发生时期取决于寄主昆虫的成、幼虫活动时期与虫草真菌孢子的相遇时机,以及外界环境条件的巧妙配合。四川虫草子座于每年农历4~5月出土(阳历5月中旬至7月上旬),云南虫草子座于每年立夏(阳历4月上旬)后子座开始出现于土壤湿度较大的地方,小满至芒种(阳历4月下旬至5月上旬)时出现得最多,此时所产虫草虫体质硬、饱满、子座短小、细嫩,为优质的头水虫草,此后雨水增多,气温升高,虫草虽有发生,但子座生长快,虫体部分软化或腐烂,成为品质低劣的二水或三水虫草。每年的4月底,西藏虫草子座就基本成熟,至5月气温升至10℃左右时,子座开始从地下钻出土面,再经10 d左右的成长,即可采收。青海虫草子座于每年5月中旬至6月上旬,青海的高原冰雪消融,气温逐渐回暖,即"草色遥看近却无"时,就是采挖的最佳时节,但在青海的大通山海北一带,由于局部环境较寒冷,虫草可延至8~9月发生。甘肃虫草发生时间一般在立夏到夏至(5月上旬至6月底),此时草场复苏,但当地仍是一片枯黄景象,部分地方被积雪覆盖,棕褐色的棒状子座破土而出,亭亭玉立。图2-9为虫草蝙蝠蛾生长周期图。

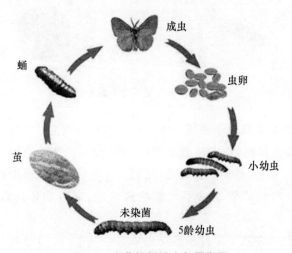

图 2-9 虫草蝙蝠蛾生长周期图

冬虫夏草的生长过程主要分为下面几个步骤:

(1)虫体感菌:虫草菌的子囊孢子进入虫体内,在幼虫体内生长,幼虫在冬天仍是一条虫子。

(2)菌丝生长:第二年春暖花开时,虫体内的菌丝迅速发育。

（3）形成子实体：到 5～6 月份，菌丝长满虫体，从幼虫头部长出一根棒状的真菌子座，顶端膨大形成子囊，子囊内产生孢子。

其中最为主要的是虫草夏草菌对蝙蝠蛾的感染的过程：

虫草蝙蝠蛾幼虫被冬虫夏草菌感染寄生的场所在土壤中，感染寄生的时期为蝙蝠蛾幼虫一年中第二次蜕皮（7～8 月份）时。冬虫夏草菌感染幼虫的渠道有两条：一条是冬虫夏草菌子囊孢子黏附在植物根部或土壤中，当幼虫取食时随食物进入体内而感染；另一条是冬虫夏草菌子囊孢子黏附于刚蜕皮或表皮被摩擦损伤的幼虫体上，发芽后形成的芽管穿破体皮而感染。见图 2-10。

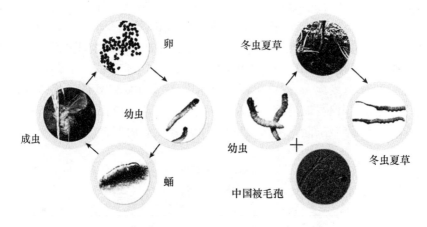

图 2-10　冬虫夏草生长流程图

蝙蝠蛾幼虫体被冬虫夏草菌感染寄生的自然百分比为 2.6%～16.1%，以 4～5 龄期幼虫的感染率最高，约占总感染率的 90% 左右。处于刚蜕去旧表皮而新表皮尚属初生阶段的 4～5 龄期幼虫最易被感染，老熟 6 龄期虫很少被感染，3 龄以下幼虫不被感染，这与蝙蝠蛾幼虫不同龄期的活动、取食和体内抗菌物质的强弱有关。

每年 7～8 月份，冬虫夏草开始感染虫草寄主昆虫，10 月染病幼虫死亡成为僵虫，冬虫夏草菌则从其头部长出子座，11 月至次年 2 月由于温度很低，子座生长非常缓慢甚至停止生长，4 月子座又开始恢复生长，5 月初，子座钻出地表，大约 48 d 后子囊孢子成熟，弹射入土再感染虫体，进入下一个世代。

参考文献

[1] 农业部草原监理中心. 冬虫夏草资源与环境. // 马有祥，中国冬虫夏草资源与管理. 兰州：兰州大学出版社，2010：3-6.

[2] 高葵. 川西冬虫夏草分布及生境中种子植物区系研究[J]. 绵阳师范学院学报，2008 (11)：81-87.

[3] 郭相，刘蓓，马绍宾，等. 云南冬虫夏草生态环境调查及生物学特性分析[J]. 中国食用菌，2008(06)：8-11.

[4] 马启龙，王忠，马福全，等. 甘肃冬虫夏草及其寄主虫草蝙蛾资源调查研究[J]. 甘肃农业科技，1995(12)：30-33.

[5] 梁佩琼. 中国冬虫夏草(Cordyceps sinens is)[J]. 微生物学杂志，1986(04)：68-72.

[6] 陈士林，郭宝林，张贵君，等. 中药鉴定学新技术新方法研究进展[J]. 中国中药杂志，2012(08)：1043-1055.

[7] 姚艺桑，朱佳石. 中药冬虫夏草和所含多种冬虫夏草菌拉丁名混用的历史和现状[J]. 中国中药杂志，2016(07)：1361-1366.

[8] 李全平，贺媛，刘杰明，等. 冬虫夏草寄主昆虫选育及生殖退化研究[J]. 菌物学报，2016 (04)：456-466.

[9] 杨大荣，沈发荣，龙勇诚，等. 虫草蝙蝠蛾幼虫和冬虫夏草氨基酸的研究[J]. 昆虫知识，1987(04)：239-240.

[10] 马开森，刘飞，伍晓丽，等. 冬虫夏草寄主蝙蛾成虫的生活习性研究[J]. 重庆中草药研究，2008(01)：49.

[11] 陆龙喜，刘淑梅，时连根. 冬虫夏草研究的新进展[J]. 生物学通报，2002(06)：4-6.

[12] 李泉森，李黎，尹定华，等. 冬虫夏草的生物学特性[J]. 特产研究，1991(01)：42-45.

[13] 朱弘复. 冬虫夏草的寄主昆虫是虫草蝙蝠蛾[J]. 昆虫学报，1965(06)：620-621.

[14] 刘礼平，龙繁新，周昌清. 冬虫夏草的寄主昆虫—虫草蝙蛾[J]. 昆虫天敌，1995(04)：184-190+195.

[15] 陈泰鲁，唐家骏，毛金龙. 虫草蝙蝠蛾 Hepialus armoricanus Oberthür 生物学的初步研究[J]. 昆虫学报，1973(02)：198-202.

[16] 蝙蝠蛾的生物学特性和防治[J]. 中国林业科学，1977(04)：50-55.

[17] 杨有乾. 一点蝙蝠蛾的形态及其特性[J]. 河南农林科技，1980(07)：29-31.

[18] 顾龙云，安旺盛. 甘肃省甘南藏族自治州虫草考察初报[J]. 西北植物学报，1987(04)：261-265.

[19] 王晓娟，叶萌，周祖基，等. 冬虫夏草蝙蛾幼虫对几种植物的嗅觉反应初步研究[J]. 四川动物，2013(02)：228-231.

[20] 王保海，张亚玲，牛磊，等. 青藏高原蝙蛾科 Hepialidae 调查与区系成分分析[J]. 西藏科技，2015(06)：14-19.

[21] 宋宇琪,王蕾,郭素萍. 冬虫夏草菌及其菌丝体的研究进展[J]. 科技情报开发与经济, 2008(29):98-99,102.

[22] 张古忍,余俊锋,吴光国,等. 冬虫夏草发生的影响因子[J]. 生态学报,2011(14): 4117-4125.

[23] 张姝,张永杰,Shrestha Bhushan,等. 冬虫夏草菌和蛹虫草菌的研究现状、问题及展望 [J]. 菌物学报,2013(04):577-597.

[24] 陈仕江,尹定华,丹增. 中国西藏那曲冬虫夏草的生态调查[J]. 西南大学学报(自然 科学版),2001,23(4):289-292.

[25] 徐海峰. 青海杂多县冬虫夏草的生态调查[J]. 草业与畜牧,2007,(02):30-34.

[26] Hao W Y, Yao H Q, Xu Y R. Investigation of ecological distribution of fungi in paddy soils[C]// Symposium on Paddy Soil - Institute of Soil Science, Academia Sinica, 1981.

[27] 涂永勤,朱华李,张德利,等. 不同产地冬虫夏草菌对寄主幼虫侵染力研究[J]. 中国食 用菌,2012(05):32-34.

[28] 古德祥,张古忍,王江海,等. 冬虫夏草研究的回顾与展望[J]. 中国食品学报,2006 (02):137-141.

[29] 曾纬,尹定华,李泉森,等. 冬虫夏草菌侵染及寄生阶段的生长发育研究[J]. 菌物学 报,2006(04):646-650.

第 3 章　冬虫夏草的现代研究

冬虫夏草作为传统的中药材,历史悠久,自公元 710 年以来,中国古代医药书籍和著作大量记载了冬虫夏草。国外对冬虫夏草的现代研究起始于 20 世纪 60 年代,其研究主要集中于冬虫夏草虫草多肽、虫草素等活性成分的分离及其抗肿瘤、调节内分泌等药理作用机制的探究。我国处于冬虫夏草主产区,有天然的资源优势,科研也较为领先,其中研究方向主要包括:

(1)冬虫夏草的生活史、生存环境及地理分布等生态学的研究;

(2)冬虫夏草各活性成分的分离、结构测定及药理机制研究;

(3)冬虫夏草菌、寄主昆虫的人工培养、子实体的人工培养等研究;

(4)冬虫夏草的遗传物质鉴定及遗传多样性的研究。

截至目前,青海省牧科院、中国科学院微生物研究所等多个单位在冬虫夏草产区建立了基地,进行冬虫夏草人工栽培研究,但很多的关键技术仍需突破解决,只有这样才能使其实现规模化、产业化。

3.1　主要化学成分

冬虫夏草主要含有虫草多糖、虫草酸、腺苷、氨基酸、维生素、活性肽等成分,具体如下。

3.1.1　虫草多糖

虫草多糖是虫草大分子活性成分,对网状内皮系统及腹腔巨噬细胞有明显的激活作用,它可促进机体核算与蛋白质的代谢,它是一种非特异性免疫增强剂,可提高机体的免疫功能,对正常细胞没有毒副作用。

多糖主要是通过激活细胞、活化补体巨噬细胞、自然杀伤细胞等免疫细胞,促进细胞因子生成,活化补体等途径对免疫系统发挥多方面的调节作用。虫草多糖能提高人体的免疫力,起扶正固本作用,提高肝脏的解毒能力,增强机体自身抗癌、抑癌的能力,虫草多糖还可以通过其特有的功能使器官移植患者减少排异性。

3.1.2 虫草酸(甘露醇)

虫草酸是一种免疫调节剂,可激活机体免疫细胞,尤其是 T 淋巴细胞和淋巴因子,单核——巨噬细胞和 NK 细胞等,并能靶向攻击肿瘤细胞,从而实现抗肿瘤的作用,它对枯草杆菌、鸟结核杆菌和艾氏腹水癌细胞等均有明显的抑制作用。虫草酸还可以显著降低颅压,促进机体新陈代谢,因而使脑溢血和脑血栓病症得到缓解,改善人体微循环系统,促进毛细血管的扩张及软化。图 3-1 为虫草酸结构式。

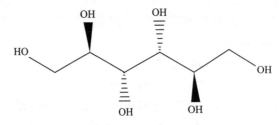

图 3-1　虫草酸结构式

3.1.3 虫草素

虫草素是一种内源性嘌呤核苷,具有舒张血管、降低血压、减慢心率、刺激肾上腺素、生成甾体激素,抑制血小板聚集,松弛血管平滑肌、镇静、抗惊厥、抗肿瘤等多种生理活性。图 3-2 为虫草素结构式。

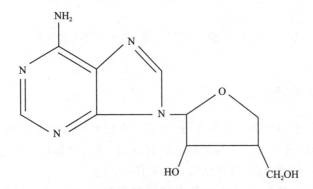

图 3-2　虫草素结构式

3.1.4　氨基酸类

冬虫夏草菌粉含丰富的氨基酸,是虫草补益强壮及增强免疫功能的物质基础。冬虫夏草菌粉含有 18 种氨基酸,其中包括人体必需的氨基酸,种类齐全,数量充足。

3.1.5　维生素

冬虫夏草含 12 种维生素,主要以 B、E、K 族为主。维生素是人体正常生理功能所必需的有机营养素,参与调节机体代谢,对维持机体健康十分重要,缺乏时都会引起相关生理缺陷以及疾病。

3.1.6　肽类

人体内一旦形成高度活泼的具有损伤能力的自由基后,就可激活脂质的过氧化作用进而损伤核酸蛋白细胞膜、细胞,导致癌变与衰老。肽类因分子量小易吸收,可增强免疫、降血压、延缓衰老、清除自由基。

3.1.7　微量元素

冬虫夏草菌粉含 17 种以上微量元素,如 Si、Mo、Pb、B、Cd、Cr、Ni、V、Co 等,其中硒是人体必需的微量元素,是谷胱甘肽过氧化酶的活性中心,以硒半胱氨酸的形式连接在酶蛋白的肽链上,保护细胞膜的稳定性和正常的通透性,并能刺激免疫蛋白和抗体的产生,增强机体免疫和抗氧化能力,硒能抑制癌细胞的生长,通过抗基因突变达到抗癌的目的。

3.2　药理及临床研究

3.2.1　药理作用

现代医学研究表明,冬虫夏草吞噬肿瘤细胞的能力是硒的 4 倍。具体说来,冬虫夏草所含虫草素能明显增强红细胞黏附肿瘤细胞的能力,抑制肿瘤生长和转移;能明显提升白血球和血小板数量,迅速改善放化疗后的呕吐恶心、胃口差、头发脱落、失眠等症状。

中医理论博大精深，但都逃不脱平衡的理论，讲究阴阳和合，而冬虫夏草正是平衡之道的典型代表。冬虫夏草中含有 20% 以上的蛋白质，包含着 20 种氨基酸以及 10 种人体必需的富量元素和微量元素等，长期服用有提高免疫力、抗肿瘤及健脑益智等效果。冬虫夏草的药理研究进展简述如下。

3.2.1.1　对免疫功能的影响

冬虫夏草的不同制剂均能明显激活提高单核—吞噬细胞系统的吞噬功能，提高其碱性磷酸酶的活性，增强肝细胞的吞噬能力，促进脾巨噬细胞增殖。明显增大小鼠碳粒清除率和肝脾吞噬系数，提高小鼠腹腔巨噬细胞的吞噬指数与吞噬百分率。

从调节细胞免疫功能来看，冬虫夏草或虫草菌制剂能抑制细胞免疫功能。有学者对冬虫夏草抗角膜移植排斥反应做了实验研究，结果提示，冬虫夏草在角膜移植术后能发挥免疫抑制剂的作用，并有强化激素的效果。选择性地作用于 T 淋巴细胞亚群中 T 抑制细胞而发挥细胞免疫调节作用。虫草及虫草菌的水提取液对小鼠胸腺及脾脏 T 细胞功能低下的动物有明显保护作用，并可增加正常小鼠外周白细胞。

从调节体液免疫来看，给小鼠口服虫草菌制剂，虫草菌能提高血清溶血素的水平，体外实验可直接刺激小鼠胸腺细胞增殖，刺激作用与剂量相关。实验证明，冬虫夏草具有多方面的免疫作用，对不同淋巴细胞亚群或增强其功能或抑制其功能，或显示双向调节作用，既不影响机体造血系统的功能，又无淋巴细胞毒性。在临床上既能治疗免疫功能低下疾病，又能治疗免疫性疾病。

3.2.1.2　抗癌作用

天然冬虫夏草及人工虫草菌丝水提取物腹腔注射对小鼠皮下移植性 Lewis 肺癌的原发灶生长和自发肺部转移均有明显的抑制作用。体外实验，虫草能直接抑制喉细胞生长及集落形成。结果表明，冬虫夏草水提取液能显著增强活动期白血病患者自然杀伤细胞杀伤肿瘤的能力，但对 LAK 细胞活性有抑制作用。由此可见，冬虫夏草水提取液增强自然杀伤细胞活性在其抗肿瘤免疫中有着极其重要的作用，它对正常人和白血病患者自然杀伤细胞的活性具有明显的增强作用。此外，虫草醇提取物对小鼠可减少其癌变的发生率。对小鼠和人的体内、体外自然杀伤细胞的活性有增强作用，保护免疫，抑制小鼠肿瘤克隆的形成。

从虫草的甲醇萃取物中分离到两种抗肿瘤化合物 5'c,8a-双氧化-24(R)-甲基胆甾-6,22-间-3p-D-吡喃葡糖苷和 5,6-环氧-24(R)-甲基胆甾-7,22-间-3p-醇,这两种麦角固醇过氧化物能有效地抑制 K562,Jurkat、WM-1341、HL-60 和 RPMl-8226 等肿瘤细胞的传代增殖。虫草的多糖(PSCS)对人类白血病 U937 细胞的增殖和分化有作用。SCS(10 mg/mL)能促进血液单核细胞(PSCS—MNC—CM)产生可以显著抑制 U937 细胞增殖的活性,抑制生长率达 78%～83%。PSCS—MNC—CM 处理使约 50% 的细胞分化成能表达非特异性酯酶活性(NSE)和表面抗原 CDl l b、CDl4 和 CD68 的成熟的单核白血球。IFN-Y、TNF-a 和 IL-I 在正常的 MNC-CM 中含量是非常低的,在 PSCS 的刺激下其含量显著地增加。

3.2.1.3 对心血管系统的作用

抗心肌缺血及心律失常作用:虫草水浸剂对离体蛙心、在体蛙心及兔离体心脏均呈抑制作用,使心率减慢,但心输出量却显著增加。麻醉犬静注浸剂(1∶1)0.5～1 mL/kg,降压明显,呼吸反射性兴奋。但腹腔或肌肉注射,对血压无影响。初步认为静注引起的降压可能系由于粗制剂所致的非特异性反应的结果。虫草醇提取物可明显对抗乌头碱和氯化钡诱发的大鼠心律失常,也能对抗毒毛旋花子苷 G 所致豚鼠心律失常。虫草菌醇提取物皮下注射可明显延长缺氧小鼠存活时间,增加小鼠,心脏和脑组织营养性血流 M-0 凉山冬虫夏草和冬虫夏草水浸剂腹腔注射均能明显延长小鼠在常压缺氧条件下的生存时间。虫草菌醇提取物和发酵液静脉注射可对抗垂体后叶素引起的家兔心肌缺血;腹腔注射可明显降低小鼠异丙肾上腺素引起的耗氧增加。

降压及舒张血管作用:虫草的蛋白质提取物对小鼠静脉注射,能显著抑制主动脉压。研究显示蛋白质提取物诱导的血管舒张是由内皮细胞层释放的含氮化合物和内皮细胞层衍生超级化因子间接导致的,其中含有可松弛血管壁以降低主动脉压的成分存在。

3.2.1.4 调节机体代谢

调节血糖实验研究表明,虫草或虫草菌水提取物可使雄性小鼠空腹血糖浓度增高,但对饱食小鼠或雌性小鼠血糖则无明显影响。另有研究表明,冬虫夏草有较好的降血糖作用,且作用呈现一定的量效关系。冬虫夏草醇提取液及发酵虫草菌提取液皮下注射,能显著降低高脂血症小鼠血清胆固醇和甘油三酯的含量,对正常小鼠血清胆固醇含量也有降低作用。另有研究,用冬虫夏草菌发酵液灌胃,能使正常大鼠血浆甘油三酯、总胆固醇、低密度脂蛋白胆固醇及极低密度脂蛋白胆固醇显著降低,而高密度脂蛋白胆固醇显著升高,从而改善动脉硬化。降血脂作用的机制在于虫草菌能活化毛细血管壁及血管外组织(主要是脂肪组织)中的脂蛋白酯酶,增加其活性,使甘油三酯分解加强。

3.2.1.5　对平滑肌的作用

虫草和虫草菌煎剂对离体豚鼠支气管平滑肌均有明显扩张作用。虫草和虫草菌水提取物腹腔注射对乙酰胆碱所致豚鼠哮喘有平喘作用,同时,可增加小鼠气管酚红排泌量,这种现象提示有祛痰作用。虫草浸剂对兔离体回肠呈抑制作用,对豚鼠离体肠管抑制作用较弱,对未孕离体豚鼠子宫也有抑制作用。

3.2.1.6　对内分泌系统的作用

将虫草(3 mg/mL)添加到间质细胞中,能显著刺激雄性激素分泌。有趣的是,人类绒毛膜促性腺激素(hCG)对雄性激素分泌的刺激作用又可被虫草在一定浓度下所抑制。虫草的水提液能使摘除睾丸的幼年大鼠精囊重量明显增加,但不影响幼年小鼠子宫重量。表明有雄激素样作用。给小鼠灌胃可使雄鼠血浆皮质醇含量增加,使肾上腺胆固醇含量增加、肾上腺增重,对氢化可的松所致"类阳虚"有防治作用。雄小鼠连续口服可使血浆皮质醇含量增高,虫草多糖可增高小鼠血浆皮质酮含量,并可对抗外源性可的松所致的血浆皮质酮水平低下。虫草的这种拟雄激素样作用和抗雌激素样作用,对性功能紊乱有调节恢复作用。

3.2.1.7　对肾功能的影响

肾衰患者用冬虫夏草后细胞免疫功能有显著提高,同时血清白蛋白及血色素亦有显著提高。这可能是由于冬虫夏草含有多种氨基酸及微量元素,改善了肾衰患者白蛋白及血红蛋白的质和量,提高了多种酶的活性等因素的原故,从而提高了机体的细胞免疫功能。故可以认为冬虫夏草可促进实验性急性肾衰肾功能的恢复,慢性肾衰在使用冬虫夏草前后,其尿素氮、肌酐等均有显著降低,故冬虫夏草对慢性肾衰患者同样有保护和恢复肾功能的作用。冬虫夏草对延缓肾衰患者肾功能减退的发展,提高机体免疫力,预防继发感染均大为有益。

3.2.1.8　抗炎作用

虫草和虫草菌煎剂腹腔注射对大鼠甲醛性和蛋清性足跖肿胀有明显抑制作用,对二甲苯和巴豆油所致小鼠耳肿胀有抑制作用。虫草和虫草菌水提取物皮下注射对小鼠棉球肉芽肿增生有明显抑制作用。发酵虫草菌粉、水提取物和醇沉物灌服,能明显抑制大鼠角叉菜胶性足跖肿胀。

3.2.1.9　镇静作用

虫草和虫草菌煎剂腹腔注射均能明显减少小鼠自发活动及延长睡眠时间,虫草菌的作用强于虫草,两者均能明显延长戊巴比妥钠所致小鼠睡眠时间。提示有镇静作用。虫草菌醇提取物也有明显镇静作用,但在接近中毒剂量下,未见翻正反射消失,故认为并无催眠作用。

3.2.1.10　抗惊厥作用

虫草醇提取物可拮抗苯丙胺的中枢兴奋作用,皮下注射可对抗烟碱和戊四唑引起的小鼠强直性惊厥,减少死亡率,还可使正常体温降低,显著延长士的宁所致惊厥的潜伏期。对番木鳖碱引起的惊厥,虽可延长惊厥发生的潜伏期,但不减少死亡,对咖啡因和戊四唑引起的惊厥则无对抗作用,也不能对抗电休克惊厥。

3.2.1.11　抗菌作用

体外试验证明:虫草酸对葡萄球菌、链球菌、鼻疽杆菌、炭疽杆菌、猪出血性败血症杆菌及须疮癣菌、石膏样小芽孢癣菌、羊毛状小芽孢癣菌等真菌均有抑制作用。对结核杆菌的作用报道不一,多数认为虫草醇浸剂有抑制作用。

3.2.1.12　毒性

虫草毒性低,长期毒性试验未见明显异常。小鼠皮下注射虫草多糖 100 mL/kg。连续 14 d,未见明显毒性。家兔灌服虫草菌水提取物 10 g/kg,连续 3 个月,对外周血常规,肝、肾功能及各重要脏器均无明显毒性作用,对淋巴细胞微核率、染色体畸变率、姐妹染色单体互换率均无明显影响,提示对机体无明显致突变作用。虫草菌粉 1.25~5 g/kg 给孕大鼠灌服,对其受孕、着床、吸收、活胎数与对照组无差别,胎鼠全部成活,胎鼠体重、体长和尾长与对照组亦无明显差异。

3.2.1.13　其他作用

虫草及虫草菌水提取物不论肌注或灌服,对 γ 线照射所致小鼠血小板减少及脾脏萎缩有明显保护作用,电镜观察证实了此结果。

虫草具有显著的促生血作用。虫草的醇提结晶制剂可明显提高小鼠骨髓造血干细胞(CFU—S)的产率和自杀率,改变小鼠骨髓造血干细胞的周期状态,促使它们从 C0 期进入 S 期,从而促进造血干细胞增殖。还可拮抗三尖杉酯碱所致小鼠骨髓粒-单系祖细胞的严重抑制,使其保持在正常水平。

虫草和虫草菌煎剂在体外能提高小鼠肝匀浆超氧化物歧化酶(SOD)的含量和抑制脂质过氧化物(LPO)的生成,虫草菌尚能提高谷胱甘肽过氧化物酶(GSH—P)的含量。虫草菌煎剂灌服也能提高小鼠肝组织SOD的含量。虫草菌粉在体外对大鼠、小鼠脑内单胺氧化酶(MA0—B)活性呈显著抑制作用。上述结果提示其有抗衰老作用。

3.2.2　临床应用

(1)治疗性功能低下。杨文质等,用虫草每次1 g,每日3次,治疗性功能低下,虫草菌组有效率64.15%,天然虫草组有效率31.57%。

(2)对高血脂的治疗。吴炳英等研究人工培养冬虫夏草菌有一定的降低 γ-GT、胆固醇及抗疲劳、降血脂的作用。

(3)对血小板减少症的治疗。陈道明等用虫草菌胶囊治疗原发性血小板减少症有效率83.3%。

(4)对冠心病、心律失常的治疗作用。杨朝宽等用宁心宝胶囊口服500 mg,tid治疗54例心律失常患者,通过心电图监测,显示总有效率达81%,同时具有加快传导、调节心率、改善心功能的作用。

(5)对慢性肝炎、乙型肝炎、肝硬化的作用。梁惠静等采用口服冬虫夏草和乙肝表面抗体阳性胎盘治疗慢性乙型肝炎,取得理想疗效。王雨秋等临床观察发现,冬虫夏草能升高CD4＋、NK细胞,提高CD4＋/ CD3＋比值,说明对乙型慢性病毒性肝炎患者细胞免疫功能有良好的调剂作用。刘成等用人工虫草菌丝制剂治疗肝硬化患者,症状及肝功的作用具有不同程度改善。

(6)对肿瘤的治疗。冬虫夏草可作为恶性肿瘤的辅助治疗药物,张进川等将虫草制成胶囊服用,93%的患者临床症状改善。

(7)其他作用。冬虫夏草还可用于慢性气管炎、变态反应性鼻炎、耳鸣、肾功能衰竭等治疗,作用非常广泛。

虽然冬虫夏草的作用范围很广,但也绝不是包治百病的灵丹仙药,虫草也有一定的毒性,只是毒性极低,虫草水提液的小白鼠口服最大耐受量为每千克体重45 g原药材以上,相当于成人常用量的250倍以上。归根结底,冬虫夏草也只是一味名贵的中药,人们应该充分认识这一点,不要盲目地去服用。

3.3　人工培育研究

冬虫夏草具有免疫调节、抗菌、抗肿瘤、抗氧化、抗衰老、降血糖血脂等广泛的药理作用。由于冬虫夏草生长的寄主转移性和环境特定性,该物种的生物数量极其有限。随着经济水平的不断提高,人们对冬虫夏草市场需求与日俱增,价格随之急剧攀升,在利益的驱动下,冬虫夏草野生资源濒临枯竭。人工发酵培养得到的菌丝,经毒理、药理等研究表明与天然冬虫夏草活性组分、药理作用高度相似,以此生产虫草保健制品代替天然冬虫夏草弥补自然资源的匮乏。因此,使用人工培植技术来生产冬虫夏草越来越受冬虫夏草研究领域学者们的青睐。在工业化发酵生产冬虫夏草产品的过程中,大多数是利用无性阶段的冬虫夏草菌,这些真菌具有对生长环境要求较低,易于人工培养的优点。目前已经形成了冬虫夏草人工固体发酵培养、液体深层发酵培养 2 种培养技术。

人工栽培是模拟冬虫夏草的生长环境和条件进行培养,需经历 4 个步骤才可顺利培养出冬虫夏草,分别是:

(1)无性型的菌株首先被成功分离出来(含有无性孢子);

(2)人工饲养作为寄主的蝙蝠蛾科幼虫;

(3)侵染;

(4)模拟天然冬虫夏草生长的生态环境如温度、湿度和光照等影响因素。见图 3-3。

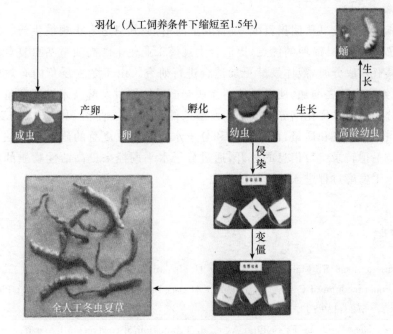

图 3-3　冬虫夏草人工培育

3.3.1 人工固体发酵培养

在固体发酵培养冬虫夏草菌中,目前主要研究热点在于人工固体发酵培养条件的优化,固体培养基成分的优化及菌体活性成分的检测等方面。不同的碳源、氮源、培养温度、培养基 pH 对冬虫夏草体的生物量及菌体活性成分的含量都有一定影响。

3.3.2 人工液体发酵培养

液体发酵技术具有发酵周期短、劳动生产率高等优点。近年来,可以用来食用和药用的真菌类菌丝体的液体发酵培养逐渐被生物科技行业所青睐,也成为工业化发酵生产中重要的环节。很多研究者对发酵培养冬虫夏草菌也做了大量探索性的研究,也取得了较好的进展。冬虫夏草菌的液体发酵培养一般以虫草菌丝体得率或其有效活性成分的产量为酵评价指标。目前,对冬虫夏草菌的液态发酵研究主要集中在培养条件、活性成分提取方法的优化上。

3.3.3 总结与展望

固体培养冬虫夏草菌投资少,设备要求简单,但其只适合小规模生产。液体发酵具有快速、高效且简便的优点,更适合大规模工业化生产高质量冬虫夏草菌。对于开发其有效成分时,液体发酵更加适合进行研究。由于冬虫夏草内有效成分较多,检测方法也随之增加,使得目前还无法全面系统的对发酵技术进行评价。现阶段大部分都是通过优化培养基成分或发酵条件,或通过添加外源物质或诱变菌株,提高冬虫夏草产量和质量,而从基因和分子水平对冬虫夏草的研究较为缺乏。随着中国被毛孢转录组等信息的公开,通过分子水平调控来提高活性物质的产量将会使其人工发酵过程进入一个新的阶段。

参考文献

[1] Frederiksen S, Malling H, Klenow H. Isolation of 3′-deoxyadenosine (cordycepin) from the liquid medium of Cordyceps militaris, (L. ex Fr.) Link[J]. Biochimica Et Biophysica Acta, 1965, 95(2):189-193.

[2] Masuda M, Urabe E, Sakurai A, et al. Production of cordycepin by surface culture using the medicinal mushroom Cordyceps militaris[J]. Enzyme & Microbial Technology, 2006, 39

（4）:641-646.

［3］Das S K, Masuda M, Sakurai A, et al. Medicinal uses of the mushroom Cordyceps militaris：Current state and prospects[J]. Fitoterapia, 2010, 81(8):961-968.

［4］Smiderle F R, Sassaki G L, Griensven L J L D V, et al. Isolation and chemical characterization of a glucogalactomannan of the medicinal mushroom Cordyceps militaris[J]. Carbohydrate Polymers, 2013, 97(1):74-80.

［5］郭英兰,肖培根,魏江春. 论冬虫夏草生物学与可持续利用[J]. 中国现代中药, 2010, 12(11):3-8.

［6］Li Y, Wang X L, Lei J, et al. A survey of the geographic distribution of Ophiocordyceps sinensis [J]. Journal of Microbiology, 2011, 49(6):913-919.

［7］张古忍,余俊锋,吴光国,等. 冬虫夏草发生的影响因子[J]. 生态学报, 2011, 31(14): 4117-4125.

［8］张姝,张永杰,SHRESTHA Bhushan,等. 冬虫夏草菌和蛹虫草菌的研究现状、问题及展望[J]. 菌物学报, 2013, 32(4):577-597.

［9］Yang M L, Kuo P C, Hwang T L, et al. Anti-inflammatory Principles from Cordyceps sinensis[J]. Journal of Natural Products, 2011, 74(9):1996-2 000.

［10］Zhao J, Xie J, Wang L Y, et al. Advanced development in chemical analysis of Cordyceps[J]. Journal of Pharmaceutical & Biomedical Analysis, 2013, 87(1434):271-289.

［11］胡贤达,周菲,黄雪,等. 冬虫夏草中虫草多糖的药理研究进展[J]. 中国实验方剂学杂志, 2016(6):224-229.

［12］Yue K, Ye M, Lin X, et al. The artificial cultivation of medicinal Caterpillar Fungus, Ophiocordyceps sinensis (Ascomycetes): a review. [J]. International Journal of Medicinal Mushrooms, 2013, 15(5):425-434.

［13］吴玲芳,王晓瑞,柳志强,等. 冬虫夏草液体发酵培养的研究进展[J]. 发酵科技通讯, 2014, 43(4):25-29.

［14］王晓瑞,林善,柳志强,等. 冬虫夏草人工培养研究进展[J]. 基因组学与应用生物学, 2015(7):1569-1574.

［15］Tao Z, Cao L, Zhang Y, et al. Laboratory Rearing of Thitarodes armoricanus and Thitarodes jianchuanensis (Lepidoptera: Hepialidae), Hosts of the Chinese Medicinal Fungus Ophiocordyceps sinensis (Hypocreales: Ophiocordycipitaceae). [J]. Journal of Economic Entomology, 2016,109(1):81-176.

［16］Zhang S, Zhang Y J, Liu X Z, et al. On the reliability of DNA sequences of Ophiocordyceps sinensis, in public databases[J]. Journal of Industrial Microbiology, 2013, 40(3-4): 365-378.

［17］肖岩岩,曹玉朋,张磊,等. 应用 ISSR 技术分析不同分离方法获得的冬虫夏草菌株的遗传多样性[J]. 菌物研究, 2014, 12(3):154-159.

［18］张姝,张永杰. 冬虫夏草菌 3 个细胞核蛋白编码基因的分子进化[J]. 微生物学通报,

2015，42(8)：1549-1560.

[19] 张文娟，王晓，张萍，等. 冬虫夏草与5种人工发酵菌丝体的 DNA 分子鉴别方法[J]. 药物分析杂志，2015(8)：1354-1357.

[20] 冬虫夏草研究课题组，生吉萍，董彩虹，等. 冬虫夏草的加工与产业可持续发展[J]. 保鲜与加工，2011，11(4)：1-4.

[21] 钱正明，李文庆，孙敏甜，等. 冬虫夏草化学成分分析[J]. 菌物学报，2016(04)：476-490.

[22] 刘高强，王晓玲，杨青，等. 冬虫夏草化学成分及其药理活性的研究[J]. 食品科技，2007(01)：202-205，209.

[23] 胡敏，皮惠敏，郑元梅. 冬虫夏草的化学成分及药理作用[J]. 时珍国医国药，2008(11)：2804-2806.

[24] 王征，刘建利. 冬虫夏草化学成分研究进展[J]. 中草药，2009(07)：1157-1160.

[25] 胡贤达，周菲，黄雪，等. 冬虫夏草中虫草多糖的药理研究进展[J]. 中国实验方剂学杂志，2016(06)：224-229.

[26] 王普，郑明，何军邀，等. 虫草多糖的化学结构及药理活性研究进展[J]. 浙江工业大学学报，2010(02)：129-133，172.

[27] 汪玲玲，钟士清，方祥，等. 虫草多糖研究综述[J]. 微生物学杂志，2003(01)：43-45.

[28] 李连德，李增智，樊美珍. 虫草多糖研究进展(综述)[J]. 安徽农业大学学报，2000(04)：413-416.

[29] 王菊凤，杨道德，李鸽鸣，等. 虫草多糖的研究进展[J]. 中草药，2006，05：802-804.

[30] 张建军，徐洪利，赵斐，等. 虫草多糖结构及免疫功能研究进展[J]. 安徽农业科学，2009(26)：12542-12544，12594.

[31] 张薇薇，龚韬，韩东河，等. 人工虫草和冬虫夏草中甘露醇含量的 HPLC-ELSD 法测定[J]. 时珍国医国药，2015(12)：2907-2909.

[32] 金道山，江朝光，梅世昌，等. 比色法测定冬虫夏草中甘露醇的含量[J]. 药物分析杂志，1998，S1：120-122.

[33] 肖代敏，肖建辉，孙中华，等. 药用虫草中甘露醇、多糖的高通量测定及提制工艺[J]. 食品科学，2010(06)：11-15.

[34] 刘彦威，苏敬良，韩博，等. 不同培养条件对冬虫夏草菌丝体甘露醇的影响[J]. 食品科学，2006(01)：90-92.

[35] 李建平，赵秋蓉，吴迪，等. 冬虫夏草中虫草酸的提取条件优化与纯化研究[J]. 农产品加工(学刊)，2012(07)：49-51.

[36] 杨涛，董彩虹. 虫草素的研究开发现状与思考[J]. 菌物学报，2011(02)：180-190.

[37] 王多，鲍荣，王芳，等. 虫草素抗肿瘤作用分子机制研究进展[J]. 中国药理学与毒理学杂志，2015(04)：643-650.

[38] 王征，武雪，刘建利，等. 虫草素抗肿瘤活性研究进展[J]. 中国药学杂志，2015(16)：1365-1368.

[39] 王雅玲,王亮,金黎明. 虫草素药理学研究进展[J]. 时珍国医国药,2008(11):2667-2668.

[40] 杨杰,陈顺志. 虫草素研究进展[J]. 中国生化药物杂志,2008(06):414-417.

[41] 王雅玲,刘竞,刘阳,等. 虫草素抗癌机理研究进展[J]. 安徽农业科学,2008(34):15046-15047,15113.

[42] 蔡友华,刘学铭. 虫草素的研究与开发进展[J]. 中草药,2007(08):1269-1272.

[43] 丁向萍,马力. 虫草素抗肿瘤机制研究进展[J]. 第四军医大学学报,2009(08):764-766.

[44] 管国强,李云虹,杨焱,等. 食药用菌糖蛋白(肽)复合物的结构与功能[J]. 食用菌学报,2015(01):79-86.

[45] 卞冬萍,肖明慧,陈耀. 食用菌源活性肽的研究进展[J]. 粮油食品科技,2015(04):66-69.

[46] 胡育筑,郭环娟,王志群,等. 中药四性和微量元素含量关系的初步研究[J]. 中国药科大学学报,1992(06):348-353.

[47] 魏彩霞,杨静. 浅析中药的作用与其所含微量元素的关系[J]. 陕西中医,2004(06):554-556.

[48] 孟泽彬,文庭池,姜金仲. 富硒虫草的研究进展[J]. 微生物学通报,2014(11):2339-2348.

[49] 陈宏伟,陈安徽,朱蕴兰,等. 原生质体诱变选育高富硒量冬虫夏草菌株的研究[J]. 食品与发酵工业,2009(03):15-18.

[50] 刘高强,王晓玲,杨青,等. 冬虫夏草化学成分及其药理活性的研究[J]. 食品科技,2007(01):202-205,209.

[51] 王晓玲. 冬虫夏草药理作用的研究进展[J]. 安徽农业科学,2007(35):11490,11501.

[52] 胡敏,皮惠敏,郑元梅. 冬虫夏草的化学成分及药理作用[J]. 时珍国医国药,2008(11):2804-2806.

[53] 申玲玲,杜光. 冬虫夏草的药理作用[J]. 中国医院药学杂志,2010(02):158-159.

[54] 郭海平,杨智敏. 冬虫夏草药理作用研究进展[J]. 中草药,1999(03):231-233.

[55] 罗玉秀. 冬虫夏草药理作用研究现状[J]. 中国食用菌,2003(03):39-42.

[56] 陈迁,陈珊,陈牧群,等. 冬虫夏草的药理作用研究概况[J]. 微生物学通报,1993(06):354-356.

[57] 魏涛,唐粉芳,郭豫,等. 冬虫夏草菌丝体改善肺免疫功能的研究[J]. 食品科学,2002(08):276-279.

[58] 王旭丹,周勇,张丽,等. 冬虫夏草对小鼠免疫功能的影响[J]. 北京中医药大学学报,1998(06):34-36,71.

[59] 金莉莉,马俊,李婷,等. 不同来源北冬虫夏草活性成分差异及其对小鼠免疫功能的影响[J]. 食品科学,2015(13):243-246.

[60] 王国栋,晋天春. 冬虫夏草对免疫功能的影响[J]. 中成药,1994(11):43-44.

[61] 陈炜,张雪元,杨跃军,等. 不同产地冬虫夏草对小鼠免疫功能的影响[J]. 医药导报,2016(07):710-713.

[62] 李绍平,季晖,李萍,等. 冬虫夏草抗肿瘤作用研究进展[J]. 中草药,2001(04):87-89.

[63] 宋林霞. 冬虫夏草抗肿瘤作用的研究进展及展望[J]. 安徽农业科学,2006(14):3387-3388.

[64] 赵跃然,王美岭,徐贝力,等. 冬虫夏草多糖对小鼠抗肿瘤作用的实验研究[J]. 基础医学与临床,1992(04):52-53,46.

[65] 关德生. 冬虫夏草类防治心血管疾病研究近况[J]. 陕西中医,1997(01):46.

[66] 张敏玲. 冬虫夏草对运动小鼠肝组织自由基代谢及血清酶活性的影响[J]. 西安体育学院学报,2005(06):70-72.

[67] 高宝安,陈世雄,邓红艳,等. 冬虫夏草水提取物对慢性低氧大鼠肺动脉平滑肌细胞增殖及癌基因 c-fos、c-jun 表达的影响[J]. 重庆医学,2010(15):1957-1959,1962.

[68] 贾保祥,张玉海,武俊杰. 人工合成冬虫夏草对血糖和胰岛素分泌影响的实验研究[J]. 首都医科大学学报,2000(02):108-111.

[69] 管益君,胡昭,侯明,等. 冬虫夏草对慢性肾功能衰竭 T 细胞亚群的影响[J]. 中国中西医结合杂志,1992(06):338-339,323.

[70] 郑丰,田劲,黎磊石. 冬虫夏草对肾毒性急性肾功能衰竭的疗效及机制探讨[J]. 中国中西医结合杂志,1992(05):288-291,262.

[71] 郑丰,杨俊伟,黎磊石. 冬虫夏草治疗肾毒性急性肾功能衰竭[J]. 中国病理生理杂志,1994(03):314-318.

[72] 赵学智,黎磊石,杨俊伟. 冬虫夏草对环孢素 A 肾毒性大鼠离体灌注肾功能的影响[J]. 中国中西医结合杂志,1995,S1:158-160,384-385.

[73] 魏涛,魏威凛,贡晓娟,等. 冬虫夏草菌丝体镇咳、祛痰及抗菌消炎作用的研究[J]. 食品科学,2002(03):126-130.

[74] 徐平湘,张玉臣,熊杰,等. 西藏与四川产冬虫夏草的抗炎和应激作用比较[J]. 中药药理与临床,2007(05):139-140.

[75] 武忠伟,王运兵,赵现方,等. 冬虫夏草和蛹虫草发酵液抗菌活性研究[J]. 微生物学杂志,2008(04):47-50.

[76] 程显好,白毓谦. 冬虫夏草菌丝体及发酵液中抗菌活性物质的初步研究[J]. 中国食用菌,1995(03):37-38.

[77] 吴炳英,高玉清,刘桂香,等. 人工培养冬虫夏草菌丝的毒性及其抗疲劳、降血脂作用的研究[J]. 现代预防医学,2007(16):3096-3097,3105.

[78] 简洁莹,胡少明,洪文华,等. 人工冬虫夏草 C_(s—4)菌丝体的毒性研究[J]. 卫生研究,1995,S2:74-77.

[79] 蒋保季,孔祥环,王惠琴,等. 发酵培育冬虫夏草毒性研究Ⅰ.急性和亚慢性毒性研究[J]. 首都医学院学报,1995(03):198-203.

[80] 胡征,李华屏,叶茂青,等. 冬虫夏草菌药理功能研究进展[J]. 氨基酸和生物资源,

2003(04):20-22.

[81] 丁灵英. 冬虫夏草的药用价值[J]. 知识经济,2007(05):40-41.

[82] 赵克蕊,王维亭,赵专友. 121 冬虫夏草的药理作用[J]. 国外医药(植物药分册),2006(03):105-108.

[83] 李玉娇,徐方云. 冬虫夏草及其菌丝体制剂抗肝纤维化机制研究进展[J]. 药品评价,2009(05):203-206.

[84] 杨文质,等. 冬虫夏草菌治疗性功能低下的临床研究[J]. 江西中医药,1985(5):46.

[85] 吴炳英,高玉清,刘桂香,等. 人工培养冬虫夏草丝的毒性及其抗疲劳、降血脂作用的研究[J]. 现代预防医学,2007,34(16):3096-3097.

[86] 陈道明,等. 虫草菌胶囊治疗原发性血小板减少症 30 例临床观察[J]. 海军医学,1986(2):10.

[87] 杨朝宽,侯淑彦,于静,等. 宁心宝胶囊治疗心率失常[J]. 新药与临床,1990,3(5):279.

[88] 梁惠静,牛国明,关艳芳,等. 冬虫夏草联合抗 HBs 阳性胎盘治疗慢性乙型肝炎[J]. 山东医药,2006,46(31):66.

[89] 王雨秾,等. 冬虫夏草菌丝对乙型慢性病毒性肝炎免疫功能的影响[J]. 辽宁中医杂志,2006,33(5):513-514.

[90] 刘成,等. 人工冬虫夏草菌丝制剂治疗肝炎后肝硬化 22 例[J]. 上海中医药杂志,1986(6):30.

[91] 张进川,等. 至灵胶囊辅助治疗恶性肿瘤 30 例小结[J]. 上海中医药杂志,1986(10):25.

[92] 王晓瑞,林善,柳志强,等. 冬虫夏草人工培养研究进展[J]. 基因组学与应用生物学,2015,34(07):1569-1574.

[93] 董洪新,吕作舟. 冬虫夏草的研究概况[J]. 中国食用菌,2002(02):5-7.

[94] 冯缡亿,吴丽娟. 全人工培育冬虫夏草产业化技术研究[J]. 四川农业科技,2016(01):27-29.

[95] 李德胜. 冬虫夏草人工培育初探[J]. 天津轻工业学院学报,2002(01):18-20.

[96] 松会能. 冬虫夏草人工培育技术(1)[J]. 农技服务,1995(08):43-44.

[97] 松会能. 冬虫夏草人工培育技术(2)[J]. 农技服务,1995(09):49-51.

[98] 松会能. 冬虫夏草人工培育技术(3)[J]. 农技服务,1995(10):44-47.

[99] 松会能. 冬虫夏草人工培育技术(4)[J]. 农技服务,1995(11):44-47.

[100] 人工培育冬虫夏草[J]. 技术与市场,2001(06):11.

第4章 冬虫夏草的采挖与管理

　　每年的农历 4～5 月间,积雪开始融化的时候,便是冬虫夏草采收的季节。此时子座多露于雪面,出苗未超过一寸,如果过迟则积雪融化殆尽,杂草生长极快,冬虫夏草则踪影全无,不易找寻;且苗会枯死,土中的虫体也会枯萎,不适合药用。

　　寄生在虫头顶的菌孢一天之内即可长至虫体的长度,这时的虫草称为"头草",质量最好。第二天菌孢长至虫体的两倍左右,称为"二草",质量次之。

4.1　冬虫夏草的采挖

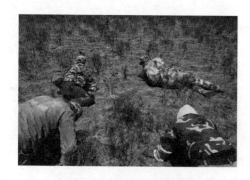

图 4-1　牧民采挖虫草情景

　　我们冬虫夏草课题研究团队曾去往不同产区进行调研,调研后发现:不同地区的采挖方式有所不同,如青海地区主要采挖方式为牧民自行采挖或将自家草山承包给某一中间商(下称包山人),再由包山人组织相应的采挖工人进行采挖;而西藏地区则有所不同,西藏地区每年冬虫夏草采挖季节来临,学校便会放"虫草假",儿童便与家人在政府的组织下,进行虫草采挖(图 4-1)。

　　具体采挖情况如下:

　　采挖时间:5 月初至 6 月中旬组织人员上山采挖。6 月中下旬以后,冬虫夏草进入孢子散发阶段,实施封山保护。

　　采挖工具:冬虫夏草入土很浅,通常使用细长的小型园艺镐头(镐长 20 cm 左右)为最好,既轻便,对草场的破坏又小。

　　采挖方法:采挖时,用镐尖翘起冬虫夏草近边的草皮,轻提子座就可以取出虫草,然后将草皮盖回原处,轻轻压实。对于虫体已经萎缩变空的虫草(俗称"化苗草")不要采挖,这种虫草已经失去了药用价值,应该留作来年的种草。

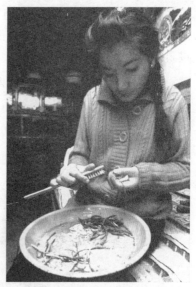

图 4-2　清理冬虫夏草

采挖后:挖起冬虫夏草后,在虫体潮湿未干时,要除去附在虫体上的黄色蜡衣和其他杂质,晾干或晒干;或用黄酒喷之使软,整理平直,每6～8 条用红线扎成一小把,用微火烘干(图4-2)。也可分等级操作,即采后先洗净,晒至六七成干,除去似纤维状的附着物及杂质,晒干或低温干燥;等虫草晒至全干,用黄酒喷软,传统的包装方法是以 6～8 条用小红绳扎成一小捆,再扎成大捆,每把 200～300 g,炭火烘干。

总结起来,传统的加工方法大致分为四步:

第一步:去泥,把虫草身上带的泥沙刷净,刚采挖出来的虫草要及时清除泥沙,如果泥土干了就不太好清除。

第二步:晒干,将采的新草晾晒干,使之干度达到 90% 以上。

第三步:筛选,将规格颜色不统一的虫草进行挑选分类,将瘪草、断条、穿条挑出,使之符合统一标准即规格大小一致、品相相近。

第四步:筛选后再去泥、去水分,把虫草的干度与干净度进一步提高,如把干度不到 95% 的虫草提高到 95% 甚至更高,把虫草草头与眼睛部位残余的泥土刷掉使之泥沙含量更少、干净度更高。

以上四个加工步骤,前两项工作通常是由虫草采挖人完成,后两项工作通常是由虫草批发商或零售商完成,只采用这四个加工步骤的冬虫夏草才算是原生态的,否则就不是。图 4-3 为冬虫夏草采挖图。

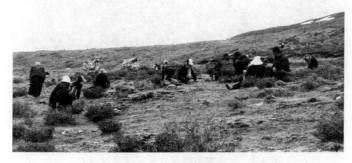

图 4-3　冬虫夏草采挖图

笔者所在的冬虫夏草课题组亲身前往过四川省美姑县和甘肃省的肃南县进行过采挖农牧民的调研,总结了农牧民的采挖行为特点,如表 4-1 所示。图 4-4 为甘肃肃南县农牧民采挖虫草痕迹。

表 4-1 四川美姑县和甘肃肃南县冬虫夏草采挖行为特点

项目	四川美姑	甘肃肃南
采挖时间	每年从 2~3 月开始	每年 5 月开始,为期一个月左右
采挖方式	结伴或独行	结伴或独行
是否注重虫草完整	是	是
采挖工具	传统耕地用具,配上木柄。两端长度约 20 cm,宽度约 9 cm	L 形,两端长约为 10 cm,宽度约为 2 cm,厚度约为 5 mm,携带方便
采挖痕迹	大多根据之前采挖地点多次采挖。同一采挖位置可以连续采挖几年,每年逐步深挖,形成 1~2 m 的深坑	工具小巧,农牧民有意识掩埋。几乎看不出来有采挖痕迹

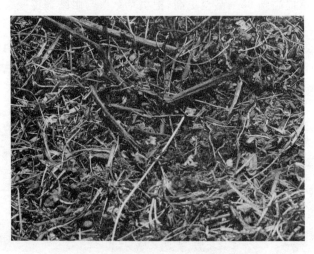

图 4-4 甘肃肃南县农牧民采挖虫草痕迹

注:图为调研小组实地观察采挖现场时,被农户告诉才得知的采挖痕迹,几乎难以发现。

一般情况下,每年 5～6 月间,积雪开始融化,便是冬虫夏草采收的最佳时机。此时子座多露于雪面,出苗未超过一寸。在最佳采挖时间采挖,不但虫体充实饱满、肥壮,草头短,且易于发现和采挖。采量、质量、药效相比之下都要高。如果过早采挖,多数草头还未出土,有的甚至还是虫体,不易寻找和采挖。如果过迟采挖则积雪融化殆尽,杂草生长快,冬虫夏草则踪影全无,不易寻找,且苗会枯死,土中的虫体也会枯萎,不适合药用。每年 5 月 1 日至 6 月 20 日左右,野生冬虫夏草的产地都有一次 12～26 d 左右的采挖期,海拔高度相对低的地区,采挖期越早,冬虫夏草的品质相对就越差,反之则越好。

根据冬虫夏草生长过程来看,正常冬虫夏草采挖时间应为 5～6 月,而表 4-1 显示在四川美姑县,大多数农牧民一般于每年 2～3 月开始采挖虫草,此时冬虫夏草生长尚未成熟,有的还是虫体;挖坑挖出来虫草形态大多还是虫子。而且因多数草头还未长出,难于寻找,为获得虫草,农牧民便凭借采挖经验在往年采挖虫草的地方,借助较大型采挖工具继续挖坑,逐年加深,逐步扩大,有的甚至能形成直径达到 2～3 m,深度达 1.2 m 的深坑,严重破坏土地资源。这种情况,一方面破坏面积大且难以掩埋平整,另一方面也为鼠类创造了筑窝条件,致使草场退化和水土流失加重。

尽管四川和甘肃目前并没有有关冬虫夏草产量变化的监控和统计,采挖者的冬虫夏草生态环境状况认知亦存在个体差异,但两地农牧民均表示冬虫夏草越来越难采挖,认同大量采挖会造成冬虫夏草产区生态环境破坏。根据美姑县大风顶自然保护区负责人介绍:"美姑和甘洛地区之间曾经是冬虫夏草的一个主要产区,现在也因为生态环境的破坏而不复存在"。不难看出,如果不对冬虫夏草资源加以保护,冬虫夏草资源确实存在消失的危险。

4.2　冬虫夏草采挖管理

青海省和西藏自治区分别于 2005 年 1 月 1 日和 2006 年 4 月 1 日起施行了《冬虫夏草采集管理暂行办法》。办法规定采集虫草应当取得采集证。采集证的发放对象为虫草产区县域范围内当地群众。采集虫草应当向虫草产区乡(镇)人民政府提出申请,由虫草产区县(市、区)农牧行政主管部门委托乡(镇)人民政府发放采集证(图 4-5)。目前,四川、云南和甘肃尚无省一级的采集管理规定,但在州或地区一级有相应的管理制度,如四川《甘孜藏族自治州冬虫夏草采集管理暂行办法》。

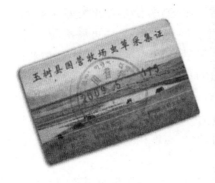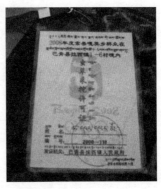

图 4-5　青海玉树地区农牧民虫草采集证

图片来源:《中国冬虫夏草》画册,2010.

　　笔者所在的冬虫夏草课题组曾到过四川美姑及甘肃肃南地区进行过调研。以下将以美姑及肃南地区为例对采挖管理方面进行阐述。

　　四川美姑位于四川省西南部,凉山彝族自治州东北部,州府西昌市;地势由北向南倾斜。西北边为青藏高原,东边为四川盆地。大凉山为四川大雪山的脉络,属川南金沙江水土保育发展区。低纬度高原性气候,四季明显,常年日照充足,雨量充沛。野生药材主要品种有 103 种,其中名贵药材有天麻、贝母、冬虫夏草、重楼等。课题组对美姑的大风顶国家级自然保护区进行了调研,调研结果显示,四川美姑的冬虫夏草资源已经接近绝迹,但由于当地并非冬虫夏草的主产区,故而并无相关的限采政策。

　　甘肃肃南县是全国唯一的裕固族自治县,州府张掖市。肃南地势南高北低,西高东低,地处河西走廊中部,祁连山北麓一线,属黑河生态恢复保育发展区。当地海拔在 1 327～5 564 m 之间,平均海拔 3 200 m,属高寒半干旱气候,冬春季寒冷而漫长,夏秋季凉爽而短暂。药用类有冬虫夏草、大黄、羌活、雪莲、党参、柴胡等。课题组对肃南县的祁连山国家级自然保护区进行了调研,调研结果显示,甘肃肃南的冬虫夏草资源主要集中在祁连山上的草原地区,属于全国中除了青海、西藏外的较大产区,故由于当地政府对此也较为看重,出台了相关的限采政策。

　　在冬虫夏草资源保护方面,相对于四川美姑县,甘肃肃南县已采取并实行限采政策,以限制农牧民冬虫夏草采挖,而且无论是电话访谈还是实地询问,甘肃肃南县政府人员表示,在肃南地区实施的限采政策,实质上是采取禁采的方式,即不允许采挖。通过跟甘肃肃南县政府人员沟通了解到,限采政策提出的主要依据为《中华人民共和国草原法》《中华人民共和国野生植物保护条例》,同时笔者所在冬虫夏草课题组查找了甘肃省地方性相关条理和政策,如《甘肃省草原条例》[2007],《甘肃省水土保持条例》[2012]。根据法案有关规定,国家对草原实行科学规划、全面保护、重点建设、合理利用的方针,促进草原可持续利用和生态、经济、社会的协调发展;任何单位和个人都有遵守草原法律法规、保护草原的义务,同时享有对违反草原法律法规、破坏草原的行为进行监督、检举和控告的权利;未经批准或者未按照规定时间、区域和采挖方式在草原上进行采土、采砂、采石等活动,由县级人民政府草原行政主管部门责令停止违法行为,限期恢复植被,没收非法财物和违法所得。工作人员在巡山过程中,一旦发现冬虫夏草采挖者,一般采取没收虫草、销毁采挖工具或处以罚金等方式。

此外,采挖冬虫夏草有技巧而言,掌握一定方式的科学合理的采挖,是实现这一宝贵资源可持续利用的关键之一。而现在,由于采挖者的急功近利,常常是大面积采挖,更不会回填泥土。这样会使本来就很脆弱的高原生态平衡更加难以复原。政府应加强对采挖者的教育,宣传科学正确的采挖方式,同时针对采挖虫草的人员所产生的大量生活垃圾,应组织专人进行管理。

参考文献

[1] 徐延达,徐翠,翟永洪,等. 三江源地区冬虫夏草采挖对草地植被的影响[J]. 环境科学研究,2013(11):1194-1200.

[2] 张璐璐. 三江源地区冬虫夏草采挖对生态环境的影响及其解决对策——以杂多县和泽库县为例[J]. 青藏高原论坛,2016(03):31-35.

[3] 张曦. 青藏高原上的冬虫夏草采挖"战役"[J]. 广西质量监督导报,2015(08):41.

[4] 朱斗锡. 西藏冬虫夏草资源可持续利用的关系与对策[J]. 西藏农业科技,2007(04):41-45.

[5] 张剑勇. 青海冬虫夏草产业可持续发展对策研究[J]. 中国产业,2012(10):28-30.

[6] 李文才,邱建军,邱锋. 西藏那曲地区冬虫夏草资源可持续开发利用研究[J]. 生态经济,2011(06):112-114,126.

[7] 搜狐健康. 天麻和冬虫夏草的使用和保存技巧[J]. 农村实用技术,2012(12):61.

[8] 吴庆贵,苏智先,陈光登. 四川冬虫夏草资源现状及科学保护措施[J]. 绵阳师范学院学报,2009(05):53-57,63.

[9] 杨英,丁忠兵. 青海依法保护冬虫夏草资源的回顾与思考——以果洛州为例[J]. 青海社会科学,2009(04):61-64.

[10] 王立明,冶生梅. 牧区藏族的生产方式与国家立法规制——以青海省冬虫夏草立法规

制为视角[J]. 青海民族大学学报(社会科学版),2016(01):46-53.

[11] 张璐璐. 青海地道中藏药资源开发保护现状及对策[J]. 长春大学学报,2016(05):86-91.

[12] 郭伊红. 浅析青海冬虫夏草的发展现状与保护对策[J]. 青海科技,2011(03):39-42.

[13] 王怡,王佐龙. 青藏高原地区冬虫夏草资源保护的立法及评价[J]. 攀登,2011(03):92-96.

[14] 韦金兰. 对保护青海冬虫夏草资源的思考[J]. 攀登,2011(05):102-104.

第5章 冬虫夏草的鉴别与保存

5.1 冬虫夏草的分级

冬虫夏草等级没有一个统一的标准,零售市场有一级、特级、王级之类的说法,但是并不通用。虫草交易市场默认以虫草的大小和条数作为规格依据。虽说这种以形状来区别虫草好坏的方法是科学不发达时代的产物,但目前还是正在被人们使用着。现代科技已经确认虫草中起主要功效的活性成分,而且也可以精确测定各种虫草中的各类成分,目前也可以用主要活性成分含量的多少作为科学的评价方法来进行定级,但从笔者所在课题组实际调研了解到,目前基本上还是以虫草的产地、大小和条数进行分级交易。

首先我们对冬虫夏草的相关术语进行以下说明,见表5-1。

表 5-1 冬虫夏草相关术语

术语	释义
断条	指虫草在采挖及后期处理过程中发生了折断,分成两截或多截
穿条	指将断了的虫草用竹签或草棍穿起来,形成一个完整的虫草以利于销售。穿条已是行业内的默认规则,从产地采挖就穿起来了,草棍相当轻,重量几乎可以忽略,只要不是穿铁丝等用于增重,就不属于作假的范畴
统货	指大小不一的虫草堆在一起直接出售,含有一定数量的穿断条。批发市场基本上都是统货,收购者买回后做零售都需要继续挑选
精选	指从统货中将大小分类,拣出穿条、拣出断条以及瘪草死草,形成精品虫草
头草	子座普遍比较短小,大部分不超过虫体长度,且虫体坚硬
二草	子座长度属中等,大部分虫草的子座长度大约不超过虫体长度的100%,虫体同样坚硬
三草	子座普遍较长,大部分虫草的子座长度超过虫体较多,常混有瘪草、空草

注:冬虫夏草只有10 d的寿命,顶出草皮后的4 d或5 d的虫草是最好的。

5.1.1　常见分级方法

藏野生冬虫夏草目前用人工分级的方法比较好。方法为取水分含量不低于4％至不高于8％之间的散装藏野生冬虫夏草后摊撒开（太干易折断，太湿虫体已不同程度膨胀变大），依据虫体外形大小分级。虫体外形大小相差5％以内为一个级别，不区分虫体颜色。（藏野生冬虫夏草的原始虫体颜色和所生长的土壤颜色有较大关系，土壤颜色和地质岩层有关，在同一地区，地表岩层不一定相同，因此，藏野生冬虫夏草颜色对内在品质并无直接关系。）

散装野生冬虫夏草目前无统一分级标准，不同地区分级方法有所不同。大体可分为10～32个级别。

散装无包装野生冬虫夏草分为两大类：

第一大类为依据虫体外形大小分级的冬虫夏草，简称选草；

第二大类为依据无分级的冬虫夏草，简称统草。

5.1.1.1　无包装散货选装冬虫夏草

等级参考为依据虫体外形大小，人工挑选分类分级的野生冬虫夏草又名：选草、选装草、选装虫草 、选装冬虫草、选装藏虫草。

（1）一级品（每千克藏虫草条数在1 899条内，水分含量不低于3％至不高于5％之间，已折断藏虫草条数不高于3％）。

（2）二级品（每千克藏虫草条数在1 900～1 999条内，水分含量不低于3％至不高于5％之间，已折断藏虫草条数不高于3％）。

（3）三级品（每千克藏虫草条数在1 999～2 099条内，水分含量不低于3％至不高于5％之间，已折断藏虫草条数不高于3％）。

（4）四级品（每千克藏虫草条数在2 100～2 199条内，水分含量不低于3％至不高于5％之间，已折断藏虫草条数不高于3％）。

（5）五级品（每千克藏虫草条数在2 200～2 299条内，水分含量不低于3％至不高于5％之间，已折断藏虫草条数不高于3％）。

（6）六级品（每千克藏虫草条数在2 300～2 399条内，水分含量不低于3％至不高于5％之间，已折断藏虫草条数不高于3％）。

（7）七级品（每千克藏虫草条数在2 400～2 499条内，水分含量不低于3％至不高于5％之间，已折断藏虫草条数不高于3％）。

（8）八级品（每千克藏虫草条数在2 500～2 599条内，水分含量不低于3％至不高于5％之间，已折断藏虫草条数不高于3％）。

(9)九级品(每千克藏虫草条数在 2 600～2 699 条内,水分含量不低于 3％至不高于 5％之间,已折断藏虫草条数不高于 3％)。

(10)十级品(每千克藏虫草条数在 2 700～2 799 条内,水分含量不低于 3％至不高于 5％之间,已折断藏虫草条数不高于 3％)。

(11)十一级品(每千克藏虫草条数在 2 800～2 899 条内,水分含量不低于 3％至不高于 5％之间,已折断藏虫草条数不高于 3％)。

(12)十二级品(每千克藏虫草条数在 2 900～2 999 条内,水分含量不低于 3％至不高于 5％之间,已折断藏虫草条数不高于 3％)。

(13)十三级品(100％已折断,水分含量不低于 3％至不高于 5％之间)。

5.1.1.2　无包装散货统装冬虫夏草

等级参考为无经任何挑选分级的原始野生冬虫夏草又名:统草、统装草、统装虫草、统装冬虫草、统装冬虫夏草。

(1)一级品(每千克藏虫草条数在 2 499 条内,水分含量不低于 3％至不高于 5％之间,已折断藏虫草条数不高于 3％)。

(2)二级品(每千克藏虫草条数在 2 500～2 599 条内,水分含量不低于 3％至不高于 5％之间,已折断藏虫草条数不高于 3％)。

(3)三级品(每千克藏虫草条数在 2 600～2 699 条内,水分含量不低于 3％至不高于 5％之间,已折断藏虫草条数不高于 3％)。

(4)四级品(每千克藏虫草条数在 2 700～2 799 条内,水分含量不低于 3％至不高于 5％之间,已折断藏虫草条数不高于 3％)。

(5)五级品(每千克藏虫草条数在 2 800～2 899 条内,水分含量不低于 3％至不高于 5％之间,已折断藏虫草条数不高于 3％)。

(6)六级品(每千克藏虫草条数在 2 900～2 999 条内,水分含量不低于 3％至不高于 5％之间,已折断藏虫草条数不高于 5％)。

(7)七级品(每千克藏虫草条数在 3 000～3 099 条内,水分含量不低于 3％至不高于 5％之间,已折断藏虫草条数不高于 5％)。

(8)八级品(每千克藏虫草条数在 3 100～3 199 条内,水分含量不低于 3％至不高于 5％之间,已折断藏虫草条数不高于 5％)。

(9)九级品(每千克藏虫草条数在 3 200～3 299 条内,水分含量不低于 3％至不高于 5％之间,已折断藏虫草条数不高于 5％)。

(10)十级品(每千克藏虫草条数在 3 300～3 399 条内,水分含量不低于 3％至不高于 5％之间,已折断藏虫草条数不高于 5％)。

(11)十一级品(每千克藏虫草条数在 3 400~3 499 条内,水分含量不低于 3%
至不高于 5%之间,已折断藏虫草条数不高于 5%)。

(12)十二级品(每千克藏虫草条数在 3 500~3 599 条内,水分含量不低于 3%
至不高于 5%之间,已折断藏虫草条数不高于 5%)。

(13)十三级品(每千克藏虫草条数在 3 600~3 699 条内,水分含量不低于 3%
至不高于 5%之间,已折断藏虫草条数不高于 5%)。

(14)十四级品(每千克藏虫草条数在 3 700~3 799 条内,水分含量不低于 3%
至不高于 5%之间,已折断藏虫草条数不高于 5%)。

(15)十五级品(每千克藏虫草条数在 3 800~3 899 条内,水分含量不低于 3%
至不高于 5%之间,已折断藏虫草条数不高于 5%)。

(16)十六级品(每千克藏虫草条数在 3 900~3 999 条内,水分含量不低于 3%
至不高于 5%之间,已折断藏虫草条数不高于 5%)。

(17)十七级品(每千克藏虫草条数在 4 000~4 099 条内,水分含量不低于 3%
至不高于 5%之间,已折断藏虫草条数不高于 5%)。

(18)十八级品(每千克藏虫草条数在 4 100~4 199 条内,水分含量不低于 3%
至不高于 5%之间,已折断藏虫草条数不高于 5%)。

(19)十九级品(每千克藏虫草条数在 4 200~4 299 条内,水分含量不低于 3%
至不高于 5%之间,已折断藏虫草条数不高于 5%)。

同样是野生冬虫夏草,其最高等级售价一般来说高于最底等级售价 1.4 倍左
右。最高等级售价虽然很高,但目前全球性产地同一品质的虫草仅在西藏自治区
和青海省两地发现有分布,所以价高而难多得。同一级别的野生冬虫夏草比野生
川冬虫夏草的市场价高出很多。而同一级别的野生川冬虫夏草比野生滇冬虫夏草
的市场价又高出许多,同一级别的野生冬虫夏草比野生滇冬虫夏草的市场价高出
更多。

5.1.2 青海省标准分级方法

青海冬虫夏草由于受到土壤、海拔、光照、温度、湿度以及蝙蝠蛾的生长繁殖环
境等诸多自然条件的影响,造就了青海冬虫夏草的独特品质。

多年来,我国冬虫夏草市场的交易多在集市进行,近年来,随着需求量的增大,
市场的不断完善,开始进入专业市场交易,经营者积累了许多冬虫夏草分等定级的
相关经验,形成了多样的交易方法,根据经营者积累的相关经验,结合市场交易的
操作实际,同时增加洁净度、水分含量、断根等相关参数。青海省冬虫夏草协会制
定了冬虫夏草等级标准(表 5-2)。

表 5-2　青海省冬虫夏草分级标准

级别及要求（根/500 g）	
特优一级品 ≤1 000	虫体长度≥4.0 cm,直径≥0.50 cm
1 000＜特优二级品≤1 300	虫体长度≥3.5 cm,直径≥0.45 cm
1 300＜特级品≤1 600	虫体长度≥3.0 cm,直径≥0.40 cm
1 600＜一级品≤1 900	虫体长度≥2.8 cm,直径≥0.38 cm
1 900＜二级品≤2 200	虫体长度≥2.7 cm,直径≥0.35 cm
2 200＜三级品≤2 500	虫体长度≥2.6 cm,直径≥0.32 cm
2 500＜四级品≤4 000	虫体长度≥2.4 cm,直径≥0.25 cm

注:1.≤4 000 根/500 g 的冬虫夏草为等外品。

　　2.水分%≤10.00、杂质%≤1.00

（1）特优一级品:每 500 g 含冬虫夏草条数少于 1 000 条。洁净度大于 99%,水分含量 5%～10%、完整性好,冬虫夏草虫体部分饱满、子座短小、无断根等情况。见图 5-1。

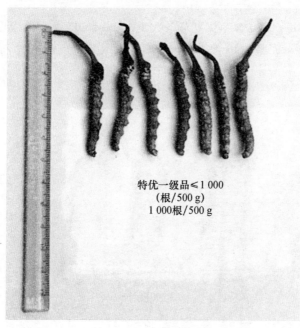

特优一级品≤1 000
（根/500 g）
1 000根/500 g

图 5-1　特优一级品

(2)特优二级品:每500 g含冬虫夏草条数1 000～1 300条。洁净度大于99％,水分含量5％～10％、完整性好,冬虫夏草虫体部分饱满、子座短小、断根等不得大于2％。见图5-2。

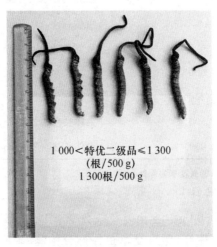

1 000<特优二级品≤1 300
(根/500 g)
1 300根/500 g

图5-2　特优二级品

(3)特级品:每500 g含冬虫夏草条数1 300～1 600条。洁净度大于99％,水分含量5％～10％、完整性好,冬虫夏草虫体部分饱满、子座短小、断根等不得大于5％。见图5-3。

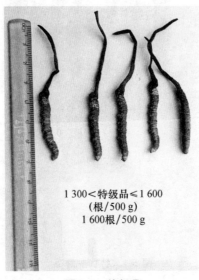

1 300<特级品≤1 600
(根/500 g)
1 600根/500 g

图5-3　特级品

(4)一级品:每 500 g 含冬虫夏草条数 1 600～1 900 条。洁净度大于 99％,水分含量 5％～10％、完整性好、断根等不得大于 10％。见图 5-4。

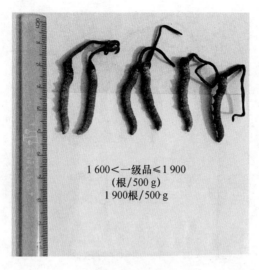

图 5-4　一级品

(5)二级品:每 500 g 含冬虫夏草条数 1 900～2 200 条以上。洁净度大于 99％,水分含量 5％～10％、断根等不得大于 15％。见图 5-5。

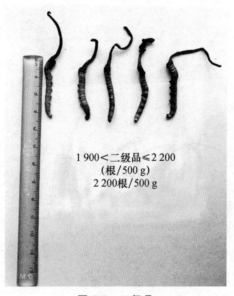

图 5-5　二级品

(6)三级品:每 500 g 含冬虫夏草条数 2 200～2 500 条以上。洁净度大于 99％,水分含量 5％～10％、断根等不得大于 15％。见图 5-6。

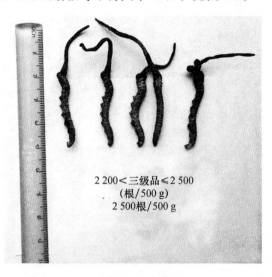

2 200＜三级品≤2 500
(根/500 g)
2 500根/500 g

图 5-6 三级品

(7)四级品:每 500 g 含冬虫夏草条数 2 500～4 000 条以上。洁净度大于 99％,水分含量 5％～10％、断根等不得大于 20％。见图 5-7。

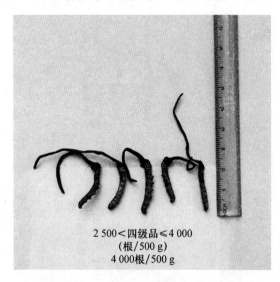

2 500＜四级品≤4 000
(根/500 g)
4 000根/500 g

图 5-7 四级品

5.2　常见掺假方法揭秘

　　目前公认的质量较好的冬虫夏草主要产自西藏自治区和青海省两地,但其质量一般来说都很高。而目前全球冬虫夏草产量日趋下降,价高且难得。由于冬虫夏草不同产地的质量不一,价格区别也较大,同一级别的那曲和玉树冬虫夏草比青海和西藏其他地区的冬虫夏草价格高出不少,而西藏和青海的冬虫夏草整体来说又比四川冬虫夏草的市场价高出很多,而同一级别的四川冬虫夏草比云南冬虫夏草的市场价又高出许多。见图 5-8。

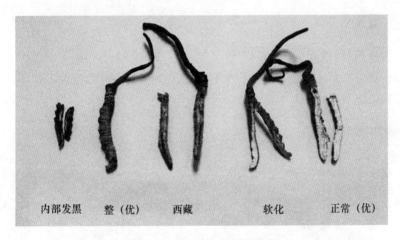

内部发黑　　整（优）　　西藏　　　　软化　　　正常（优）

图 5-8　不同质地虫草对比图

　　正是由于野生藏冬虫夏草的价格高,而不同区域的冬虫夏草之间价格区别较大,所以社会上越来越多的不良商贩开始采用掺假的方法欺骗消费者。此外,不同种类的虫草的区别如果不进行细看,外行人员不易看出其中的区别,故就产生了用亚香棒虫草等虫草掺假的情况发生,更有甚者,使用面粉、硅胶等原料,通过模具加工,制成伪品欺骗消费者。其具体形式如下。

5.2.1　拼接

　　外形相似的动植物或其他物体拼接而成,如唇形科植物地蚕、草石蚕的根茎,与桑蚕或僵蚕的头部拼接一个假的子座冒充冬虫夏草。

地蚕根茎特点：呈梭形，略弯曲；外表呈淡黄色或灰黑色，只有根痕环节2～11个；质脆，断面类白色；用水浸泡易膨胀，呈明显结节状。

5.2.2 压膜

石膏粉、豆粉或面粉掺胶，用假虫草模具压成冬虫夏草的"虫体"，然后染色，插入假子座（如黄花菜、小草棍或牛皮纸等）。

特点：性状外形和色泽极似虫草，体重、形状、大小、色泽整齐划一但不自然。虫体光滑，环节明显，腹部、背部有纵沟。子座无细小纵向皱纹。

鉴别方法：一看：观察正品虫草应该有的鉴别要点；二捏：面粉做的虫子，用手捏捏感觉一下就出来了；三泡：假虫草可能会褪色，或出现虫体和菌座脱胶。

5.2.3 增重

（1）插铁丝、插铁线、插竹签。

特点：此类虫草不易折断，手折有异物感。掺铁者可用磁石检出。图5-9为插铁丝、竹签的虫草。

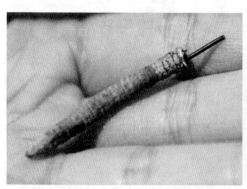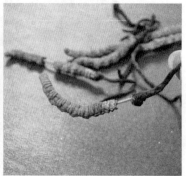

图5-9 冬虫夏草插铁丝、竹签图

（2）涂抹铅粉、铁粉、锡粉以及复合黏合粉。

特点：掺重金属粉者迎光查看有光亮；被灌了金属粉的虫草，即便是行内经验丰富的人也很难辨别，只能依靠专业的仪器——X光机（图5-10），被注射金属粉的虫草经过X光机时，X光机会发出信号提示，从而判断虫草中是否含有金属粉。

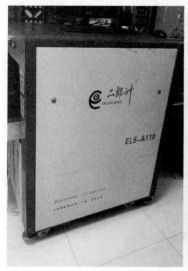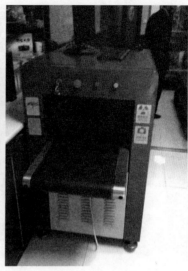

图 5-10　店家的 X 射线机器

（3）用水泥、泥粉或重金属粉用胶水粘到冬虫夏草的头部和子座的基部，并染色，给人以从土里挖出时带有少许泥土的感觉。

特点：虫体与"草"粘接的部位为黑褐色。

（4）掺盐、掺糖、掺明矾等。

特点：此类冬虫夏草质硬，易吸潮，手摸有湿润感，口尝味异，无冬虫夏草的特异气味；掺黏土者，食入后有可能对身体产生损害（有些"泥土"含有重金属）。

5.2.4　喷水

喷水的目的就是为了增重，从中谋取利益，消费者付出的是买虫草的钱，购买的却是廉价的水。其特点为：用手感受虫草的干湿度，试着用手轻轻弹一下虫草，一般情况下，含水量超过 10％的虫草，轻轻一弹是会断裂的（根据规定，虫草允许的含水量一般在 10％左右）。

5.2.5　掺杂断草

把挖断的冬虫夏草人为拼接完整，提高卖相，以一定的比例掺入到完整的优质虫草中，让断草借机提价（此类虫草为不合格产品）。

特点：手感偏重，需一根一根仔细鉴别，可以用手捏一捏、拔一拔，看看里面是否有异物。见图 5-11。

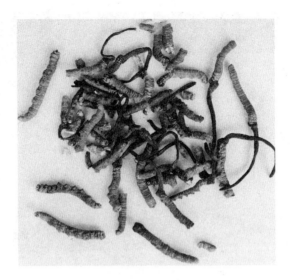

图 5-11　断草

图 5-12 为各种掺杂造假虫草。

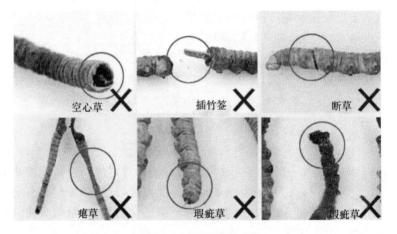

图 5-12　各种造假的虫草

5.2.6　掺虫草伪品

如亚香棒虫草、凉山虫草、古尼虫草、新疆虫草,将这些无药用价值的虫草伪品掺在真的冬虫夏草里(图 5-13)。

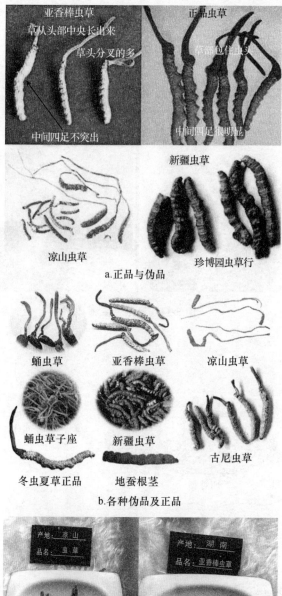

a.正品与伪品

b.各种伪品及正品

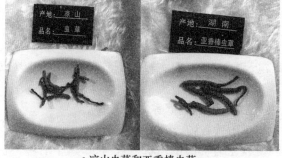

c.凉山虫草和亚香棒虫草

图 5-13　各种虫草

5.3 冬虫夏草真伪鉴别方法

看虫体:外表为黄色或黄棕色,易折断,内是白色,尾部回缩。横断面中央区有个黑色星点,是原虫体的消化腺肠(图5-14、图5-15)。

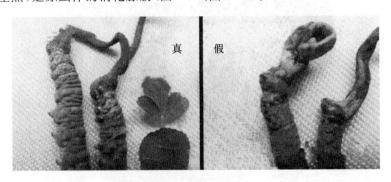

真 假

图 5-14 看外观鉴别

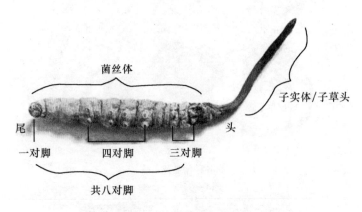

菌丝体

子实体/子草头

尾

头

一对脚   四对脚   三对脚

共八对脚

图 5-15 冬虫夏草结构

看子座(草部):近黑色,断面白色,纵向呈纤维状;草部与虫的头部连接,拉不开。

闻气味:腥气浓,特有的冬虫夏草香味。

尝味道:味淡、微鲜,有弹性,有韧性。

此外,由于冬虫夏草是名贵的中药材。目前,市场上有些不法分子,为了牟取非法利润,竟用凉山虫草、分枝虫草和地蚕等,冒充冬虫夏草,使许多人受骗上当。

因此,在购买冬虫夏草时,要注意对真假冬虫夏草的识别。其方法有:

一是从形体上识别。冬虫夏草形体如蚕。长 3～5 cm,粗 0.3～0.8 cm;凉山虫草及用面和豆粉制成的虫草形体较粗大,地蚕呈棱形或长棱形,略弯曲。

二是从环纹上识别。冬虫夏草环纹粗糙明显,近头部环纹较细,共有 20～30 条环纹,凉山虫草环纹众多;地蚕只有根痕环节 2～11 个。

三是从表面颜色上识别。冬虫夏草的外表呈土黄色或黄棕色;分枝虫草的外表呈黄绿色,入水后呈黄褐色或黑褐色;凉山虫草外表呈棕褐色;地蚕外表呈淡黄色或灰黑色;面和豆粉制虫草外表呈棕红色。

四是从虫足上识别。冬虫夏草全身有足 8 对,近头部 3 对,中部 4 对,近尾部 1 对,其中以中部 4 对最明显;凉山虫草有足 9～10 对,比冬虫夏草多足 1～2 对,其他虫草的足不够明显。

五是从头部的子实体上识别。冬虫夏草头部的子实体为深棕色,圆柱形,长 4～8 cm,粗 0.3 cm,表面有细小的纵向皱纹,顶部稍膨大,分枝虫草头部的子实体为黑褐色,多有 1～3 个分枝,柄细多弯曲,湿润后易剥离;凉山虫草头部的子实体较长,大大超过虫体;面和豆粉制虫草头部的子实体无细小的纵向皱纹。

参见图 5-16。

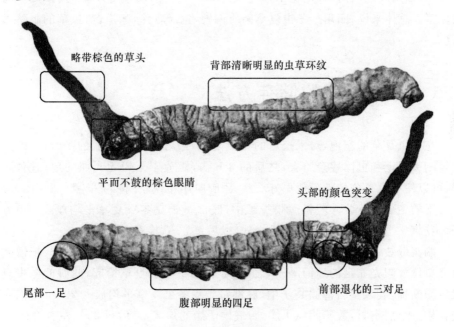

略带棕色的草头

背部清晰明显的虫草环纹

平面不鼓的棕色眼睛

头部的颜色突变

尾部一足

腹部明显的四足

前部退化的三对足

图 5-16　真虫草外观

5.4　冬虫夏草产地鉴别

即便是青海、西藏产的冬虫夏草,不同区域由于海拔、空气等自然环境的差异,不同产地的冬虫夏草差异是比较大的。西藏那曲虫草、青海虫草以及四川虫草这些不同产地的虫草是有明显区别的,采挖时间、虫草体色和药用价值都不同。

(1)那曲冬虫夏草颜色略黄于玉树冬虫夏草。西藏那曲虫草虫体表面色泽最为黄净,玉树冬虫夏草相对来说呈黄褐色。其他产地虫草色或淡,或泛红而灰白。另外,西藏那曲所产虫草眼睛颜色为棕色,青海玉树和果洛所产虫草眼睛颜色为黄色,川草和其他地区所产的草多为红色或深褐色。

(2)相同大小的虫草那曲的要轻点,因此,同一规格虫草的玉树虫草看起来更紧实,那曲虫草会显得虫体更肥大一些。

(3)西藏那曲虫草虫体和尾皆透亮油润,有股浓酥油的香味,青海玉树虫草气味有一种浓郁的类香菇味,其他产地虫草的香味则极淡。

(4)四川阿坝、甘孜等地也出产冬虫夏草。其产品质量逊于青海、西藏产的冬虫夏草。总体来说,四川产冬虫夏草肉质偏硬,色泽较深,味道苦,虫草的眼睛为深褐色。

5.5　冬虫夏草的储存方法

在冬虫夏草的产地,对采挖后的冬虫夏草,最好是在采挖后的 10 min 内用牙刷轻刷去泥土和虫体残余胎衣,之后的 3 h 内,撒放于干燥无光照的地面阴晾,这样,可以使冬虫夏草外部颜色更好看些,阴晾时用粗铁丝网盖上防鼠。8～12 h 后,将已干的冬虫夏草装入塑料薄膜袋子中,底部每千克冬虫夏草平均放入 200 g 布袋装花椒一个后密封,放于阴凉干燥处,以后每 30 d 检查一次。

购买散装冬虫夏草的保管最现实的保管方法就是在阳光好的时候,把散装冬虫夏草撒放阳光充足的地面晒干,之后,轻轻的把冬虫夏草捡起,此时的冬虫夏草很容易断掉,装入塑料薄膜袋子中,底部每千克冬虫夏草平均放入 200 g 左右布袋装花椒一个后密封,放于阴凉干燥处,气候干燥的地区,以后每 30 d 左右检查 一次并以充足的阳光晒干一次,气候湿润的地区,以后每 20 d 左右检查一次并以充足的阳光晒干一次。

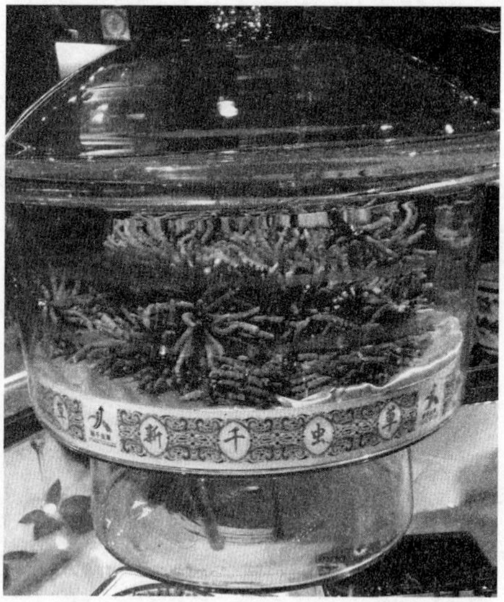

虫草储存的关键在于防潮、防蛀和防虫，把虫草放进密封的玻璃瓶，里面再放一些花椒或丹皮，然后放置在冰箱中（图5-17）；如果需要保存半年以上，在储存冬虫夏草的地方旁边还要摆放干燥剂，以更好地防潮。一旦发现冬虫夏草受潮，应立即拿到太阳下曝晒。如果发现冬虫夏草已经长虫了，可拿到炭火旁稍加烘焙，然后筛去虫屑。

针对现在流行的新鲜冬虫夏草，需冷冻保存，最理想是放在－10℃的低温处保存。其次，光照过多会产生氧化，从而导致冬虫夏草有效成分的降低。所以，新鲜冬虫夏草应当冷冻、避光保存。

图 5-17　虫草储存

虫草越新鲜，其功效就越好。建议购买虫草后，应有计划地服用，最好连续服用 3 个月以上。在真空条件下可以存放 5 年，如果是一般的条件，保质期也就是 2～3 年，时间过长有效成分会流失。

参考文献

［1］高明,王俊升,曾金玲,等. 冬虫夏草与几种常见伪品的鉴别[J]. 中药材,2011(02):213-216.

［2］陈小秋,刘宝玲,赵中振,等. 冬虫夏草与其混淆品的性状及显微鉴别研究[J]. 中国中药杂志,2011(09):1141-1144.

［3］徐红,董婷霞,赵奎君,等. 中药冬虫夏草的鉴别研究[J]. 中国药学杂志,2014(04):283-286.

［4］侯兴建. 浅谈中药冬虫夏草的真伪鉴别分析[J]. 中医临床研究,2012(02):47-48.

［5］杨艳青,段军华. 冬虫夏草与其伪品的鉴别[J]. 世界中西医结合杂志,2012(01):31-33.

［6］元英群,丁爽,刘红. 冬虫夏草鉴别方法的研究进展[J]. 现代药物与临床,2012(06):652-654.

［7］李文佳,汪小东,艾中,等. 冬虫夏草真伪鉴别方法研究进展[J]. 中国现代中药,2014(11):881-887,920.

［8］陈璐,万德光,国锦琳. 冬虫夏草及其混淆品的鉴别[J]. 时珍国医国药,2010(01):

18-20.

　　[9] 刘琴,侯峰. 冬虫夏草的真伪鉴别概述[J]. 今日药学,2013(01):30-32,35.

　　[10] 傅道珍. 冬虫夏草与其代用品、伪品的鉴别[J]. 中国医院药学杂志,2000(08):39-41.

　　[11] 殷仁亭. 冬虫夏草及其混淆品亚香棒虫草的鉴别[J]. 基层中药杂志,2000(02):
19-20.

第6章 冬虫夏草消费群体及食用方法

6.1 消费群体

冬虫夏草是稀有珍贵补品,由于产量极少价格昂贵,已经不仅仅只是作为一种药材用于个人消费,它的礼品市场占有很大的组成。因此冬虫夏草生物制品的消费群大体分为个人消费人群和送礼人群,个人消费多为经济条件好,年纪偏大的老年人,送礼人群多为年纪偏轻的中年人。

我们可将人群划分为:

(1)中高收入老年人群——以 45 岁以上的中老年人为主,购买动机以治疗、养身为主。

(2)中高收入白领阶层——以 35～45 岁的中青年人为主,购买动机以馈赠亲友、自我保养为主。

通过百度搜索指数可得出如下图形(图 6-1,按省份分):

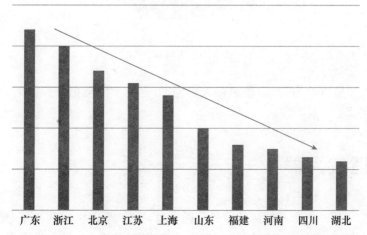

图 6-1　2014 年 10 月至 2017 年 10 月冬虫夏草百度搜索指数排名情况

　　由图 6-1 可以看出,搜索人群主要在东部发达地区,故可以侧面反映出消费群体也主要分布于东部发达地区。

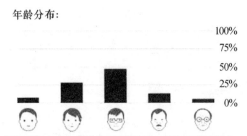

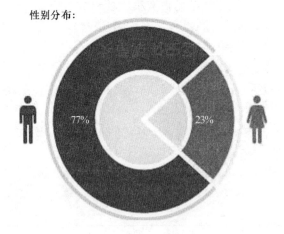

图 6-2　人群属性

　　由图 6-2 可以看出,搜索中多的人群为 20～50 岁之间的有经济能力的人,其中以男性居多。

6.2　适宜人群

　　冬虫夏草是一款众所周知的珍稀药膳食材,适宜糖尿病、红斑狼疮、慢性肾炎、老年慢性支气管炎、肺气肿、肺结核、支气管哮喘、咳嗽气短、虚喘咯血者以及白细胞减少、体虚多汗、自汗、盗汗、病后虚弱、久虚不复或衰老体弱、肾气不足、腰膝酸痛、阳痿遗精、癌症患者食用。冬虫夏草不但药效显著,而且味道极其鲜美。其主要适宜人群如下。

6.2.1 咳痰气喘人群

冬虫夏草可补益肺肾,可以恢复肺、支气管的功能,纠正哮喘患者过敏体质,改善气道重构,并且可以改善呼吸困难、喘息、胸闷的症状。

6.2.2 三高人群

冬虫夏草可以有效清除血液中的代谢垃圾,能降血脂、降血压,可以帮助减少降压药物的用量减少药物对肝肾的损伤,还可以改善造血功能,改善血液循环。

6.2.3 肿瘤人群

冬虫夏草水提取液在其抗肿瘤免疫中可增强自然杀伤细胞活性,抑制肿瘤的生长和转移。

6.2.4 化疗人群

冬虫夏草可以改善化疗给机体带来的副作用,能明显提高白血球和血小板的数量,迅速改善放化疗后的呕吐、恶心、脱发、失眠等症状。并且冬虫夏草还有抗肿瘤的作用,特别适宜这类人群服用。

6.2.5 产后、术后虚弱人群

术后及产后人群,伤口和部分器官处于新生状态,免疫力较低,容易感染并发症。冬虫夏草可提高机体的免疫功能,提高身体机能,利于虚弱病人的康复。

6.2.6 糖尿病人群

虽然冬虫夏草不降血糖,但是冬虫夏草可以改善微循环,能有效预防和消除视物模糊、瘙痒、乏力等糖尿病的并发症,较为适宜此类人群服用。

6.2.7 肾病、肝病患者

冬虫夏草能减轻有毒物质对肾脏、肝脏的损伤。改善肾功能、减轻慢性病对肾脏的损害；可以对抗肝纤维化的发生，并且能够增强机体的免疫调节功能，增强抗病毒的能力，利于病毒性肝炎的控制。

6.3　不适宜人群

6.3.1　少年儿童

冬虫夏草中的某些成分具有类似于雄性激素的作用，可能导致少年儿童早熟，因此少年儿童不要随便服用，服用应该依据医生处方。

6.3.2　患有各类实症的人群

所谓"实症"主要是由于邪气亢盛，正气尚未虚衰，邪正之间剧烈抗争而导致的一系列病理变化。多见于外感的早、中期，现在一般认为高热、狂躁、声高气粗、舌质发红、腹痛拒按、二便不通、脉实有力等，均属于"邪气盛则实"的临床表现。

6.3.3　阴虚火旺与湿热体质的人

不可只单用冬虫夏草，中医讲究对症施治，阴虚火旺与湿热的病人只服用冬虫夏草是无法从根本上治愈疾病的，要么不用冬虫夏草，要么就用冬虫夏草与其他中药材配伍成方使用。

6.4　常见食用方法

6.4.1　咀嚼食用冬虫夏草

关于冬虫夏草的吃法，其实最早的办法就是直接咀嚼食用，这是因为以前对冬虫夏草研究并不深入，有些消费者为了贪图方便就直接生食冬虫夏草。不过，并不建议大家生食冬虫夏草，这是因为放置了一段时间的冬虫夏草表面存在有大量的寄生虫，会对健康带来一定的隐患。而一般普通的店铺，对冬虫夏草的杀菌处理并不完善，寄生虫卵与细菌并不能完全被处理掉。但每年到新草上市的时候，大家是可以生食冬虫夏草的,这是因为新鲜冬虫夏草味道是非常甘美的,也没有陈年虫草的表面的细菌,当然生食新鲜冬虫夏草也一定要把泥土与表面的寄生虫卵处理干净,这样对健康才没有影响。

6.4.2　煎服冬虫夏草

网上经常会看见一些文章说冬虫夏草可用来泡水吃,其实正确的说法应该叫煎煮冬虫夏草水。要是单纯的理解为冬虫夏草泡水的话,就是把冬虫夏草泡在开水中,这样吃冬虫夏草当然不行,因为大部分的营养成分不能有效地溶解在水中,功效当然也不会见得多好。而煎煮冬虫夏草是需要用玻璃水壶来对冬虫夏草进行煎煮,可以一边喝一边加水,一般来说半小时就可以把煎煮后的冬虫夏草吃掉,通过煎煮冬虫夏草使其有效成分溶解在水中,也是人们经常采用的食用方法(图 6-3)。

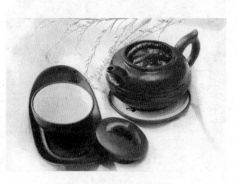

图 6-3　煎服冬虫夏草

6.4.3　冬虫夏草炖汤

很多购买冬虫夏草的消费者都听说过冬虫夏草炖汤,尤其是冬虫夏草炖鸡、炖鸭的办法更是数不胜数。冬虫夏草炖汤也是很多消费者食用冬虫夏草经常采用的办法,通过炖汤不仅味道会非常好吃,而且使冬虫夏草的营养成分有效溶解,是深受大多数消费者欢迎的办法(图 6-4)。

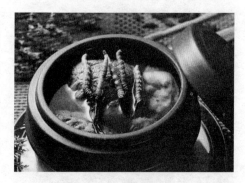

图 6-4　冬虫夏草炖汤

6.4.4　冬虫夏草泡酒

冬虫夏草酒是一些购买冬虫夏草的消费者会接触到的,一些商家甚至会直接出售泡制好的冬虫夏草酒。不过,推荐大家还是自己购买冬虫夏草来泡酒,这是因为商家出售的冬虫夏草酒非常难以辨别真假,所以并不推荐。在泡酒的办法上也是非常简单的,是需要将冬虫夏草放入白酒或者黄酒中浸泡即可,每日饮用两次,

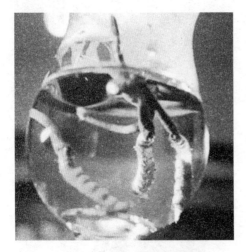

图6-5 冬虫夏草泡酒

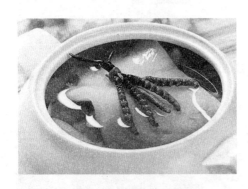

图6-6 与其他药材配伍

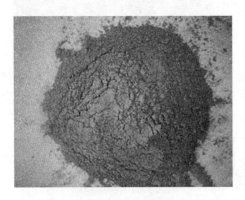

图6-7 冬虫夏草粉

每次饮用15～20 mL即可,在酒喝完后再将冬虫夏草吃掉。冬虫夏草泡酒能益气壮阳,滋阴补肾,填精固本,补虚固脱,强心安神。适宜于阳痿遗精、腰酸膝痛、病后体虚不复等症。见图6-5。

6.4.5　冬虫夏草与其他补品配伍

上面介绍的都是日常保健中食用冬虫夏草的方法,对于日常保健来说这些食用方法已经足够了。但是,需要调理病症的话,就需要冬虫夏草与其他补品来进行配伍了,比如调理肺部疾病可以与北沙参、麦门冬、百合、川贝母进行配伍食用(图6-6)。调理肾阴阳虚等肾病症状以冬虫夏草配合菟丝子、肉苁蓉,淫羊藿、巴戟天等。不同的配伍方法有调理的不同的病症,但是须在医师的指点下进行配伍。

6.4.6　冬虫夏草打粉食用

冬虫夏草打粉也是常见的食用办法之一,不过传统的研磨打粉会产生非常高的温度,破坏了冬虫夏草的有效成分,使其功效大打折扣。而采用低温破壁打粉的办法,完全打碎了冬虫夏草的细胞壁,破壁率达到了800目,使其有效成分完全释放出来,在低温状态也保证了冬虫夏草的营养成分不流失,吃1 g冬虫夏草纯粉相当于吃5 g冬虫夏草,食用上非常方便,只需要每天饭前或饭后30 min食用即可,非常适合经常出差在外的消费者。见图6-7。

冬虫夏草吃法误区——泡水喝

首先不能保证卫生,因为冬虫夏草表面会附着很多寄生虫、真菌孢子,把这些东西吃下肚,会影响人体健康,只有经过先进的消毒技术处理,才能真正保证卫生。其次冬虫夏草跟茶叶、西洋参、枸杞等不同,后者均为植物,而冬虫夏草属于昆虫动物和真菌的混合体,很多有效物质属于大分子,很难溶解于水,吸收率低。

6.5　冬虫夏草使用禁忌

6.5.1　吃冬虫夏草忌量大或量小

冬虫夏草本质上是一味中药,长期服用能提高人体免疫力抗疲劳,配合其他中药材可治疗人体诸虚百损。但是,如果每次食用的量少,并且不定期的服用,实际上是没有效果的。虫草并不像西药,短时间内就能感觉到疗效,它在人体内需要一个积累的过程,长期足量服用才能见到效果。相反如果食用的量过多,人体没办法全部吸收,也是一种浪费。科学的摄入量是,每天 3～5 g,连续服用 30～180 d,就能起到冬虫夏草的有效调理作用。有条件的情况下应该经常服用,长期服用。

6.5.2　吃冬虫夏草忌单吃虫体或草头

《本草用法研究》记载:"此物一虫一草,一热一寒。夏草性寒,单用令妇女绝孕无子;冬虫性热,壮命火,益精髓,补肺肾。两者同用则甘,无毒,养肺益阴,化痰益气,止血,治劳咳诸虚百损。"光吃冬虫夏草虫体不吃草,不仅是一种浪费,也容易上火,所以正确食用虫草的方式是虫体和草头都要吃。

6.5.3　吃冬虫夏草尽量不生吃

冬虫夏草生长在草原泥土中,采挖时表面寄生有数不清、也说不清的真菌活孢子和寄生虫的活虫卵,即使是开水冲泡也不能完全杀死真菌孢子和虫卵,所以冬虫夏草先要清洗后炖服或小火煎服。(目前,冬虫夏草破壁可以有效杀灭细菌和粉碎虫卵,可以直接服用。)

6.5.4 禁把虫草都当冬虫夏草吃

虫草全世界有 500 种,中国有 90 多种,把凡是有虫草属真菌寄生于昆虫并能长成自作的虫菌结合体通称为冬虫夏草,是完全错误的。中国传统中医药学所指的冬虫夏草,是仅分布于我国青藏高原及其周边地区高寒草甸的昆虫蝙蝠蛾为寄主,由虫草菌侵入所形成的虫形菌核和未成熟子座的结合体,其他种类仅可简称为虫草,不是冬虫夏草。

6.5.5 冬虫夏草发霉不要吃

因为保存不当,引起发霉。可挑选有代表性的 5 条冬虫夏草从中部折断看其断面颜色。

断面颜色越白,表明品质受损越小。补救方法,如出现发霉现象不太严重,可以先把发霉的烘干,再用高度数的酒擦,再晾干,存放时用密封袋封好,要尽快吃掉,做到物尽其用。

断面颜色越黄,表明品质受损越大,食用断面颜色已经为黄色的冬虫夏草是否对人体有害,目前无权威性临床实验告知,因此,建议丢弃掉处理。药物(主要指中药)最容易霉变,不单纯是药效降低或几无药效,关键是还会产生副作用或致病。

6.6　常见药膳

6.6.1　虫草甲鱼汤

用料:冬虫夏草 6 g,甲鱼 500 g,生晒参 2 g,香菇 10 枚,海带 10 g,苡米 5 g,淮山药 6 g,调料适量。

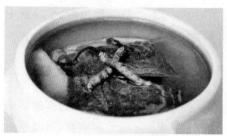

做法:先将甲鱼宰杀,洗净,切块,海带泡发洗去泥沙。切断,香菇洗净,然后加其他原料一并入锅,加水和调料,隔水炖熟服食。

功效:可增强防癌免疫力。适用于各种癌症早期的辅助治疗。见图 6-8。

图 6-8　虫草甲鱼汤

6.6.2　止咳虫草水鸭汤

用料:水鸭 1 只,生姜 4 片,冬虫夏草 10 g。

做法:剔净水鸭,去毛肠内杂,将姜、冬虫夏草放入鸭腹内,清水浸至水鸭半身,置炖盅内,隔水炖 2.5 h 即可。

功效:滋养益血,对支气管哮喘,老年人慢性气管炎,虚弱咳嗽,白日痰多而夜咳难眠者有疗效。见图 6-9。

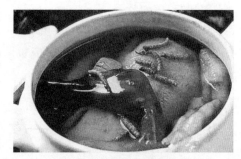

图 6-9　止咳虫草水鸭汤

6.6.3　雄鸭虫草汤

用料:老雄鸭 1 只,冬虫夏草 10 g,枸杞子 12 g,生姜 10 g,食盐、葱、味精各适量。

做法:将鸭杀后,去杂、洗净剁块,与余药加水适量,炖煮至熟烂后,调味服食。

功效:治精少、精子畸形。

6.6.4　虫草苁蓉炖羊肉——女性滋补养颜食谱

用料:冬虫夏草 10 g,炮天雄 10 g,肉苁蓉 10 g,羊肉 100 g,生姜 2 片。

做法:羊肉放开水锅中煮 5 min,取出洗净,冬虫夏草、炮天雄、肉苁蓉、分别用清水洗净,全部用料放入炖盅,加水适量,盖好,炖 3 h,下盐调味食用。

功效:此汤可治黑眼圈、头晕眼花及飞蚊症。见图 6-10。

6.6.5　虫草炖鹌鹑

用料:冬虫夏草 10 g,鹌鹑 8 只,生姜 10 克,葱白 10 g,胡椒粉 2 g,盐 5 g,鸡汤 300 g。

做法:

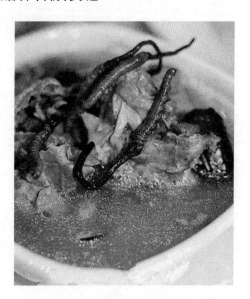

图 6-10　虫草苁蓉炖羊肉

a. 将冬虫夏草去灰屑,用酒浸泡,洗净;鹌鹑宰杀后,沥净血,用温水(70℃)烫透,去毛、内脏及爪(由背部刨开掏去内脏),再放入沸水内略焯 1 min 后,捞出晾冷;葱切断;姜切片。

b. 将每只鹌鹑的腹内放入虫草 2～3 条,8 g 虫草分八份放完。然后逐只用线缠紧放入盅子内,鸡汤用盐和胡椒粉调好味,灌入盅子内,用湿绵纸封口,上笼蒸 40 min 即成。

功效:补气血,益肺肾,止咳嗽。

6.6.6　虫草花胶炖乳鸽——女性滋补养颜食谱

用料:冬虫夏草 10 g,乳鸽 1 只,花胶 30 g(花胶又名鱼肚,是从鱼腹中取出鱼鳔,切开晒干后而成),生姜 1 片。

做法:乳鸽去毛,洗净,冬虫夏草、生姜洗净,花胶浸发,切丝洗净,全部用料放入炖容器,加适量开水,少许酒,加盖,隔水炖 3 h,调味供用。

功效:补益气血,用于病后体虚、头目眩晕等。

第7章 冬虫夏草的市场与监管

冬虫夏草生长的自然环境严苛,生态脆弱,加之人们的过度采伐和环境破坏,这种珍贵药材的分布范围和发生数量已经出现明显的萎缩趋势。保护和合理利用冬虫夏草资源,实现其可持续性利用,满足不断增长的保健与药用的需求,已经成为迫在眉睫的任务。

7.1 冬虫夏草资源现状

7.1.1 冬虫夏草的资源分布情况

冬虫夏草是青藏高原特有的菌物,分布地域局限在海拔高度 3 000 m 以上。冬虫夏草在我国主要分布在西藏、青海、四川、云南、甘肃等 5 个省区。

其中西藏自治区 56％以上的县,大面积分布有野生冬虫夏草。许多县目前的主要收入来源之一是冬虫夏草,所创造的年产值在许多县都超过了 1 000 万元。其中丁青县目前主要的收入来源是冬虫夏草,冬虫夏草所创造的收入占该县国内生产总值的 60 ％以上,年产值超过 5 500 万元。

云南的虫草蝙蝠蛾主要分布于滇西北的高山草甸和垫状灌丛之中,而由北向南逐渐减少或消失。密集区位于下关以北,丽江、下关一线以西,即北纬 25°28′以北,东经 100°01′以西的高海拔、深纵谷区域,主要包括德钦、丽江、中甸、巧家、维西、宁蒗、东川、云龙、大理、贡山等。目前在该区域发现有 5 种虫草蝙蛾。虫草蝙蛾在云岭山系的分布范围为海拔 3 850～5 080 m,在怒山山系为 3 600～4 500 m,在高黎贡山山系为 4 200～4 500 m,在乌蒙山系为 3 950～4 247 m。其中最适分布区为海拔 4 200～4 600 m 地带,分布下限为海拔 3 600 m,上限为海拔 5 080 m。

青海冬虫夏草主要分布于玉树、果洛两州,以玉树州虫草产量最高,此外,海南藏族自治州、黄南藏族自治州、海东地区也有分布,但数量较少。

四川省的南部、西部、北部、中部的广大地区(除东部外)大面积分布有野生冬虫夏草,具体分布区域为:德阳市的绵竹市辖区;绵阳市地区内的平武县、北川羌族自治县;乐山市地区内的马边彝族自治县;雅安市地区内的石棉县、天全县等;凉山彝族自治州的美姑县、雷波县、冕宁县、木里藏族自治县等;阿坝藏族羌族自治州的马尔康县、红原县、汶川县、阿坝县、理县、若尔盖县、小金县、黑水县、金川县、松潘县、壤塘县、茂县;甘孜藏族自治州的康定县、丹巴县、炉霍县、九龙县、甘孜县、雅江县、新龙县、道孚县、白玉县、理塘县、德格县、乡城县、石渠县、稻城县、色达县、巴塘县、泸定县、得荣县。其中甘孜藏族自治州和阿坝藏族羌族自治州几乎所有的县都野生有冬虫夏草。

甘肃冬虫夏草主要产于甘南、临夏、陇南山区海拔 3 000 m 以上雪线附近的草地灌木带。此外,不同的种类也各有不同的垂直分布范围,就是同一种类在不同纬度的地区其垂直分布范围也不一致。如:虫草蝙蝠蛾是一个广域分布种类,它在四川、青海、西藏等分布在海拔 3 000~4 600 m 之间。其他种则多为狭域分布种类,仅分布于某一山区及某一高度地带之间,呈带状或小块状分布。

7.1.2　冬虫夏草的产量情况

青海在 1993 年中药材的普查中,玉树的虫草蕴藏量是 177 t、果洛是 14 t;2004 年西藏的冬虫夏草产量是 130 t;2006 年,西藏自治区农牧厅曾对全区 5 个地(市)、32 个虫草资源县进行过普查,但统计的数据基本是通过交易渠道获得的粗略数据,而交易渠道本身就非常不规范,大量的虫草都是通过私人交易,无票据可查。不论是青海还是西藏都没有得出权威的结论,估计我国虫草产量 129~330 t。考虑到全球性气候变暖,严重影响了青藏高原植被生态系统平衡,加之年复一年的滥采乱挖,导致冬虫夏草适宜生长区域不断向高海拔推进,产量呈现下降趋势及该区域农牧民虫草收入的实际情况,保守值在 100 t 左右。

冬虫夏草生长在青藏高原的高寒地区,而随着全球变暖,雪线上抬,造成冬虫夏草生存区域逐渐缩小。2014 年青海省冬虫夏草采集量为 35~40 t,仅为 2013 年的 40% 左右。其中主产区玉树、果洛、海南和黄南州的采集量有所下降;海北、海东和西宁等零星产区的采集量有所增加。主要原因有两个:一是 2013 年寄主昆虫数量减少,冬虫夏草真菌的侵染率下降,冬虫夏草数量随之减少;二是上年秋冬季节,玉树等主产区气候干旱,降水量偏少,造成冬虫夏草子座抽生过快、子座过长,产品的品质和产量均有所下降。

在青海冬虫夏草重要产地玉树藏族自治州,原先一个劳动力一天可以挖到上百根虫草,一个采挖季结束全家可以收入十几万甚至几十万元,然而近些年,一天挖到 10 根虫草的人已经很少见。

　　调查数据显示:我国 12 个样地虫草平均产量只有过去的 9.94%,部分产地资源量不足 30 年前的 2%。根据 2012 年青海全省普查数据,青藏高原的冬虫夏草蕴藏量已经大幅下降,部分区域的蕴藏量甚至已经降低到 30 年前的 3%～10%。按照这个速度,青海的冬虫夏草资源不超过 20 年就会枯竭。

　　人类的掠夺性开发和不合理利用也加剧了对冬虫夏草自然资源的威胁。采挖冬虫夏草后,被破坏的植被数年内都寸草不生,数十万的采挖大军砍伐了大量的树木并带来大量的生活垃圾。目前虽然冬虫夏草已被列为国家二级保护物种,但对冬虫夏草的不合理采挖并没有得到遏制。采挖尚未成熟的冬虫夏草,削弱了菌源,菌物感染寄主的机会减少,更加剧了冬虫夏草数量的下降。

　　畜牧业的不适当发展也对冬虫夏草的生存构成威胁。过度放牧,土壤结构和植被遭受破坏,减少了蝙蝠蛾幼虫的食物,导致虫源衰退。不合理的改造草场,改变牧草的种类,可能改变虫草产地的土壤结构和湿度等生态因子,从而破坏蝙蝠蛾和冬虫夏草的生存条件,这些都在加剧冬虫夏草的数量缩减。长此下去,冬虫夏草这一对人类具有重要药用价值的物种资源势必将更加贫乏,甚至可能面临灭绝的危险。

7.1.3　冬虫夏草的价格及其趋势

　　据畜牧兽医科学院草原研究院冬虫夏草研究室主任李玉玲说:"冬虫夏草在 20 世纪 80 年代末开始在市场上走俏。以全国冬虫夏草最大产地青海省为例,不到 30 年的时间里,冬虫夏草的价格翻了 3 000 多倍。"

　　中华人民共和国成立前噶厦政府时,100 根虫草才能换 0.5 kg 茶叶;20 世纪 60 年代,在西藏 1 000 g 冬虫夏草仅可换得两包单价 3 角钱的香烟,到了 70～80 年代,西藏自治区医药公司对冬虫夏草的国家收购价也仅为 20 元/kg 左右,1983 年,达到 300 元/kg 左右。1993 年王军霞获得世界长跑冠军之后,教练马俊仁将其成绩部分归功于冬虫夏草的作用,媒体广泛宣传才使冬虫夏草成为仅次于冠军的"明星",引起西方国家民众对冬虫夏草的广泛关注,1995 年售价上涨到 2 000 元 kg/左右;进入 21 世纪后,冬虫夏草的价格异常上扬,达到万元以上,2003 年"非典"发生后,产地价格突破 3 万元/kg;2006 年为 8 万～9 万元/kg,2008 年由于金融危机的影响,在 2007 年的基础上回落了近 40%;2011 年,由于虫草产量下降 30%,2 000 条的价格达到近 18 万元/kg。而这仅是一级市场的,像北京、上海、广州及东南亚等二级市场,价格更疯狂,北京同仁堂每千克 1 500 条的干虫草售价 628 元/g,相当于每千克 60 多万元。其后,冬虫夏草价格继续攀升,直至 2013 年 5 月到达顶峰,2 000 条的价格高达 25 万元/千克。2014 年,冬虫夏草价格还算平稳,但 2015

年新草出来之后,冬虫夏草价格有了一个较大的下降,以 3 500 条/kg 的虫草为例,其价格由五月份的 12.5 万元/kg 急剧下降为 9 万元/kg,短短两月间,下降幅度竟达到了 3.5 万元/kg。此外,价格回落的另一个重要原因是中央八项规定的出台,冬虫夏草的送礼习气逐渐回落,交易高峰不在,据笔者所在课题组在青海省西宁市勤奋巷冬虫夏草市场的调研,多数虫草商人将行业的回落归咎于国家的八项规定出台,反腐的强劲,使得那些将虫草用于送礼的顾客不在,但虽然冬虫夏草价格有所回落,逐渐回归理性,但冬虫夏草价格依旧"高高在上"。从 1998 年至今的具体价格如图 7-1 所示:

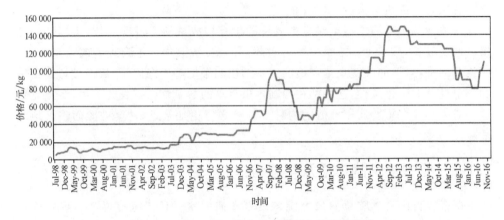

图 7-1 1998—2016 年冬虫夏草历史价格走势图

数据来源:康美中药网

2016 年 2 月 4 日,随着国家食药总局下发冬虫夏草砷含量超过保健品国家标准的提示,其交易量进一步下跌,价格也跌至 8 万元/kg,2016 年 3 月 4 日,国家食药总局再次下发《总局关于停止冬虫夏草用于保健食品试点工作的通知》,使得冬虫夏草保健品试点工作停止,对产业进一步冲击,但由于 2016 年冬虫夏草新草采挖期间,采挖人员减少了 1/3,虫草的产量减少了 40%~50%,导致虫草价格再度走高,同样以 3 500 条/kg 的冬虫夏草为例,从 2016 年 6 月份至 10 月份,冬虫夏草价格从 8 万元/kg 暴涨至 11 万元/kg,涨幅达 35%,这一点由图 7-1 可以看得出。

经过 20 余年的疯狂采挖,有着"软黄金"之称的冬虫夏草已陷入"越挖越少、越少越贵、越贵越挖"的恶性循环。近年来,随着资源量和消费群的急剧变化,冬虫夏草行业正逐步走向"传统撞上现代"的升级转型期。

7.1.4 冬虫夏草的深加工与新技术发展

自古以来,人们服用冬虫夏草的方式不外乎两种:原草嚼服或煲汤食用。随着资源急剧减少和主流消费群消费观念的改变,传统服用方式费时耗力的弊端逐步显现,而现代生物科技的产物——虫草深加工产品开始走向市场。当前市场上的冬虫夏草深加工产品主要以虫草压制含片、口服液、原粉胶为主。图 7-2 为虫草精酿酒。

目前,冬虫夏草深加工属于超微化物理研磨过程。原草经过超微化,其细化程度一般都可达到 3 万～4 万目(超微化单位),经过超微化的虫草,无论何种形式(固态、液态)都更利于人体吸收,并且适宜大多数体质。对于虫草超微化后的吸收效果,目前我国还没有权威机构发布临床试验证明。但是根据北京同仁堂制药股份有限公司去年发布的一份报告显示:冬虫夏草在超微化至 10 万目时,人体吸收效果将是原草的 10 倍。在全国冬虫

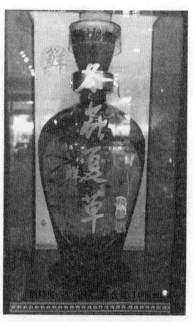

图 7-2 冬虫夏草精酿酒

夏草最大产地青海省,越来越多从事冬虫夏草经营的企业开始将目光投向深加工产业。

深加工产品可谓在资源稀缺情况下应运而生。深加工能够充分利用原草,并且可以进一步增加原草的附加值,珍惜每一根虫草,将资源利用最大化,是深加工产业得以发展的根本原因之一。

其次,冬虫夏草深加工的发展是顺应市场需求的必然结果,当下消费者对健康日益关注,对健康型产品需求量较大,深加工可以以规模优势满足消费者需求。此外传统的使用方式耗时耗力,而深加工产品具有便捷、高效等特点,为主流消费群体所青睐。

另外,可观的经济价值也会催生深加工产业的发展。深加工往往是地区特色产业的必经之路。从最初的原始生产、销售,再到深加工,可以带动产业改革和升级,同时也可以利用资源优势换取利益最大化。图 7-3 为冬虫夏草胶囊。

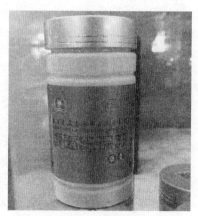

图 7-3 冬虫夏草胶囊

众所周知,生长在青藏高原的青稞,千百年来只作为高原食物的代表而存在。然而当青稞作为产业走上深加工道路时,其所显现的附加值远远超过本身的价值。据西藏自治区某青稞深加工企业负责人介绍:一亩青稞,传统产值最多在 500~1 000 元,但是如果把它加工成麦绿素,β-葡聚糖,包括一些药品的中间原料的话,目前比较保守的商业价值是每亩一万元左右。

就冬虫夏草而言,虽然近些年来价格不断攀升,但原草所创造的经济价值终究不抵深加工产品,其稀缺性注定了市场消费群体为主流高端人群。例如 5X 极草系列产品,380 元 1 g 的冬虫夏草纯粉压制含片价格堪比黄金,然而高价格的背后是销售市场的一派火热。

冬虫夏草深加工已成为行业发展趋势,促使这一局面形成的原因主要有三:其一,作为稀缺性资源,深加工能够将原草最大化利用;其二,深加工产品服用便捷、高效,为主流消费群所青睐;其三,巨大的市场利润空间。

2012 年 8 月 15 日,国家食药总局发布"冬虫夏草用于保健食品试点工作的方案",在此之前 2009 年,国家卫生部还曾发文严禁使用冬虫夏草作为食品原料生产普通食品。2013 年国家确定了首批 5 家冬虫夏草用于保健食品试点单位,其他以冬虫夏草为原料生产的深加工保健食品企业,其产品注册文号在国家食药总局网站能够查到,就可以进入市场销售。笔者所调研的洲龙生物有限科技公司以及北草地公司都已经投资了工厂,但他们迟迟无法获得国家食药总局批发的保健品批号,故只能作为普通商品由消费者自愿购买。然而,2016 年 3 月,国家食药总局提前停止了冬虫夏草的保健食品试点工作,这对于虫草加工企业来说是一种打击,但也对市场产生了积极的规范作用。笔者相信,不久的将来,冬虫夏草深加工产品的开发将会大大提升产业附加值并且改变行业的传统经营模式。

7.2　冬虫夏草的市场研究

7.2.1　冬虫夏草产业链

冬虫夏草的成长期为 1~4 年,纯野生环境下生长。冬虫夏草的供给最主要受到降水量的影响,根据牧民普遍的反映,降水量多的年份可采挖到的虫草数量会增多,但流入到市场上的虫草数量将取决于牧民采挖到的数量。除此之外,虫草的产量还受到环境变化的影响,随着人为采挖对野生环境破坏的增加,从长期来看虫草产量出现了下降。但是从近期来看,虫草产量最主要还是受到降雨量影响。假设降水量相同,每年有足够多的人采挖冬虫夏草,那么市场供给每年保持不变,冬虫夏草的供给则是完全弹性,即供给不受到价格的影响。冬虫夏草的需求会随着价格的下降而增加。各环节由不同的主体承担,具体而言:虫草采挖由牧民承担,交易环节由回民经营,最终销售环节由汉人经营。见图 7-4。

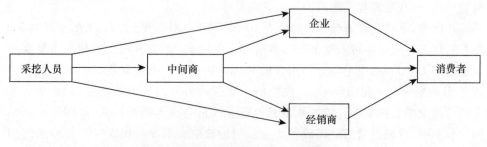

图 7-4　冬虫夏草产业链示意图

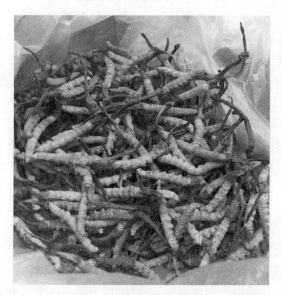

图 7-5　用于交易的虫草

7.2.1.1　采挖环节

冬虫夏草目前还无法进行人工养殖,市场上的冬虫夏草都是野生采挖得到的。采挖环节以劳动力要素投入为主,是劳动密集型的环节,基本上由当地牧民采挖。由于采挖地点位于青藏高原藏区,如玉树藏族自治州、西藏那曲都是藏民所在地,而且采挖虫草的权利受到产权的保护,虫草产地的草原区基本分配到户,未分配到户的山或者草地也属于村集体所有,因此只有当地牧民或者村集体成员的藏民才有资格上山采挖冬虫夏草。采挖环节劳动力密集的特征,决定了冬虫夏草原草的劳动力成本定价现象。冬虫夏草的最低收购价应该至少等于牧民从事其他行业的机会成本,只有这样牧民愿意去采挖冬虫夏草。

2015 年,冬虫夏草最低的收购价为 10 元一根(一根 0.3 g 左右,大的虫草 0.5 g 左右),牧民一天最少可采挖 10 根,多则可以达到 50 根,这样牧民采挖冬虫夏草一天至少赚 100 元,相当于当地雇用普通劳动力的价格。冬虫夏草的采挖具有季节性,5 月初到 6 月中旬前后 40 d,放牧的主要劳动力可以上山采挖虫草,小孩和老人则留在家中看护牛羊。牧民从事其他行业的机会成本相对较低,藏区的经济结构比较单一,牧民经营活动以放牧为主。当地政府会引导牧民 5～10 月份期间到县城或者市区打工,参与到建筑业、加工业及一般服务业,这些行业的基本工资在 3 000 元左右,相对于采挖冬虫夏草来说收益低了很多。

目前,国家对草原的保护政策是在《中华人民共和国草原法》下执行的,各省出台《××省草原条例》,如甘肃省的《甘肃省草原条例》,自治县出台《甘肃省肃南裕固族自治县自治条例》。条例中对野生采集行为具有详细的规定。不同省份对冬虫夏草的采挖态度不同,甘肃省皇城草原禁止采挖冬虫夏草,西藏允许采挖,但采挖者需要取得政府颁发的采挖证。我国已经将草原分配给牧民,牧民获得了政府颁发的《草原承包经营权证书》。然而由于草原面积过大,草原的管理无法做到完全监控,偷采行为并无法完全禁止。目前,青海省允许牧民将草原承包给承包商进行开发,但是牧民也会与承包商达成协定不能破坏草原里的植被。

7.2.1.2　虫草交易环节

回民在冬虫夏草交易环节中扮演着重要的角色。在每个虫草产地基本都可以看到回民的身影,他们将收购到的虫草集中到青海勤奋巷交易市场上进行交易。勤奋巷交易市场是全国最大的虫草交易市场,位于青海西宁市城东区,靠近西宁汽车站,城东区是回民的集聚地。然而,我们在勤奋巷交易市场看到的基本仍然是回民的身影,回民形成了本民族内部的交易,或者说是回民社会关系形成了对虫草交易环节的垄断。他们基本上每个人都提着一个袋子或者两三个袋子在市场中寻找买家,四五个人会围坐在一起评价一笔即将形成的买卖,犹如拍卖会一样,交易双方同意交易价格时即可达成交易。在这个市场中,回民与回民之间的交易是隐秘的,他们通过手巾底下手指之间的出价形式达成买卖双方之间的协议(笔者所在冬虫夏草课题组称为"手指交易")。只有熟悉回民之间交易规则的人才能进入到他们的圈子。汉人到勤奋巷购买冬虫夏草通过口头出价,并不需要"手指交易"。因此可以说回民内部的社会关系以及交易规则的内部保护垄断了虫草交易环节。确切地说,勤奋巷是回民关系形成的冬虫夏草倒卖市场。见图 7-6、图 7-7。

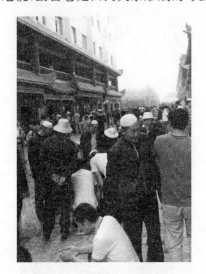

图 7-6　青海的虫草市场

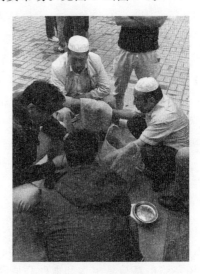

图 7-7　"手指交易"

　　回民是游离在草原牧民与农耕农民之间的民族,他们是大西北的商人,不仅经营冬虫夏草,而且经营各种特色产品,互通有无,寻找高价卖家。冬虫夏草堪比黄金,在市场中被称为"黑金"或"软黄金"。然而虫草市场的标准并不统一,形成了鱼龙混杂的局面。国家药典中实际上是以冬虫夏草中腺苷的含量来定义等级。交易市场中一般情况下认为大的虫草会更好,每斤冬虫夏草根据大小不同,价格在 4 万～12 万元不等。每克冬虫夏草的价格在 80～200 元波动。小的冬虫夏草一般在0.3 g 以下,3 根/g 的虫草算是中上层级别,大的冬虫夏草可以达到 0.5～0.6 g,虫草王的重量可以达到 1.1 g。据我们的调查,4 000 条/kg 的虫草价格在 9 万元/kg,2 500 条/kg 的虫草价格在 13.6 万元/kg,2 000 条/kg 的虫草价格在 17 万～18 万元/kg 之间,600 条/kg 的虫草在 25 万元/kg。不同地区的虫草具有不同的价格。因此冬虫夏草内部的掺假,可以帮助卖者盈利,如在虫草中注水,加入不同地区的冬虫夏草,在虫草内部穿线连接断草等混淆购买者的眼力。勤奋巷虫草交易市场确实存在了大量的虚假与信息不对称,同一份冬虫夏草可以在交易市场中被倒卖多次。行家也可以低价购买优质的虫草并迅速在本市场中以高价卖出。当然,由于勤奋巷巨大的虫草交易量,不乏很多零售商到勤奋巷批发冬虫夏草。但是,冬虫夏草交易环节的利润并不高。以 4 000 条/kg 的虫草为例,回民收购价为 4 万元/kg,在勤奋巷交易中心的要价为 4.5 万元/kg,则回民最高的盈利率仅为 20%。而且回民还要面临很大的价格波动风险。在我们调查的时期,回民经销商说在近一个星期内,交易市场上虫草的价格已经下跌了 1 万元/kg,今年的价格相对于去年下降了 4 万元/kg。在价格下跌的趋势下,回民会急于脱手。并且到了年内的 10 月份,1 斤虫草的重量会蒸发出 200 g 水分,相当于蒸发出至少 2 万元。根据青海大学冬虫夏草研究室的李玉玲教授介绍:虫草的价格基本上一天一变。可见虫草价格波动程度之大。

根据北草地的董事长所说,随着采挖冬虫夏草形成的资本积累,聪明的牧民看到下游的利润,他们开始步入虫草交易环节,大批收购本地优质的冬虫夏草,或者以开店的方式做零售,这种变化是对回民中间商的一种冲击。

7.2.1.3 销售

冬虫夏草市场发育与消费者对冬虫夏草独特价值的认可及价格一路攀升密不可分。冬虫夏草在我国形成了多个大型区域市场,较大规模的传统交易市场有青海玉树结古镇牦牛广场市场、西宁勤奋巷市场、兴海黄河源市场,西藏拉萨恰彩岗路、拓宇路虫草交易市场和那曲高原路虫草交易市场,四川成都荷花池冬虫夏草交易市场;较大规模的现代化交易市场有青海新千国际虫草大世界、西藏拉萨顺兴虫草交易中心、云南汇川电子交易中心等。其中青海为全国最大的冬虫夏草交易地区,此外,二级市场如:北京、上海、重庆、亳州、安国等地冬虫夏草交易市场也在迅速成长。

以青海为例,随着国内外消费市场的拓展,助推建成了青海新千虫草大世界、青海玖鹰冬虫夏草国际交易中心等一批专业交易市场,并孕育了成千上万家冬虫夏草专销店点,遍及省内各地及国内大中城市,青海冬虫夏草的知名度及其销售市场不断拓展走向完善,销售市场已拓展到马来西亚、新加坡东南亚国家和欧美发达国家,催生了诸如青海三江源药业有限公司、西宁市玉川虫草有限公司、青海省珠峰商贸有限公司、西宁雪利源营养食品有限公司、青海藏宝资源有限公司、青海富康生物保健品有限公司、青海春天药用资源科技有限公司等集销售加工为一体的中小型企业,生产的产品有虫草酒、虫草胶囊、虫草含片、虫草口服液等系列产品。此外,西藏的拉萨市步行街也是虫草批发和销售地点,拉萨步行街基本上被虫草零售店占领,可以称之为虫草街。

现代化的冬虫夏草销售中心现有的检验中心配套还不完善,只有较为成熟的现代化交易产生配有专业的检测实验室,以青海省新千虫草大世界为例,拥有国家农畜加工食品质量监督检验中心冬虫夏草检测实验室。该中心是青海省唯一国家级食品检测中心,该实验室是专门从事冬虫夏草检测的专业实验室,主要开展冬虫夏草的真假鉴别,冬虫夏草分级、性状、感官、水分、杂质、净含量、腺苷含量、重金属铅和致病菌等项目的检测。此外,青海省西宁市的新千虫草大世界还有依托青海省产品质量监督检验所设立的国家特种识别印记产品质量监督检验中心,拥有 16 名专业技术人员,其中本科以上学历 13 人,该中心获得国家计量认证和授权,是全国唯一的国家级特种识别印记产品检测中心。国家特种识别印记产品质量监督检验中心冬虫夏草印记实验室是专业从事冬虫夏草印记识别码生成及检验的实验室,经该实验室检验后的冬虫夏草,其各项检测指标的信息,由本实验室生成全国唯一的 SUV 二维冬虫夏草专用条形标贴,并加贴在冬虫夏草的包装盒(袋)封口上。见图 7-8。

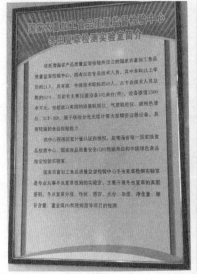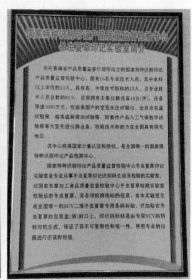

图 7-8 检测机构

7.2.2 冬虫夏草消费结构

青海省商务厅在 2013 年发布的《关于青海省冬虫夏草贸易和流通情况的调研报告》披露,全国每年的冬虫夏草交易量在 100 t 左右,其中约 70% 内销,30% 出口,主要销往欧美、东南亚等国家和港澳台地区。

另据农业部草原监理中心 2013 年及 2014 年发布的《全国草原监测报告》披露,全中国的冬虫夏草年采集量为 95 t,近几年的采集量均在 100 t 左右。但由于受到天气影响,故每年的产量也并不稳定,如 2011 年、2012 年、2013 年、2014 年冬虫夏草产量分别为 92 t、68 t、133 t、70 t。原草市场销售规模也受产量影响,交易额分别为 136 亿元、101 亿元、159 亿元、104 亿元。

我国冬虫夏草在美国、日本、韩国、新加坡、马来西亚以及我国的香港、台湾均有一定的市场,其中新加坡和香港是我国冬虫夏草直接出口的主要国家和地区,如图 7-9 所示。

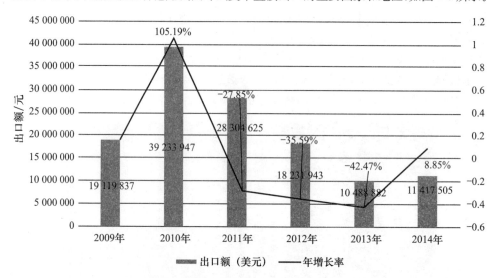

图 7-9   2009—2014 年冬虫夏草出口情况

资料来源:中国产业信息网《2016—2022 年中国冬虫夏草行业进出口态势分析及对外贸易前景展望报告》http://www.chyxx.com/research/201602/386095.html

7.2.3   冬虫夏草交易模式

目前冬虫夏草的销售产品主要有原草、虫草含片、虫草胶囊、虫草纯粉等,销售主体主要为特产零售商、药材市场、药业公司。其中特产零售商主要为青藏地区的销售商,他们多为汉民或回民,销售对象为进藏的游客和当地的城镇居民;而药材市场则多为大经销商,通过批发给下一级经销商进行盈利,其产品多是经过几级经销商最后到达消费者手中;药业公司则多为直接从产区收购原草,进行加工后分销给药店、医院进行销售。但目前较大的公司多采取自营模式与合作模式相结合的销售模式。其中自营模式包括:直营店、大客户部、网上商城等,合作模式包括:加盟、经销、代销等。

虫草的销售一般有采挖者、一级市场、二级市场、消费者四个环节,一级市场主要销售原生态或者简单包装的初级产品;二级市场销售的是精加工产品,附加值高,有一定的品牌效应。终端消费者获取虫草的渠道不同,输出的成本也不同,直接从采挖者处获取虫草,成本可能是最低的;从二级市场获得的成本可能是最高的,二者之间相差好几倍,从其他渠道获取的介于二者之间。

冬虫夏草市场中分布着产业链中的主体:包括采挖环节,采购和交易环节,加工环节,零售环节。这些主体之间不同的组合形成了不同的产业机构形态。

7.2.3.1　有中间商的结构

存在交易市场,有收购商收购牧民采挖虫草,进入虫草交易中心进行交易,零售商会从交易市场中选择虫草,并进入到最终销售的环节。在这一环节中,牧民采挖虫草所获得的利润相比较于收购商较低,但是牧民面临的市场风险(价格风险)要低于收购商。冬虫夏草的价格波动频繁,收购商往往急于卖出虫草。一是受到最近几年虫草价格下滑的影响,二是冬虫夏草的保鲜时间较短,在每年 10 月份虫草的重量会减轻,影响到虫草最终售价。

7.2.3.2　没有中间商的结构

零售商跨越虫草交易市场,选择包山,并每年从农耕区招用农民采挖冬虫夏草。在这一产业结构中,零售商也即土地的承包者的收益会受到多种因素的影响,首先是土地承包费用,在土地承包需求的拉动下,土地承包或流转费用逐年上升;再者,劳动力价格,承包商主要雇用大量农闲时期的农民到牧区进行采挖;其次,对农民采挖的监管与激励成本。承包商由于投资资金大,收获量大,将面临比一般收购商更大的市场风险(价格风险)。

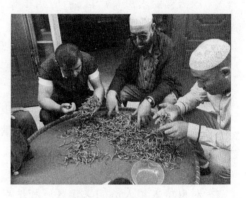

图 7-10　虫草交易

7.3　冬虫夏草行业监管

7.3.1　法规制度管理

国家层面上,涉及资源管理法规有宪法、环境保护法、草原法及野生植物保护条例,这些国家层面的法规为冬虫夏草的保护提供了法律依据,规范了开发利用行为。地方层面上,几个冬虫夏草主产区政府都分别出台了相关的管理条例并逐年完善,如青海省和西藏自治区分别出台了省级冬虫夏草管理条例,这些管理办法使冬虫夏草的采挖管理和市场监管逐渐纳入法制、步入规范。除此之外,地市级政府结合本地的实际情况,也制定出台了一系列管理规章制度,如四川省甘孜州也出台了管理条例,相关县一级行政部门也出台了相关条例,同时部分村出台了村规民约,对冬虫夏草资源管理提出了系列的管理规范。这些法规对冬虫夏草的采集时间、采集范围、采集数量、采集人数等方面进行了限制,一定程度上规范了冬虫夏草采集,避免了冬虫夏草资源的进一步破坏,对冬虫夏草的可持续采集有积极的作用,为冬虫夏草产业的发展做出了贡献。但仍存在操作性不强的地方,如对采集证的发放对象限制不足,对采集人员的采集区域和采集地点的限制不明确,植被恢复费收取标准不统一等。

7.3.1.1 《西藏自治区冬虫夏草采集管理暂行办法》分析

该法规要求虫草产区县,应当根据当地虫草资源、历年虫草采集情况,制定虫草采集计划,合理地确定虫草采集区域、采集面积、计划采集量、适宜采集量、采集人员数量、采集期限、禁采区域。要求虫草采集人员保护草原生态环境和建设设施。建立了相应的监督检查制度。该办法对冬虫夏草的可持续采集有积极的作用。

但该办法仍有完善的空间。如对虫草采集证的发放对象限制不足,没有限制每户家庭可持有虫草采集证的人员数量和虫草采集证发放对象的年龄。导致到了冬虫夏草采集季节,很多学生纷纷加入到冬虫夏草采集队伍中,严重影响了学生学业。

对虫草采集人员的采集区域和地点没有明确限制。该办法没有明确说明采集者是否跨区域采集虫草。冬虫夏草给当地农牧民带来了巨大的经济利益,争夺虫草资源的现象十分严重,产区当地的农牧民对外来的采挖人员十分排斥。导致冲突事件频频发生。

没有明确符合规定的采集工具和采集方式。该办法规定虫草采集人员在采集虫草过程中应对草皮随挖随填,且不得使用对草原植被具有破坏性的虫草采集工具。但没有对符合规定采挖工具进行描述,对采挖人员采集虫草随挖随填的要求也难以得到实施。没有解决采集人员在采集区内的生活问题。该办法规定采集者在采集地设立的居住点不得破坏草原植被。

但是采集区内没有设立专门的居住地点,采集人员只能自行解决虫草采集期间的生活问题,由于缺乏环保意识,采集人员的活动难免对生态环境造成污染。因此此项规定仍然难以得到实施。

7.3.1.2 《青海省冬虫夏草采集管理暂行办法》分析

青海省冬虫夏草采集管理暂行办法现已废止。该法规规定采集人员应当按采集证规定的时间、区域、地点采集虫草,但没有限制虫草采集数量和虫草采集证发放的对象。青海省现还没有出台新的采集管理办法。

7.3.1.3 州县级地方法规

州县级政府的冬虫夏草采集管理实施细则较省级法规更为详细。如青海果洛州明确规定禁止外来人员及本州除牧民外的人员进入虫草产区采集虫草,采集虫草施行"禁外限内"的政策。

青海玉树州虫草采集管理细则规定:申请采集虫草的县和采集地人民政府签订虫草采集合同;禁止任何县、乡(镇)、村在辖区内施行封闭采集。西藏工布江达县冬虫夏草资源采集管理实施细则中,除了严禁本县户籍以外的人员到本县境内采挖虫草外,还严禁为在校中小学生办理虫草采集证,在校中小学生不得以任何理由和借口采挖虫草,从法规层面解决了县内中小学生因采挖虫草而缺课的问题。四川省甘孜州也发布了冬虫夏草采集管理暂行办法,明确了冬虫夏草采集管理的主管机构为州农业行政主管部门,把冬虫夏草纳入了资源管理,确定了禁采区,并确立了《虫草采集许可证》与《虫草采集人员证》的管理制度。

州及县级虫草采集细则中仍有一些不足。如各地制定的收费标准不统一,收费项目也有差异,且有与省级法规的冲突的地方。以西藏林芝地区为例,有些县的乡镇在发放虫草采集时收取资源管理费,且对本乡人和外乡人的收费标准不同。本乡人的资源管理费收费标准为 150～300 元/人;有些县的乡镇对本乡人不收取资源管理费,对跨乡的外来人员收取 600～800 元/人。且除察隅县外,林芝地区其他各县都未收取草原植被恢复费。而西藏自治区虫草采集管理办法规定,在发放虫草采集证时,除缴纳草原植被恢复费外,不得收取任何费用。

表 7-1　冬虫夏草管理相关法规

国家层面	《中华人民共和国环境保护法》
	《中华人民共和国草原法》
	《中华人民共和国野生植物保护条例》

续表 7-1

省、自治区层面	《青海省冬虫夏草采集管理办法》
	《西藏自治区冬虫夏草采集管理暂行办法》
	《青海省冬虫夏草地方标准》
	《西藏自治区冬虫夏草交易管理暂行办法》
地市层面	《果洛州虫草资源管理办法》
	《果洛州违反虫草资源保护管理办法责任追究办法(暂行)》
	《甘孜州国家二级保护野生植物冬虫夏草采集管理暂行办法》

7.3.2 产品归属管理

冬虫夏草产品的产品属性一直处于悬而未决的状态,时而归属食品,时而归属药品,时而归属保健品,产品市场极为混乱。但从法律法规文件及相关典籍整理可以看出,1990 年版的《中华人民共和国药典》将冬虫夏草收录于其中,表明了其中药材的身份,但中药材却不等同于药品,其不需临床试验进行药效验证,同时经营出售也无须专门的许可证。但鉴于法律法规及标准的欠缺,2001 年以前,冬虫夏草被以各种身份在市场上流通着,直到 2001 年,冬虫夏草被列为国家二级保护植物,卫生部明令禁止其应用于保健品原料,而只能用冬虫夏草菌丝体蝙蝠蛾以青霉进行替换。2005 年,当时负责保健品监管工作的国家食品药品监督管理局再度声明,冬虫夏草不可用于保健食品原料,必须用人工培育的菌丝体进行替换。其后的 2008 年,以冬虫夏草为主要原料的极草产品按食品类产品许可证制度上市,表明其食品"身份"。但 2009 年 8 月 6 日,当时的卫生部发布《蜂胶、冬虫夏草等不得挂"食"字号》文件,文件中称:卫生部未曾批准过冬虫夏草作为普通食品原料使用。而国家中医药管理局组织专家讨论后也认为,目前冬虫夏草尚缺少作为食品长期服用的安全性评价研究数据,建议暂不作为食品原料使用。2010 年 12 月 7 日,国家质检总局官方发布《关于冬虫夏草不得作为普通食品原料的通知》(质检食监函〔2010〕243 号),文中明确表示冬虫夏草严禁使用作为生产普通食品的食品原料,标志着冬虫夏草作为食品"身份"的破灭。然而就在国家质检总局发布通知的同一天,青海省食药监局便出台了《青海省冬虫夏草中药饮片炮制规范》(青食药监注〔2010〕63 号),给予了极草冬虫夏草中药饮片"身份"。

表 7-2　冬虫夏草产品属性改变事件表

时间	发布方	影响
2001 年	卫生部	禁止用于保健食品原料
2005 年	国家食药局	再次声明不可用于保健食品原料
2008 年	青海春天	按食品类产品许可证制度上市
2009 年 8 月 6 日	卫生部	卫生部未曾批准过冬虫夏草作为普通食品原料使用
2010 年 12 月 7 日	国家质检总局	表示冬虫夏草严禁作为生产普通食品的食品原料使用
2010 年 12 月 7 日	青海省食药监局	给予了极草冬虫夏草中药饮片"身份"
2012 年 6 月	国家食药监总局	指出冬虫夏草粉碎及压制成片不属于中药饮片炮制范畴
2012 年 8 月 15 日	国家食药总局	获得了 5 年的保健品试点资格
2016 年 2 月 4 日	国家食药总局	砷过量,长期食用有风险
2016 年 3 月 4 日	国家食药总局	保健品试点工作停止

2012 年 6 月份,国家食药监总局下发《关于冬虫夏草中药饮片炮制规范有关问题的通知》,通知中指出冬虫夏草粉碎及压制成片不属于中药饮片炮制范畴,标志着冬虫夏草中药饮片"身份"破灭。其后的 2012 年 8 月 15 日,国家食药总局下发了《冬虫夏草用于保健食品试点工作方案》(国食药监保化〔2012〕225 号),使得冬虫夏草获得了 5 年的保健品"临时合法身份"。直到 2016 年 2 月 4 日,国家食药监总局发布了《关于冬虫夏草类产品的消费提示》,提示中称:食药监总局组织开展了对冬虫夏草、冬虫夏草粉及纯粉片产品的监测检验。检验结果表明产品中砷含量为 4.4~9.9 mg/kg,超过了《食品安全国家标准 保健食品》(GB 16740—2014)中规定的砷限量值 1.0 mg/kg,长期食用冬虫夏草、冬虫夏草粉及纯粉片等产品会造成砷过量摄入,存在较高风险,此提示被认为是冬虫夏草保健品"临时身份"终结的导火线。2016 年 3 月 4 日,国家食药监总局下发了《关于停止冬虫夏草用于保健食品试点工作的通知》,冬虫夏草用于保健食品试点工作停止,标志其保健品的"临时身份"破灭,同时使得冬虫夏草的"身份"再次成疑。

由于冬虫夏草行业向来缺乏法律法规,导致那些未标有"健"字文号,且部分价格不菲的产品,打着保健品的身份在实体店及电商平台上泛滥,严重侵害了消费者的权益,阻碍了行业的发展。此次《关于停止冬虫夏草用于保健食品试点工作的通知》的出台,推动了我国冬虫夏草市场假冒伪劣产品的清理工作,为更加严格的监管提供了有力支撑,为行业规范的推出提供了良好开端。

7.3.3 行业协会管理

行业协会是指介于政府、企业之间，商品生产者与经营者之间，并为其服务、咨询、沟通、监督、公正、自律、协调的社会中介组织。行业协会是一种民间性组织，它不属于政府的管理机构系列，而是政府与企业的桥梁和纽带。行业协会属于中国《民法》规定的社团法人，是中国民间组织社会团体的一种，即国际上统称的非政府机构（又称 NGO），属非营利性机构。

我国目前的冬虫夏草相关行业协会并不多，有青海省冬虫夏草协会、玉树州冬虫夏草协会、西藏冬虫夏草协会等协会组织，它们大多是由民间力量与政府单位合力组建的促进当地冬虫夏草产业健康发展的结果，其中青海省冬虫夏草协会是这些组织中的突出力量。以下就以青海省冬虫夏草协会为例，对冬虫夏草的行业管理进行阐述。

青海省冬虫夏草协会于 2007 年 9 月 19 日成立。是全省从事冬虫夏草产业的科研生产企业和个体经营户自愿联合组织的，具有独立法人地位的社会团体。图7-11 为课题组成员前往青海省冬虫夏草协会调研。

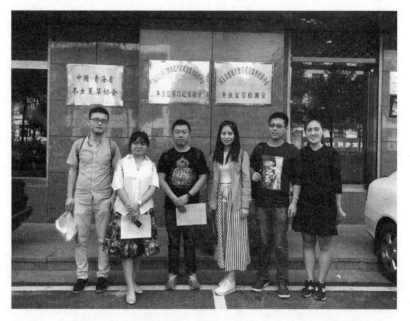

图 7-11　课题组成员前往青海省冬虫夏草协会调研

青海省冬虫夏草协会是经青海省供销合作社联合社管理,青海省民政厅登记注册的,由全省冬虫夏草(以下简称虫草)采集、科研、加工、个体(民营)经营者、经纪人自愿联合组成的社会团体组织;是全省虫草经营者按照"民办、民管、民受益"和"自我教育、自我管理、自我服务"原则发展起来的非经营性团体。其宗旨是:遵循党的路线、方针、政策,团结全省虫草经营者,充分利用青海虫草资源优势,紧紧围绕虫草的涵养、采集、加工、贸易,向会员单位和会员个人提供有效服务,实现联合起来打造青海虫草品牌,进一步推动青海虫草事业的发展。

一、搭建虫草经营者与政府之间的桥梁,反映虫草经营者的合理建议和要求;尽可能为虫草经营者提供法律、政策服务,为经营者排忧解难;举办各种有关虫草的研讨会、经验交流会、产品推介会、研究解决虫草经营中的新情况、新问题。

二、积极宣传《青海虫草采集管理暂行办法》和《青海省虫草地方标准》,增强保护虫草赖以生存的自然环境意识。协同资源地各级政府制止乱采乱挖的短期行为,为虫草事业的可持续发展创造条件。同时,使虫草经营者的利益得到保护。积极协同质检部门落实青海虫草地方标准,维护青海虫草的声誉。

三、增强青海虫草的品牌意识。通过对市场的清理、整顿和对所经营虫草的产品质量进行科学检验,对青藏以外的虫草经营者采取发市场准入证的办法,在专门的经营场地进行合法经营。严厉打击虫草制假,制止假冒伪劣虫草进入市场,坚决抵制止境外虫草冒充青藏虫草的事情发生,确保青藏虫草的信誉不受侵害。

四、开展信用评估、质量评比、文明经营户、计量信得过户等评选活动,分别颁发质量信得过、文明经营户的牌子,颁发虫草协会会员单位、理事单位匾牌,鼓励消费者到挂牌单位购买虫草。通过评比、挂牌,不断提升经营者"自主经营、自我约束、自我发展、自我完善"的能力和水平。

五、积极开展对外宣传和对外贸易。通过出版各种简报、资料、图书、画册、报刊、创办网络、著名商标申报、举办产品展博、进一步提高青海虫草的知名度,提高消费者对经营单位、经营者个人的知名度,通过青海虫草走出国门,让青海了解世界,让世界认识青海。

六、通过深入调查研究,了解掌握虫草经营情况和经营者的意见、要求和提出的问题,制定服务方向、内容和措施,及时以简报等形式为会员提供市场信息和动态。做到凡是会员要求的事,努力去做;凡是会员需要的事,主动去做;凡是对会员有利的事,积极去做。做到知实情、办实事、务实业、求实效、出成绩。

协会宗旨:紧紧围绕冬虫夏草产业的可持续发展,为政府服务、为社会服务、为企业服务、为会员服务,共同打造青海冬虫夏草品牌。

协会职能:积极拓展协会的行业自律、行业代表、行业服务、行业协调、授权委托等职能,充分发挥协会的桥梁和纽带作用。

协会理念:按照建设生态文化的战略任务,积极主动地为保护和建设冬虫夏草赖以生存的自然环境,促进冬虫夏草产业的可持续发展。

协会承诺:遵信守义、以诚立业、有诺必践、违诺必究。凡是从会员单位售出的冬虫夏草不符合标准的,由协会会同质检、工商等有关部门严肃处理,以保护消费者的利益。

协会所提供的服务:

一、行业自律职能。根据行业发展的要求制定行规行约并组织实施;依据有关法律法规规章和政策,按照协会章程制定相应质量规范、服务标准;组织实施有关地方或国家标准并进行监督,维护公平竞争的市场秩序。

二、行业代表职能。代表行业企业或其他经济组织开展行业调查研究,掌握行业动态,提出有关经济社会发展政策和立法方面的意见和建议;代表行业企业进行反倾销、反补贴、保障措施等调查、应诉和诉讼;协助会员开拓国际市场,参与协调贸易争议;联系相关国际组织,协调会员单位开展国内外经济技术交流与合作;向政府部门反映行业、会员诉求,维护会员合法权益。

三、行业服务职能。收集、分析、发布国内外行业经济信息;开展咨询服务;建设行业公共服务平台,开展产品展示、研发设计、质量检测、招商等服务;组织展销会、展览会,举办报告会、研讨会;组织人才、技术、职业、管理、法规等培训;指导会员企业改善经营管理。

四、行业协调职能。协调会员之间、会员与其他社会经济组织之间或个人之间的事宜;协调本行业协会与其他社会组织和个人之间的事宜。

五、授权委托的其他职能。根据法律法规规章的规定和政府部门的委托,开展行业标准起草、行业信息披露、行业纠纷裁决、资质资格认定、检测检验以及行业规划、行业统计、行业调查、公信证明等工作。

以下对青海省冬虫夏草协会入会条件与程序进行叙述

一、入会资格

根据《虫草协会章程》和《虫草协会会员管理办法》对协会会员的有关规定:凡拥护本协会章程,有加入本协会的意愿,并承担协会规定的义务,从事虫草流通的经营者、加工企业、流通组织、经纪人在虫草协会行业中有一定影响,有民事责任能力,自愿申请并符合下列条件者,经协会批准,均可成为本协会会员。协会会员分团体会员和个人会员。

二、会员入会的程序

1.填写《虫草协会入会申请表》;

2.需提供当地工商局核发的营业执照(副本)复印件、税务登记证、卫生许可证;

3.需提供法人登记证书复印件;

4.必须有固定的经营场地和相应的经营规模。

三、会员的权利和义务

(一)会员的权利:

1.在协会内有选举权、被选举权和表决权;

2.对本协会工作有提出建议、批评及监督的权利;

3.对理事会成员有提出批评、罢免意见的权利;

4.优先获得协会提供的各种信息服务的权利;

5.优先参加本协会举办的各种活动的权利;

6.有权要求本协会保护其合法权益不受侵害;

7.有权要求本协会向政府反映其合理意见和建议;

8.入会自愿,退会自由的权利。

(二)会员的义务:

1.拥护党的路线、方针、政策,遵守国家的法律、法令、法规,依法经营、依法纳税;

2.维护本会合法权益,完成本会交办的任务;

3.信守职业道德,热心为农牧民群众服务;

4.维护社会秩序,维护公共利益;

5.遵守协会章程,执行协会决议,按规定按期缴纳会费;

6.向本会反映情况,提供有关资料;

四、会员退会应书面通知本会

会员一年内不缴纳会费不参加本协会有关活动,经教育不改正者视为自动退会,不享受本协会提供的各种服务。

五、会员享有的服务

(一)信息服务

协会是一个新的平台,它搜集和整理来自各方面的信息,包括政府方面、企业方面、科研部门、兄弟协会等。信息内容:(1)宏观方面是本行业的产购销动态、市场预测、价格变动趋势、国家政策等。(2)微观方面是优质冬虫夏草、企业信誉介绍,科技成果的转化,会员企业经营管理经验、先进企业文化的宣传与倡导,会员企业品牌产品的宣传与推荐等。信息平台:网站,侧重于发布即时信息。本协会将设立自己的网站(目前在建设中,网址:www. qhdcxcxh. cn 网站实名:青海省冬虫夏草协会),在会员区:协会会员能适时了解最新信息。协会还将为会员网站提供链接或制作网页,优惠为会员企业做广告宣传。会员通讯:侧重于中长期市场预测、协会工作动态、会员企业经验交流等。协会会刊:侧重于深层次研究,市场运行规律、理论探讨等。

(二)联络服务

(1)上传下达,充分发挥协会的桥梁纽带作用,走出去、请进来,了解、反映会员呼声,向政府有关部门提出建议和要求,维护行业总体利益,同时将国家有关宏观政策及时传递给会员;(2)组织会员活动。每年组织冬虫夏草年会或论坛及冬虫夏草形势分析研讨会若干次,不定期组织经验交流活动等;(3)建立起与其他省区协会、冬虫夏草组织的交流与合作,牵线搭桥,促成国际贸易与技术的合作,优先推荐优秀会员企业参加;协助解决会员在经营活动中遇到的困难和问题。

(三)咨询服务

包括为会员提供政策咨询、法律咨询等。探索建立冬虫夏草购销中风险预警机制,为会员提供法律援助,维护会员和省内冬虫夏草业的集体利益。

(四)培训服务

与大专院校、研究机构合作,聘请专家学者,组织会员所需要的各类职业培训,为行业发展培养、储备人才;组织编纂冬虫夏草培训教材(包括行业标准、经营行为规范、冬虫夏草基本知识等),组织会员省外培训与商务考察。

(五)推广服务

按照国家有关规定,组织优质品牌的评比推荐、广告宣传活动,提升行业整体水平;组织展示展销会、贸易洽谈会,通过各种形式,宣传青海冬虫夏草、青海冬虫夏草制品的质量优势,推进青海冬虫夏草及其制品走向世界;宣传冬虫夏草的保健、药理功能、天然地区优势,宣传冬虫夏草生态资源的保护,促进冬虫夏草产业可持续稳定发展。接受委托组织科技成果的转化和推广应用,开展新技术、新产品的交流与推广。

(六)理论服务

组织相关课题研究,探讨冬虫夏草产业发展的现实问题和深层次问题。

(七)其他服务

随着协会的发展不断拓宽服务领域,增设会员需要、切实可行的服务,以及会员之间协商同意的内部互惠的附加服务。

7.4　冬虫夏草价格认定研究

7.4.1　冬虫夏草价格构成

7.4.1.1　从劳动价值论角度对冬虫夏草价格构成的分析

　　根据劳动价值理论,冬虫夏草价格由生产冬虫夏草的劳动价值决定,而冬虫夏草的劳动价值由生产冬虫夏草的社会必要劳动时间决定。社会必要劳动时间不同,商品的价值不一样,其价格也有一定的差异。因此,冬虫夏草的价值由 3 部分组成:①采挖(或生产)成本(包括采挖过程中使用的生产资料成本以及对采挖地点进行生态恢复治理的成本等);②用以维持劳动力再生产所需消费资料的价值(包括工资、福利、奖励等);③劳动者创造的剩余价值(对于经营者而言表现为利润和税金)。另外,那些提供优质服务的冬虫夏草经营者由于在冬虫夏草交易过程中付出了更多的劳动,其冬虫夏草价格也会相对较高。由劳动价值决定的冬虫夏草供给价格,是冬虫夏草价格的下限,低于这一下限,冬虫夏草的供给行为就会难以持续。

7.4.1.2　从效用价值论对冬虫夏草价格构成的分析

　　效用价值理论是以商品满足人的欲望的能力或对商品效用的主观心理评价解释商品价值及其形成过程的经济理论。通过调查可以发现,同样是冬虫夏草,不同品种、产地、等级的虫草价格差别是非常大的。如果按"劳动价值论"衡量的话,不同品种、产地、等级的冬虫夏草中所包含的一般劳动相差应该不会很大,因此价格相差也应当不会很大。但市场流通的冬虫夏草价格往往存在较大价差,显然,冬虫夏草价格完全按"劳动价值论"来解释是行不通的,究其原因,主要在于冬虫夏草自身资源禀赋的价值造成冬虫夏草价值不同,进而带来价格的差异。

　　综上所述,由于劳动价值和效用价值对冬虫夏草价格的形成都只能进行部分的阐释,因此,冬虫夏草的价值是劳动价值和效用价值的结合,即冬虫夏草价格是由采挖(或生产)成本、资源禀赋价值、开发及流通成本、利税构成。

7.4.2　冬虫夏草价格认定现状

　　近些年随着人们对冬虫夏草的应用研究越来越深入,国内市场需求量逐渐增长。目前我国冬虫夏草面临的形势是货源紧缺、供不应求，价格波动较大。

青海省是我国冬虫夏草的主产区之一，也是影响我国冬虫夏草市场和价格的晴雨表。作为具有特殊医疗保健功效的资源，冬虫夏草越来越受到人们的喜爱，需求量的不断增长造成了市场供求矛盾的突出。由于2011年、2012年连续两年受到自然气候影响，冬虫夏草的采挖量有所减少、承包费用增加、劳务费用提高，导致市场上供需矛盾加剧，采挖成本上升，导致冬虫夏草交易价格上涨。

多年来，冬虫夏草价格随行就市，由市场决定，由于近年来冬虫夏草产量的不断下降，造成市场价格的不断上涨，一是导致了冬虫夏草被盗、被骗案件大量发生；二是催生了冬虫夏草假冒伪劣品的不断涌现，并且，假冒伪劣冬虫夏草的生产和销售，造成冬虫夏草市场价格混乱；三是在涉案财物价格认定中及经济纠纷中已灭失的冬虫夏草价格认定更是困难。

我国涉及冬虫夏草的盗窃、诈骗等刑事案件及经济纠纷价格认定呈现逐年上升的态势，其他省份涉及冬虫夏草案件也在逐年增加。为了维护国家利益以及公民、法人和其他组织的合法权益，保障司法、行政执法和经济活动的正常秩序，制定冬虫夏草的价格认定工作规范显得尤为重要和极为迫切。

7.4.3　冬虫夏草价格认定难点

（1）冬虫夏草真伪品质的鉴定，有效成分的检测必须通过专门机构、专业的技术知识和相关仪器。随着冬虫夏草市场认知度的不断提高，加之产量与市场供应矛盾的不断突显，一些不法商贩利用广大消费者对冬虫夏草认知不足的现状，利用其他虫草如蛹虫草、亚香棒虫草等虫草冒充冬虫夏草，或者利用人工造假或以次充好扰乱市场，由于缺乏经验和检测技术手段，因而造成冬虫夏草真伪及品质鉴定困难，影响到价格认定工作开展。

（2）年份、产地、存放条件、保存时间、商标品牌等因素造成冬虫夏草价格差异较大，增加价格认定工作难度。相关研究表明，不同的存放条件、保存时间长短、不同产地、不同年份对冬虫夏草的品质影响较大，特别是冬虫夏草中有效成分的降解直接导致冬虫夏草品质的变化。近年来，一些国内知名企业开始经营冬虫夏草，其连锁经营的冬虫夏草价格远高于其他品牌经营的冬虫夏草价格。

冬虫夏草中甘露醇、腺苷类物质、虫草多糖等有效成分的含量主要与其产地、寄主及生长期等因素有关。这些因素对冬虫夏草的品质又起到了至关重要的影响，与此同时，冬虫夏草的形成还受到土壤、海拔、光照、温度、湿度等诸多自然条件的影响,造就了不同地区的冬虫夏草品质的不同。寄主幼虫的种类与分布地区又密切相关,然而相关的研究资料十分缺乏,尚未形成相应的国家等级标准。从而也造成了不同产地冬虫夏草认定困难。

(3)由于冬虫夏草价值较高且不易保存的特性,在涉及刑事案件及经济纠纷中的冬虫夏草价格认定中,经常出现标的物已被销赃或已销售,无法追回,造成价格认定难度较大。

(4)国家至今没有发布关于冬虫夏草的等级划分标准,目前,市场经营的冬虫夏草均未进行科学的分等定级,分类标准不统一,给价格认定工作带来很大困难。

(5)冬虫夏草价格波动较大,同一地域同规格冬虫夏草价格差别较大,不同产区间价格差别也较大,且冬虫夏草交易季节性较强,价格采集较为困难。

7.4.4　冬虫夏草价格的因素分析

7.4.4.1　冬虫夏草品质因素

(1)干湿度:冬虫夏草含水量的多少决定了冬虫夏草的品质与保质期,也是影响价格的因素之一。

(2)净度:冬虫夏草等级划分中净度是因素之一,净度高的冬虫夏草价格相应会更高。

(3)产地:不同地区的冬虫夏草由于色泽、大小等品相决定着冬虫夏草等级划分,也是影响冬虫夏草价格的因素之一。

表 7-4　青海冬虫夏草不同产区间价格浮动规律表

青海冬虫夏草产区	价格调整范围
主产区:玉树、杂多、称多、治多、囊谦、曲麻莱、玛沁、甘德、达日、久治、兴海县	据对近十年来不同地区冬虫夏草市场交易价格分析比对,不同产区间冬虫夏草价格浮动范围在 5%～10%,其中主产区的冬虫夏草价格最高,其他地区冬虫夏草随着海拔降低逐渐下浮
一般产区:海晏、祁连、刚察、门源、天峻、同德、贵德、尖扎、化隆、贵南、同仁、泽库、共和、河南县	
零星产区:班玛、湟中、湟源、大通、循化、互助、乐都县	

全省冬虫夏草产区,包括全省 6 州 2 市的 32 个县。其中主产区:玉树、杂多、称多、治多、囊谦、曲麻莱、玛沁、甘德、达日、久治、兴海县;一般产区:海晏、祁连、刚察、门源、天峻、同德、贵德、尖扎、化隆、贵南、同仁、泽库、共和、河南县;零星产区:班玛、湟中、湟源、大通、循化、互助、乐都县。

(4)断根比例:在冬虫夏草采挖过程中由于保存和运输原因,往往会造成冬虫夏草的断裂,通常采挖人员或经销商会采用枯草、牙签等物品进行串联,称之为断根。如果在一批冬虫夏草中达到一定比例,则会降低此批冬虫夏草的品质评价等级,相应也会降低价格。

(5)色泽:冬虫夏草的色泽表面为深黄色至黄棕色,虫体头部红棕色。传统商品评价冬虫夏草的色泽以深黄色、金黄色为最佳,黑褐色则为最低等,不同色泽的冬虫夏草价格也不相同。

(6)等级:综合冬虫夏草的干湿度、产地、色泽、断根比例、子座长短等因素,进行评定划分相应的等级,从而采集相应的价格,是冬虫夏草价格认定中重要的参考因素。

7.4.4.2　政策性因素

(1)近年来,媒体对虫草效用的过度宣传,其养生价值被不断放大,推动了冬虫夏草价格的节节攀升。

(2)各级政府出台的禁挖虫草的规定,国家出台的三江源生态保护政策以及退牧还草政策的实施,使得冬虫夏草市场供应量受到影响,导致其价格波动。

7.4.5　冬虫夏草价格认定方法研究

7.4.5.1　鉴别冬虫夏草真伪,确定品质等级

冬虫夏草由于其形成的特殊性、稀缺性和逐步开发的医用保健作用,使其已经成为一种高端消费品,掺假、着色、洒水等情况在交易中时有发生。价格认定人员仅凭肉眼很难鉴别冬虫夏草的真伪、确定其品质等级,而冬虫夏草的真伪、等级直接决定了它的价值。因此,在冬虫夏草价格认定时认定机构须要求委托方提供有法定专业资质的技术、质量鉴定部门出具的冬虫夏草真伪、等级质检报告。

7.4.5.2 认真核对委托方提交的资料,进行实物勘验

价格认定机构接受委托方的委托,进行冬虫夏草价格认定时,须要求委托方填写《价格认定委托书》,委托书应载明委托人的名称、委托价格认定标的的品名、产地、规格等级、数量、认定目的、认定基准日、委托时间、联系电话等相关内容,加盖委托方印章,并提供有关情况和资料。

价格认定机构应及时指定价格认定人员仔细核对委托方资料,进行认定标的实物勘验:

(1)价格认定人员对冬虫夏草进行实物勘验应当由两名(含两名)以上价格认定人员共同进行。

(2)价格认定人员进行实物勘验时,应由委托方或认定机构通知相关各方当事人到场。相关各方当事人逾期未参加的,委托方和价格认定人员应分别记录在案,不影响实物勘验和价格认定工作的进行。

(3)价格认定人员实物勘验时,应对价格认定委托书中载明的冬虫夏草状况进行核实并记录、拍照,必要时可请相关专家参加。如发现不一致或有其他需要确认的,应及时和委托方沟通,并要求其书面确认。价格认定委托方不能按规定或约定时间确认的,可中止或终止价格认定。

7.4.5.3 进行充分的价格认定调查,收集相关资料

进行价格认定调查要与价格认定目的、价格认定基准日保持一致。一般选取三个或三个以上的点采集与认定标的规格等级、产地、等相同的市场中等水平客观成交价格。价格信息资料的收集可采用市场直接采集、网络查询、向经营者咨询等多种方法进行。

7.4.5.4 建立冬虫夏草价格数据库

建立冬虫夏草价格数据库是解决冬虫夏草价格认定困难的要点之一。经调查了解,目前全国各地均未建立冬虫夏草价格数据库,本课题在我国各主要虫草交易市场价格基础上,采集了近十年来冬虫夏草交易价格,考虑产地、规格、等级等因素,拟建立全省冬虫夏草价格数据库。该数据库的建立,将有效解决价格认定工作中冬虫夏草价格采集的困难,且对规范冬虫夏草价格认定行为,统一冬虫夏草价格认定标准有重要的现实意义。见图 7-12。

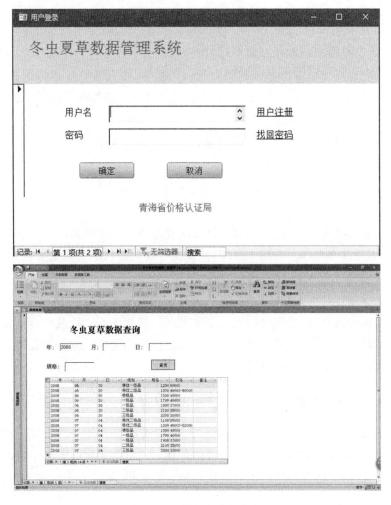

图 7-12　冬虫夏草数据库

7.4.5.5　建立和完善冬虫夏草价格认定专家库

在原有已建立的价格认定专家库基础上,补充完善省内外冬虫夏草方面的知名专家和企业家。

7.4.6　冬虫夏草价格认定方法

由于冬虫夏草资源的稀缺性及其复杂的生物学特性,造成影响冬虫夏草价格的因素较多,通过我们对全国及我国各地各专业市场的调查研究认为冬虫夏草的价格认定适宜采用市场法和专家咨询法。价格认定人员应根据委托方的委托目的、冬虫夏草规格等级、产地、数量、价格认定基准日等具体情况及委托方提供的相关资料,综合考虑确定价格认定方法。

7.4.6.1　市场法

(1)概念及含义

市场法是在市场调查的基础上,根据与价格认定标的物相同或类似的冬虫夏草的成交价格来确定标的物价格的一种方法,具体来讲,就是选取一定数量的已发生过交易且与价格认定标的物状况相同或相似的冬虫夏草作为参照物,分析参照物的成交价与交易条件,并就影响价格的有关因素进行对比调整,从而确定价格认定标的物价格的一种方法。

(2)基本公式

市场法的理论依据是以市场形成价格为理论基础的替代原理。

公式1:

被认定冬虫夏草的市场价＝参照物市场价格±标的物与参照物比较的差异金额

公式2:

被认定冬虫夏草的市场价＝参照物市场价格×(1±调整系数)

(3)运用市场法的前提条件

该方法适用于成熟市场和具有公开的市场信息,冬虫夏草市场活跃,地域因素价格可比,信息收集便利,在实际操作中,对于标志物和参照物相似的性选择相对容易,故此方法可用于冬虫夏草产品价格认定。

(4)运用市场法的基本过程

①依据委托方提供的价格认定标志物的规格等级、产地、数量、色泽等有关情况进行实物勘验;

②价格认定人员到冬虫夏草交易市场选择至少3家虫草经营户,调查了解价格认定基准日同等次冬虫夏草价格信息,有实物的,须携带实物进行市场调查;

③因素比较,进行差异调整;

④汇总收集调查了解的冬虫夏草价格信息,与冬虫夏草价格数据库中的数据进行分析比对,最终确定标志物价格。

(5)运用市场法认定冬虫夏草价格的方式

①直接法。在市场上找到与价格认定的冬虫夏草完全相同或完全相似的参照

物价格,可以直接作为认定冬虫夏草的价格。此种方法简单易行,但市场上完全相同或完全相似的参照物较难找到,有时则根本找不到,因而直接法的应用受到的限制和约束较大。

②类比法。类比法是指在进行价格认定时,如果在公开市场上找不到与价格认定标志完全相同的冬虫夏草,但在公开市场上能找到与之相类似的冬虫夏草,以此为参照物,并依其价格再作相应的差异调整,确定价格认定标志价格的方法。冬虫夏草价格认定中差异调整应考虑产地、条数、断根、水分等因素的影响。

7.4.6.2　专家咨询法

(1)概念及含义

专家咨询法是对市场法的一种模拟,是将专家设定为市场潜在购买者,利用其知识、经验和分析判断能力,向价格认定人员提供价格认定标志物市场参考价格的一种方法。

(2)运用专家咨询法的基本过程

①选择专家。在冬虫夏草专家库中选择在业内有一定名望,有一定代表性的多年从事冬虫夏草研究的专家及经营者,且与价格认定事项没有利害关系。专家的选择一般要求三人以上。

②专家意见的分析处理。专家针对价格认定标的提出意见或建议后,价格认定人员应运用统计分析方法对专家意见进行分析处理,形成价格认定意见。常用的方法有:

a.平均法:指对专家提出的价格建议,采用算术平均法,计算其平均数,以此平均数作为价格认定值。在计算平均值时,也可以根据专家的权威,确定专家意见的权数,采用加权平均的方法计算平均值。

简单算术平均法:

根据专家给出的价格建议,将每一位专家的估定价格相加后除以聘请专家总数,得出的平均值作为涉案冬虫夏草的价格认定值。

计算公式为:

$$冬虫夏草认定价格＝(M_1＋M_2＋M_3\cdots＋M_n)/n$$

其中 M 代表每位专家的建议价格, n 代表专家人数

加权平均法:

待每位专家给出价格建议后,根据各位专家在行业内的权威和重要程度,分别

给予适当权数(权威高的专家权数就高,一般专家权数相应减少),然后采用加权平均数的方法计算出涉案冬虫夏草最终价格。

计算公式为:

$$冬虫夏草认定价格＝(M_1 \times F_1 + M_2 \times F_2 + M_3 \times F_3 \cdots + M_n \times F_n)$$

其中 M 代表每位专家的建议价格,F 为每位专家估价所占比例的权数值,n 代表专家人数。

b. 众数法:指专家意见中出现最多的意见,作为价格认定值。

(3)专家咨询法的优缺点

由于冬虫夏草的资源稀缺性和不断挖掘的潜在功效,使得冬虫夏草不同于其他商品,决定冬虫夏草价格因素较为复杂,在有些情况下,采用市场法无法确定标的物价格,同时,很多冬虫夏草的价格认定基准日都在数年前,目前市场上价格采集非常困难,采用专家咨询法可以很好地解决这些问题。

实践证明,专家咨询法是一种简单易行、应用方便的方法,比较适于在难以应用市场法进行冬虫夏草价格认定时采用。但专家咨询法也存在明显的缺点和不足,在采用此方法是要慎重,避免受专家主观因素、专家专业水平和权威性、专家的心理状态等因素的影响,造成价格认定结论的偏差。要对专家意见进行整理分析,从而确保价格认定结论的客观性、公正性、准确性。

(4)专家咨询法的使用方法

由专家对委托方提交的标志物真伪、产地、等级等进行核实。通过对标志物(冬虫夏草)从气味、色泽、大小等外观初步判断标志物的年份、产地,测定子座大小占冬虫夏草整体的比例、单体重量、干湿度等指标确定等级,对应其市场价格确定标志物的价格。

7.5　冬虫夏草拓展阅读

冬虫夏草的经济形态变迁

藏区的虫草市场和社会之间呈现复杂的互动关系,从表象看市场经济控制了土地、劳动力和价格,甚至政府的工作重心也随虫草市场而动。但事实上,地方政府,国家的政策导向和土地所有制形式的变化为虫草市场预设了发展框架。那么,冬虫夏草对人、自然、经济与社会文化带来哪些变化,虫草的经济形态变化又是如何的呢？范长风通过对阿尼玛卿山地区的调查，根据当地的政策语境和采挖方式划分出虫草经济的不同时期和类型。

第一阶段(1980—1996年)：散挖——行商期

虫草市场每一阶段的变化，既有市场本身的因素又有社会因素。对于藏区虫草市场的研究，不能只看到经济现象本身，孤立的研究没有意义。这里先讨论当时的政策语境和牧民的生计问题。在此阶段，家庭承包责任制虽然在东部地区渐次展开和推行，但在青藏高原的草原牧区，还依然延续着人民公社的土地公有制，土地流转的坚冰未破。当虫草价值被发现而成为农牧民生计的重要来源时，挖虫草并没有准入条件的限制，人人都可以进入草山采集，这种个体经济行为叫做"散挖"。那时的虫草商人多为奔波于牧区和县城的药材收购者，这种既无店铺又无雄厚资金的药材商贩叫做"行商"。

贫困与生计问题

经过20世纪80年代初的繁荣后，牧区因草原退化问题逐渐陷入贫困化的泥潭。贫困是一个令地方政府头疼的问题。三江源区贫困人口达5.4万人，占当地农牧民总人口的63%，是青海贫困人口最集中、贫困程度最深重、脱贫任务最艰巨的地区。拥有14万人口的果洛藏族自治州，2005年财政收入仅有2 000万元，只能满足支出的3%，97%要靠国家补贴，是典型的"补贴吃饭财政"。全州年收入在800元以下的贫困人口3.5万，占总人口的33.85%；全州有121个牧委会不通公路；有7.3万牧民和173万头(只)牲畜难以解决饮水问题，牧民年收入接近1 000元。由于草原制度和环境退化的原因，单一的牧业生产方式陷入发展瓶颈，牧民无法从牧业以外获得收入，因而贫困问题成为青藏牧区的一大顽疾。

三江源地区许多县域都是资源依赖型经济，比如兴海县80%以上的财政收入来自采矿业，但是采矿业对企业和国家的利润贡献颇多，而对牧民的收入贡献很少。虫草资源在兴海县的蕴藏量十分可观，年产量达6 t。虫草生长的高海拔牧区正是贫困化最为集中的地区。如果牧民以采挖的虫草参与市场交易，地方政府就可以达到两个目标：

第一，借助市场带来的繁荣解决牧民贫困问题，减少单一依赖牧业生产的压力；第二，激活地方经济，改变过去严重依赖矿产资源的财政结构，让经济指标变得更好看一些。以前藏区很少有商业活动，人员流动少，缺乏生机。

虫草经济改变了这一切，商业活动充满了生机，人和商品都在集中，顺势带动了当地畜产品、土特产和旅游业的繁荣。政府主导和建构了虫草节及虫草经济，有学者认为这是虫草经济价值的诱惑和市场供需机制，而地方政府认为他们只是顺应了市场经济。在我看来这些属于微观经济学,地方政府关注的不是市场本身,而是市场能否有助于解决牧民贫困问题,摆脱单一地方经济模式和经济指标问题。这其中既有功利目标也有积极合理的社会目标。

在散挖阶段,不存在严格意义上的市场体系。土地归属权延续着人民公社时期的公有制,土地支配权归属村社集体而非个人家庭。也就是说虫草经济行为与草原承包制度的状况高度相关。1983 年青海省颁布《关于实行牧业包干到户责任制若干问题的试行办法》,1983—1992 年该地区的土地制度改革并不彻底,仅完成了"牲畜作价归户"的目标,土地尚未承包到户,仍由村社管理。1992 年青海省发文《关于进一步稳定和完善草场承包制的意见》,1996 年基本完成冬春草原承包的目标,但秋夏草场的承包还未触及。在整个散挖阶段土地基本上属于集体所有,虽然后期实现了冬春草场的承包制,但冬春草场多为低海拔区域,与虫草关系不大,而虫草一般生长在高海拔的夏秋牧场。在土地公有制条件下因缺少土地流转而无法形成真正的市场经济,散挖的生产方式和行商的商业模式与之相适应。采挖者都是自主的个体行动者,他们宁愿冒着风险到草山碰碰运气,也不愿出卖劳动力去做雇佣者获取一份固定的收入。虫草和其他药材一样都是收购的对象,不是什么有价值商品。个体采集者在散挖阶段的初期获得不错的收益,但随着外来挖草人的逐年增多,收益变得愈加微薄且存在诸多不确定性。这时土地、劳动力市场和价格体系皆尚未成形。

个案 1:张双福(50 岁),临夏县虫草商人。

我来青海做虫草生意 22 年了,玉树、果洛、兴海都跑过。从 1982 年到 1992 年是我的创业期,做药材贩子,租房子住。每年农历 4~6 月上牧区收虫草,价格大约七八毛一根,一根赚几分,好的时候能赚到一毛。每一次去牧区收购需要五六天时间,两三个人,一趟下来能收上 5 万~10 万根,收入还是不错的。1996 年虫草价格比较好的时候,我在兴海县开一家专卖店,住在黄河源宾馆,那时候兴海还没有公开的虫草市场。

20 世纪 90 年代来藏区的人开始多起来,有时候一个草山就有上百人在挖虫草。那时候草多,如果一个人一天挖上 100 根,每根卖上一块钱,比当时外出打工好很多。那时候的人基本上没有生态保护意识,挖过也不回填,藏民好一点;另一方面,政府也没有严格管理,生态破坏比较严重。

个案 2:格桑(55 岁),兴海县牧民。

温泉乡是兴海县虫草最集中的地方。80~90 年代我们这里跟公社时期一样,土地归集体管理，大队说了算。谁都可以上山挖虫草，什么地方都可以去。只不过外来人口要交一些采集费。那时虫草价格一块到两块一根。一开始我们对待虫草就像对待一般药材一样，不太重视，谁也不想把它当做主业，就是放牧时捎带着采一些。

采挖者除了本地牧民外尚有人数众多的外来者，这些农牧民来自青海的民和、共和、贵德和甘肃临夏。采集社会的一个特点就是没有私有权概念，即不存在出让土地给他人的行为，按当地人的说法就是"野生无主，谁挖谁有"。个人对特定的自然资源拥有使用权，当地人拥有社会公认的优先权。对于土地资源的使用问题，"公地悲剧"遭受很多学者的质疑和诟病，然而在虫草市场发展过程中，的确存在公共资源被过度使用却无人愿意保护的问题。在青藏虫草产地，凡是有资源的地方，追逐资源收益的人就集中到那里，包括社会内部成员和外来者；凡是资源丰富的地方，往往成为生态环境和文化连续性遭到双重破坏的地方。

一些文化禁忌在牧民社会内部依然保持较强的连续性能够支持这一假设：在交易方式上，汉藏回的虫草交易者依然使用"袖里吞金"的"捏价"传统；在采挖方式上，藏族传统严格约束人们挖掘草地的行为。传统藏族人在动土前先要煨桑祭祀，请求神灵的原谅。过去藏医采虫草入药，曼巴（医生）必须严格遵守采挖的时间、地点和数量的规定。一些牧民在采完虫草后有时会丢下几粒青稞并回填土壤，表示对滋扰神灵的补偿和歉意。虽然文化在某种程度上塑造了经济行为，但市场经济却在更大的程度上影响了传统文化。市场的拉动，特别是收购商与牧民签订的虫草供货协议，使采挖虫草成为常规行为和生计手段，从而打破了神山圣湖制度所包含的基本思想。这一阶段人们对生计和财富的考虑开始增加，文化禁忌开始松动。

第二阶段（1997—2008 年）：限采——坐商期

1997 年，阿尼玛卿山地区启动了夏秋牧场承包到户的工作，2002 年完成了四季牧场承包到户的目标。此时虫草价格每根突破一元一根的价格，外来挖草的人趋之若鹜。

（一）禁采与限采

地方政府从未遇到如此众多的外来人口压力，不得不采取：①限制外来采挖人数的办法，采集证是这一时期的重要发明；②设置关卡，阻挡和驱离区外人员。此时当地户口成为采集的通行证，能够打通关卡的长途汽车司机财源亨通。1995 年以后，虫草价格一路上扬，从 5 000 元/kg 一口气涨到 2003 年的 30 000 元/kg。虫草收购商完成了原始积累，与大城市的经销商建立供销关系，他们逐渐分化而成为坐商。藏族学者才贝的调查个案生动表明这一时期的特点。

个案 3：玛沁县政府工作人员(38 岁)。

在果洛玛沁县,虽然草山已经承包到户,但挖虫草的事情实际上由大队代理也就是集体管理。虫草收入(采集费和转让费)归于各级政府,其中村委会占 50%,乡占 30%,县占 20%,个人家庭与此基本没有太大关系。在县乡村三级管理中,县里有虫草办、草原站、畜牧局负责印制采集证、盖章;大队负责收取采挖费和发证;村民负责巡山和看护。

2003 年政府提出"对外禁采对内限采"的政策。禁止州外人员到果洛采挖虫草,但实际上存在少数外地人使用本地户口本的情况。有果洛州户口的人,去玛沁县草原站下属的虫草办,凭户口本和照片,交上 2 000~6 000 元采挖费,办一个采挖证,就可以在一个牧委会管辖的任何地方挖虫草。那时候管得严,路上设有关卡,武警部队在山上巡逻,宾馆不准外地人住。

个案 4：玛沁县卡车司机(43 岁)。

外地人入境挖草无法完全禁止,一是采挖需要人手,二是多容纳一些采挖的人就多一些草地费收入。外地人进不来主要有两个原因,一是没有本地户口,二是关卡限制相关车辆通行。我是本地开卡车的司机,经常拉货拉人,跟关卡上的人认识。挖草的人包了车,我就从玛多等地借一批户口本,以一两百元的价格借给他们使用。我开的是东风大卡车,最多时能拉一百二三十人,按照地方远近每人收取的车费在 300~800 元之间,这比客运车贵很多,主要是因为需要打通关卡。在出发之前,我给卡子上的人打电话,告诉负责人什么车型、什么颜色和车牌号。通过时把人藏好,检查时就说车上拉的是水泥或者砖石之类的话,给他们留下两只羊或者吃喝的东西。最近几年情况变化了,卡子和户口的限制没了,车费就上不去,我也再不跑车了。

自 2001 年《虫草资源采集管理办法》实施后,有效抑制了来自区外庞大的采集人数。兴海县农牧局主管说,2001 年来兴海有 10 万人,减至 6 万多人;2002 年来兴海挖草的人数达到 8 万人,减至 3.5 万人,2003 年由于非典缘故减至 1.3 万人。2003 年以来保持在 1.5 万人左右。这些材料从反面说明,当时地方政府所遇到的流动人口的压力是史无前例的。

(二)政府的退出与转变

当行政手段无法控制挖草大军的涌入时,政府才意识到草原承包制所确定的牧民拥有使用和管护草原的权利受到伤害,县乡村退出与民争利的共管模式,牧民获得草原使用和转让的权利。原来由县乡村共同管理,集体享有利益的方式变为村与户的共管,家庭享有80%的草地费。这一转变肯定了牧民对草山的收益权和管护权,外来采挖者遂大幅减少,政府的管理开始变得越来越有成效。兴海县在2013—2014年所划定的46万亩虫草采集区域,基本做到每百亩草山控制在2人以内,总采集人数控制在9 300人左右。对于政府来说,工作重点是负责社会治安、生态保护和天气预报等公共服务;对于外来采挖者来说,虫草资源不再是"野生无主",也非集体所有的公地,而是地各有主。每个家庭的承包草山受国家政策的保护,牧民的管护权比过去更为神圣。由于天气对虫草生长具有不确定性,采集费居高不下,虫草市场的不测,外来者难以承受买山采挖的巨大风险。与此同时,虫草资源归家庭自己做主采挖,或者转包给虫草商人,外来者最理性的选择就是做雇工赚取稳定的工资。

1997—2003年是草原承包全面落实和推行的重要时段,也是土地制度转换的过渡期。在公有制惯性作用下,牧民作为土地主人尚不知如何面对纷繁多变的虫草现象,而地方政府面对潮涌般的挖草人员流动也显得手足无措,只好采取既往那种齐抓共管的举措;在利益分配上,县乡与牧村之间均分了虫草带来的好处,除了县乡职能部门,村干、会计、关卡工作人员和长途汽车司机也从中受益,而拥有承包地的牧民则收益甚微。在1997—2003年之间有关虫草资源利益分配的比例说明各级部门从虫草资源中获利颇丰,而牧民作为土地承包者却收益甚微。所谓"限采"就是设置一些准入条件,事实上却是最大限度地容纳和接受采集者以获得采集费收入。为什么会有盛况空前的挖草人涌入青藏,此与当时的公有制语境、管理模式和利益分配均有关系。

(三)虫草与生态移民政策

我们惊奇地发现,在许多合同文本中都出现关于草山生态环境保护的内容。这既不说明牧民政府文件学得好,也不是各级政府的硬性要求,而是牧民和国家在生态保护方面产生共鸣的结果。

在青藏经济嵌合于政策,此言不虚。虫草对社会政策的传导或者贡献,地方政府的认识颇为独到。一位畜牧局工作人员说:

个案5:兴海县政府工作人员(50岁)。

牧民脱贫脱困是我们县上的工作重点。从20世纪90年代以来,牧民与全社会的贫富差距越拉越大,县里的增收任务很重。2003年生态移民实施以来,失牧的牧民生活、工作成了全州最为头疼的事情。政府没有财力投入,牧民丧失牧业以后只能依靠虫草收入补贴畜牧的不足。当然拥有虫草资源的少数牧民挣了大钱，过上富裕生活，但大多数牧民仍然贫困。虫草的事情说小很小、说大很大。从小处说，虫草对牧民的吃喝用度、子女教育起了很大作用；从大处说，虫草收入救了生态移民，也救了地方政府，再说重一点，虫草保证了国家生态移民政策免于失败。

地方政府给虫草赋予了崇高的政治意义——牧民能否安居乐业依赖虫草生计，从而影响三江源移民政策是否成功。这里隐含的意义是，虫草资源使牧民可以自行解决生计问题，以此缓和地方政府的经济窘迫和国家投入不足的问题。在市场领域，政治性传导影响，准确地说扭曲了市场。虫草的上涨是对治疗功能无限夸大和炒作的结果，后来则演变为与腐败有瓜葛的礼品经济而一路狂奔。

在禁采限采阶段，牧民承包草原的收益受到三方面的侵蚀：政府分肥，外来者的争夺，草原系统的失衡。虫草价格因市场炒作和腐败消费问题而疯狂上涨，"草民"大量涌入，疯狂采挖，政府强力限制和禁止区外人员挖草。地方政府既想从中获利，又不能有效管控无序的人口流动，对于越来越大的草原压力束手无策，于是政府退出利益角逐并且转变社会治理方式；虫草商人从药材商中分化出来演变为坐商；文化禁忌进一步松动，文化与经济分离的速度加快。

第三阶段（2008— ）：契约——电商期

这一阶段草原承包制全面完成并实施，土地流转变为现实，市场体系日渐成熟，社会管理开始从过去集体管理、设卡拦截的方式转变为更具法理性的行政指导，草场权力下沉到牧户。各地建立虫草市场和举办虫草节，劳动力市场亦相伴而生；不同族群之间经济、文化交流频繁而深入，有虫草资源的藏人在经济和文化互动中，学习经商知识和市场经验，一部分牧民分化为虫草商人。期间发生了三个重要事件：虫草采挖普遍实行契约式操作；虫草进入电商时代；三江源国家级生态功能区的成立，生态保护成了虫草市场的新内容。

（一）市场体系的建构

当我们走进阿尼玛卿山北麓的兴海县"黄河源虫草市场"时，挂牌的虫草专卖店有 60 多家，还有一些收购者住在黄河源宾馆中。临街专卖店是较为专业且资金雄厚的虫草商，门外有那些熙熙攘攘的交易者群体：

①出售虫草的藏族牧民，他们眼睛里流露出紧张和害怕受骗的眼神；

②从草原收购虫草的小商贩，拿着数量不等的虫草待价而沽；

③低买高卖、博取差价的中间人，他们操汉藏双语，如鱼得水般地走来走去，神情机敏而灵活，他们主要来自回、汉、藏三个族群；

④刷虫草的妇女团体；

⑤挖草牧民和民工。

在虫草采挖初期，来自甘肃、青海等地的农民会如期聚集在市场附近，等待雇主雇佣，这是一个季节性劳动力市场。

兴海县黄河源虫草市场，年产虫草约 5 t，交易量 10 t，是青海第二大虫草市场。交易按照古老的"捏价"方式进行，一个回商从一个藏民手里购得 16 只垃圾草（尾期虫草），每根 15 元，计 240 元。两人完成讨价还价过程都是在袖筒里进行，捏住对方食指表示 10 元，再捏住五个手指表示 5 元。伴随着捏价，他们会用汉语或藏语说"这个价，怎么样？"两位藏民拿了 1 000 根虫草到虫草店交易，张老板穿西服，窄袖，藏族汉子周桑穿夹克，亦窄袖，有人拿过来一块白毛巾盖在两人手上完成捏价。无论是带盖头的回族妇女，或者戴凉帽的藏族女人，还是戴着各色头巾的汉家女，她们手持刷鞋的毛刷子，围坐成一个圆圈，快速刷掉虫体上的泥土。商家按照计时、计件工资付给她们报酬。计时工资一个小时 10 元钱，计件报酬为每刷 100 根 5 元钱。妇女的参与说明虫草经济的专业化分工已经成为市场体系建构的组成部分。

每日上午 9 点钟交易开始，日均 200 人参与交易。回族商人的标志是小白帽，汉人不戴帽子，少数人戴草帽；藏人一般戴毡帽。交易者常用微型计算器或者手机来计算。一位尹姓的临夏小伙子曾经在赛什塘牧场给藏族人放牧，与那里的牧民关系密切，现从事虫草收购，平日泡在市场里做差价。旺季每天有 1 000 元的收入，淡季日入 200 元。我们调查的当日（2014 年 7 月 4 日）已是虫草末期，他一共交易 4 次，来往金额 8 000 元，盈利 500 多元。

虫草市场的出现和发展基于产地供应的水平和消费便利的程度。虫草一级市场皆分布在离产地不太远的中心城市——西宁、成都和拉萨。二级市场主要是商业发达的消费地——上海、北京、广州；三级市场都是重要的产地和地方性虫草市场——那曲、果洛、玉树和兴海。一般把产于藏北的虫草叫做"藏草"，主要产地在那曲；产于青海玉树、果洛的虫草称"青草"，占全国的 1/3。产于川西一带的虫草谓之"川草"。

（二）虫草电商化

2009 年虫草作为一种保健品开始登上淘宝、京东等电商平台。虫草市场体系的背后新增了虚拟的电商作为强大的驱动力。虽然网络交易方式使成本有所降低，但交易链条仍显过长。整个交易过程要经过包山人、虫草商贩、产地和消费地交易市场、一二级经销商及零售店包括电商专卖店等多个流通环节。从产地牧民到消费者，价格翻了四五倍，这就意味着供需两端均未获得价格上涨带来的好处。2014 年电商虫草交易发生了质变。7 月 22 日虫草在渤海交易所挂牌，拉萨举办盛大挂牌仪式，上市首日实现交易额 5.39 亿元；28 日青海省"2014 年冬虫夏草暨藏医药展交会"登陆京东、淘宝和中国电信开辟的综合电商平台,即"大美青海馆"和"翼购商城"。青海省通过网上交易的零售额突破 14.5 亿元。至此两大虫草产区电商化正式形成。

电商化时代带来的显著变化是虫草资源的争夺和垄断更趋激烈。康美药业、同仁堂、三江源、春天极草、尚品堂、福临门等大型企业和电商纷纷在那曲、玉树、果洛等产地抢占自有采挖点。毋庸置疑,电商化消除了部分流通环节,直接触及或者控制虫草产地。至于虫草电商化对产地的经济、文化和草原生态究竟产生何种影响还未可知。笔者仅能以 2014 年 8 月的调查资料来说明其中的一个问题,电商化并不能消除制度、天气引起的市场风险。

(三)腐败消费问题

对于虫草消费,当地人说采者不吃,吃者不采。2013 年以来虫草的下跌是天气原因还是腐败问题? 大多数虫草收购商把虫草下跌归于天气状况:

> 今年的虫草不好,雨下的比较少,天气对虫草影响比较大;另一方面也是因为今年有一个闰月,所以今年的虫草比较少,这个产量是往年的 1/3,而且今年销路不好,去年一根草 45 块,今年 35 块。90% 的人都在虫草上亏本。

但也有部分收购商则把虫草下跌归于腐败消费。一位从 1992 年就在兴海做虫草生意的回商说,2014 年市场经济形势不太好,虫草收购价格低且不稳,他对明年会稳定一些。笔者问他怎么判断明年会稳定,他说国家反腐败,该抓的都抓了,贪官不敢要虫草了,价格就会重新定位,经济会宽松一点,行情就会稳定了。现在正是反腐败风头上,但是社会不能一直这样。社会一定会走向正常。另一位虫草商人说:

> 腐败肯定会刺激虫草价格上涨,但是长远的生意不能依靠官员腐败,因为还有反腐败行动。我们觉得习主席的反腐败是好政策,只要市场稳定下来,我们就有生意。跌下来不要紧,就怕市场虚高还要硬挺着,谁也不敢动,君子不立危墙之下嘛!

尽管我们观察到腐败如何给虫草经济带来繁荣,正像我们看不到腐败者是如何收手一样。看看礼品收购生意的红火,反腐之下官员的收敛便知一二。本来需要吃虫草的人是固定的,但腐败的影响促使礼物经济形成。无论是虫草还是大闸蟹,礼品的属性一旦生成,就会通过礼物的流动引起额外的消费,价格随之上涨并冲击市场供需的平衡,资源的可持续性就难以保证。可是,我们不应责怪虫草作为礼品经济的市场作用，或者电商为贪腐推波助澜，而应追问贪腐何以摧毁制度的约束以至于传导到市场领域。

（四）藏区的契约时代

在散挖阶段，参与虫草采集和流通的人们很少使用合同或协议的形式。从90年代开始，合同文书开始在虫草交易者之间使用，到2008年合同文书得到全面推广。合同文书有两种，一种是包山老板与草山主人签订的"草山合同"，一种是包山老板与民工签订的挖虫草雇佣合同。

雇佣合同相对较为简单，其普遍采用大概在2009年。在市场发展的过程中，牧民从口头约定转变为契约合同，藏人的观念发生了重大变化，更表明一个劳动力市场的存在。雪山虫草专卖店的张老板谈到雇挖现象时说：

从2000年住进黄河源宾馆做虫草生意，住宿与店铺二合一。2005年有了自己的店铺——利民虫草专卖店。生意最好的时候是90年代，特别是1995年以后。雇民工的事情早在10年前就有，当时的合同文书很简单。包山的人需要劳动力，而穷人则拿不起钱交付采集费。不过最近五六年，就是从2009年开始，绝大多数人只能做雇挖民工。县上把采挖人数定得很少，整个兴海县允许的采挖人数大致在1万人左右，而草山各有其主，他们也不能随便上山采挖，只有当雇挖一条路了。

小金额的草山合同较为随意，条款能明确表达即可。以下是一份汉藏双语的包山合同（参照图7-13）。

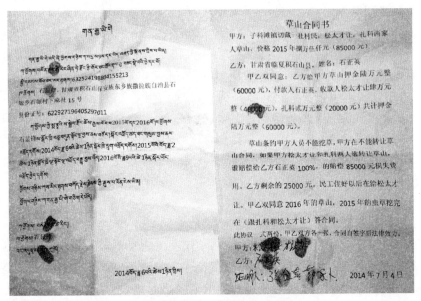

图7-13　汉藏双语的草山合同书

在虫草市场发展的第三阶段,市场经济的各种基本条件都得到满足:土地商品化,劳动力市场建立,供需链条形成,并且顺便培育了本地牧民的契约精神。包山的合同较为成熟和规范,在契约内容中涉及土地流转、生态环境和政策风险等内容。

草山转让协议的格式大致相同,但按照合同金额则有大小之分。小合同的内容较为简单,大合同考虑得更为周全,其文本包含着一个广泛而本质的社会镜像,涉及市场、制度和政策。在草山转让合同中,土地流转是重点议题。甲方和草山主人构成承包关系,而又与乙方形成转包关系。

对于承包者来说,影响土地流转的主要问题,一是家庭内部的土地收益分配,如果不能达成一致性意见则会影响土地转让;二是家庭与村委会的土地支配权。虽然承包制已经落实,但一些地方的村社对牧民的草山仍有话语权。合同关于家庭内部和村社干预的条款,其实是买山人担心土地能否自由流转;草山转让双方尤其是买方把国家政策变化视为潜在风险,因国家若把三江源生态环境保护放在首位,地方政府会根据情况对草山的限制进行松或紧的调控,一些草山可能被划为禁采区。

草山合同随着市场化的进程和政策变化而发生变化。起初的合同文书较为简单甚至朴拙。随着政策变化,合同条款增加了相应的内容:①草原所有权问题,包括亲属、村委会有关草山承包的权利关系。所有权的问题事实上是土地流转的制度设置;②国家政策风险;③保护生态环境问题。环境保护是问题也是政策,所有新增的问题都与政策相关,因此也是政策向市场传导的结果。

参考文献

[1]尹定华,陈仕江,马开森. 冬虫夏草资源保护、再生及持续利用的思考[J]. 中国中药杂志,2011,36(6):814-816.

[2]国家药典委员会. 中国药典[M]. 北京:中国医药科技出版社,2015.

[3]孙艳,李雪驼,殷素兰. 冬虫夏草抗肿瘤作用研究进展[J]. 中草药,2001,32(4):272-275.

[4]Zhang J,Yu Y,Zhang Z,et al. Effect of polysaccharide from cultured Cordyceps sinensis on immune function and anti-oxidation activity of mice exposed to^{60}Co.[J]. Silva Gandavensis,2011,11(12):2251-2257.

[5]Lo H C,Hsieh C,Lin F Y,et al. A Systematic Review of the Mysterious Caterpillar Fungus Ophiocordyceps sinensis in Dong-ChongXiaCao(Dōng Chóng Xià Cǎo)and Related Bioactive Ingredients[J]. Journal of Traditional & Complementary Medicine,2013,3(1):16-32.

[6] 胡贤达，黄雪，王彪，等. 冬虫夏草抗肿瘤及免疫调节作用的研究进展[J]. 药物评价研究，2015，38(4):448-452.

[7] 李芬，张林波，徐延达，等. 冬虫夏草采集对三江源区农牧民收入的贡献研究[J]. 中国人口:资源与环境，2013(S2):439-443.

[8] 马有祥. 中国冬虫夏草资源与管理. 农业部草原监理中心(编). 冬虫夏草资源与环境. 兰州:兰州大学出版社，2010:3-6.

[9] 张平，李秀芬，才旦卓玛. 藏区特色产业可持续发展探析——以果洛藏族自治州冬虫夏草产业为例[J]. 中国农业资源与区划，2015(6):1-4.

[10] 胡清秀，寥超子，王欣. 我国冬虫夏草及其资源保护、开发利用对策[J]. 中国农业资源与区划，2005(05):47-51.

[11] 章力建，李兵，胡育骄. 中国冬虫夏草资源管理概况[J]. 中国草地学报，2010，32(z1):01-05.

[12] 郭伊红. 浅析青海冬虫夏草的发展现状与保护对策[J]. 青海科技，2011(03):39-42.

[13] 董彩虹，李文佳，李增智，等. 我国虫草产业发展现状、问题及展望——虫草产业发展金湖宣言[J]. 菌物学报，2016，35(1):1-15.

[14] 高葵. 川西冬虫夏草分布及生境中种子植物区系研究[J]. 绵阳师范学院学报，2008(11):81-87.

[15] 郭相，刘蓓，马绍宾，等. 云南冬虫夏草生态环境调查及生物学特性分析[J]. 中国食用菌，2008(06):8-11.

[16] 马启龙，王忠，马福全，等. 甘肃冬虫夏草及其寄主虫草蝙蛾资源调查研究[J]. 甘肃农业科技，1995(12):30-33.

[17] Winkler D. YartsaGunbu (Cordyceps sinensis) and the fungal commodification of Tibet's rural economy. Economic Botany, 2008,62: 291-305.

[18] Winkler D. Caterpillar fungus production and sustainability on the Tibetan Plateau and in the Himalayas. Asian Medicine, 2009,5: 291-316.

[19] Frederiksen S, Malling H, Klenow H. Isolation of 3′-deoxyadenosine (cordycepin) from the liquid medium of Cordyceps militaris, (L. ex Fr.) Link[J]. Biochimica Et Biophysica Acta, 1965, 95(2):189-193.

[20] Masuda M, Urabe E, Sakurai A, et al. Production of cordycepin by surface culture using the medicinal mushroom Cordyceps militaris[J]. Enzyme & Microbial Technology, 2006, 39(4):641-646.

[21] Das S K, Masuda M, Sakurai A, et al. Medicinal uses of the mushroom Cordyceps militaris: Current state and prospects[J]. Fitoterapia, 2010, 81(8):961-968.

[22] Smiderle F R, Sassaki G L, Griensven L J L D V, et al. Isolation and chemical characterization of a glucogalactomannan of the medicinal mushroom Cordyceps militaris[J]. Carbohydrate Polymers, 2013, 97(1):74-80.

[23] 郭英兰，肖培根，魏江春. 论冬虫夏草生物学与可持续利用[J]. 中国现代中药，

2010，12(11):3-8.

[24] Li Y，Wang X L，Lei J，et al. A survey of the geographic distribution of Ophio-cordyceps sinensis [J]. Journal of Microbiology，2011，49(6):913-919.

[25] 张古忍，余俊锋，吴光国，等. 冬虫夏草发生的影响因子[J]. 生态学报，2011，31 (14): 4117-4125.

[26] 张姝，张永杰，SHRESTHA Bhushan，等. 冬虫夏草菌和蛹虫草菌的研究现状、问题 及展望[J]. 菌物学报，2013，32(4):577-597.

[27] Yang M L，Kuo P C，Hwang T L，et al. Anti-inflammatory Principles from Cordyceps sinensis[J]. Journal of Natural Products，2011，74(9):1996-2000.

[28] Zhao J，Xie J，Wang L Y，et al. Advanced development in chemical analysis of Cordyceps[J]. Journal of Pharmaceutical & Biomedical Analysis，2013，87(1434):271-289.

[29] 胡贤达，周菲，黄雪，等. 冬虫夏草中虫草多糖的药理研究进展[J]. 中国实验方剂学 杂志，2016(6):224-229.

[30] Yue K，Ye M，Lin X，et al. The artificial cultivation of medicinal Caterpillar Fungus，Ophiocordyceps sinensis (Ascomycetes): a review. [J]. International Journal of Medicinal Mush-rooms，2013，15(5):425-434.

[31] 吴玲芳，王晓瑞，柳志强，等. 冬虫夏草液体发酵培养的研究进展[J]. 发酵科技通讯，2014，43(4):25-29.

[32] 王晓瑞，林善，柳志强，等. 冬虫夏草人工培养研究进展[J]. 基因组学与应用生物学，2015(7):1569-1574.

[33] Tao Z，Cao L，Zhang Y，et al. Laboratory Rearing of Thitarodes armoricanus and Thitarodes jianchuanensis (Lepidoptera: Hepialidae)，Hosts of the Chinese Medicinal Fungus Ophiocordyceps sinensis (Hypocreales: Ophiocordycipitaceae)[J]. Journal of Economic Entomology，2016，109(1):81-176.

[34] Zhang S，Zhang Y J，Liu X Z，et al. On the reliability of DNA sequences of Ophio-cordyceps sinensis，in public databases[J]. Journal of Industrial Microbiology，2013，40(3-4): 365-378.

[35] 肖岩岩，曹玉朋，张磊，等. 应用 ISSR 技术分析不同分离方法获得的冬虫夏草菌株的 遗传多样性[J]. 菌物研究，2014，12(3):154-159.

[36] 张姝，张永杰. 冬虫夏草菌 3 个细胞核蛋白编码基因的分子进化[J]. 微生物学通报，2015，42(8):1549-1560.

[37] 张文娟，王晓，张萍，等. 冬虫夏草与 5 种人工发酵菌丝体的 DNA 分子鉴别方法[J]. 药物分析杂志，2015(8):1354-1357.

[38] 冬虫夏草研究课题组，生吉萍，董彩虹，等. 冬虫夏草的加工与产业可持续发展[J]. 保鲜与加工，2011，11(4):1-4.

[39] 黄丽俊，李利东，袁建新，等. 冬虫夏草研究现状及展望[J]. 农学学报，2014，4(8): 63-65.

[40]青海省商务厅专题调研组. 关于青海省冬虫夏草贸易和流通情况的调研报告[N/OL]. 青海省商务厅. 2013, http://www.qhcom.gov.cn/articleinfo/detail_9_59_1862.aspx.

[41]刘源. 2013年全国草原监测报告[J]. 中国畜牧业，2014(6):18-33.

[42]刘源. 2014年全国草原监测报告[J]. 中国畜牧业，2015(8):18-31.

[43]中商情报网. 2016年中国冬虫夏草市场发展前景分析[EB/OL]. http://www.askci.com/news/chanye/2016/01/12/162552u0a3.shtml.

[44]章力建，李兵，胡育骄，等. 我国冬虫夏草资源可持续利用展望[J]. 农业展望，2010，6(3):32-36.

[45]汪延明. 青藏地区冬虫夏草资源的配置模式研究[J]. 经济师，2015(6):151-152.

[46]程元柳，邱乙，彭成，等. 冬虫夏草资源管理法规探讨[J]. 时珍国医国药，2015(2):449-450.

[47]叶海年，王战和.虫草经济与三江源生态[N].中国气象报，2005-07-11.

[48]张宗豪，刘欣，徐海峰，等. 冬虫夏草产量与寄主幼虫的相关性研究[J]. 青海畜牧兽医杂志，2015，05:27-29.

[49]胡清秀，廖超子，王欣. 我国冬虫夏草及其资源保护、开发利用对策[J]. 中国农业资源与区划，2005，05:47-51.

[50]尕丹才让，李忠民. 藏区生态保护、资源开发与农牧民增收——以冬虫夏草为例[J]. 西藏研究，2012，05:114-120.

[51]汪延明. 青藏地区冬虫夏草资源的配置模式研究[J]. 经济师，2015，06:151-152.

[52]杜青华. 冬虫夏草价格形成机理和长期走势探析[J]. 青海社会科学，2009，04:48-51.

[53]范长风.冬虫夏草产地的政治和文化传导[J].西藏研究，2015(02):37-47.

[54]范长风.青藏地区冬虫夏草的经济形态和文化变迁[J].民俗研究，2016(01):108-128.

第8章　冬虫夏草产业链研究

虽然目前冬虫夏草深加工在我国还未被批准,但产业中的各环节,从采挖到收购,从收购到批发,从批发到加工,从加工到销售,已形成了完整的产业链,同时也是产区的重要产业之一。冬虫夏草产业中主要的相关人员包括:采挖者(以藏民为主)、中间商(以回民为主)、企业、消费者(以发达地区为主)。以下将对冬虫夏草相关人员的情况进行阐述。

8.1　农牧民冬虫夏草采挖行为研究

随着采挖者和采挖量增多,冬虫夏草产区环境受到一定程度破坏,引发的生态环境问题值得重视;农户与水土资源利用变化直接相关,且农户行为和当地生态环境存在相互作用和反馈机制。以农户行为视角研究欠发达农区生态环境整治已成为重要的研究领域。

现有研究就冬虫夏草引发生态问题的文献相对较少,且选取角度主要为冬虫夏草生存环境变化,草场可持续发展等方向;研究农户行为相关文献虽比比皆是,但是以这一视角研究冬虫夏草资源的文章几乎没有。笔者所在冬虫夏草课题组以农户行为切入点探讨纯农业户冬虫夏草采挖行为的特点和原因,以期既实现保护冬虫夏草资源,又兼顾农牧民经济利益。

冬虫夏草作为产区特有资源,为农牧民增收的同时,也为当地发展带来负面的生态影响。笔者所在课题组将着眼于纯农业户与冬虫夏草采挖行为之间联系,选取四川美姑县和甘肃肃南县的独特自然资源——冬虫夏草为切入点,采取描述性统计、交叉分析与案例分析相结合的研究方法,归纳总结出各地农户采挖行为倾向,并采用对比方法,考察当地冬虫夏草的采挖情况,探寻农户采挖行为特点、可能的影响因素和原因。

四川美姑县和甘肃肃南县作为冬虫夏草产区,且当地均有自然保护区,主要区别在于四川美姑县并未实行冬虫夏草限采政策,而甘肃肃南县已开始实行冬虫夏草限采政策,因此笔者所在冬虫夏草课题组选取四川美姑县和甘肃肃南县作为调研地点,针对冬虫夏草限采政策可做其中的一部分对照。同时,选取具有代表村庄进行随机调查,调研方式以政府行政人员、当地小型畜牧企业代表、当地农牧民为调研对象,涉及农业、牧业、服务业,依据问卷展开深度访谈。

笔者所在冬虫夏草课题组采用自行设计的调查问卷作为基本工具。为使问卷更为科学和有效,参照相关的调查问卷,并进行一定的学习和模仿。其中,农牧民基本信息及收入结构部分参照中国人民大学农业与农村发展学院汪三贵教授关于贫困分析的调查问卷,并根据调研内容的侧重进行修改。问卷中环境保护(主要与冬虫夏草相关)及政策评价方面,根据四川美姑县和甘肃肃南县基本信息的搜索与分析,进行多次修改。问卷内容主要涉及农户家庭成员基本信息、家庭收入与支出、农户采挖冬虫夏草行为研究(与采挖中的生态保护相关)及政策评价四个方面,其中家庭收入主要分为种植业收入、畜牧业收入、冬虫夏草采挖收入、工资性收入、外出打工或经商收入以及政府补贴等收入。调研采用随机拦截访问方法,问卷全部由调查员代填,并将部分调查问卷整理成访谈记录形式。无效问卷剔除的依据主要针对笔者所在冬虫夏草课题组研究视角进行筛选,筛选指标主要为农户收入、是否采挖冬虫夏草等。有关纯农业户冬虫夏草采挖行为将以案例形式呈现。

8.1.1　农牧民基本情况

实地调研中,调研小组发现采挖冬虫夏草的人群主要集中在以传统农业为主要经济支撑的农户,而且不同类型农户其采挖冬虫夏草的行为不尽相同。笔者所在冬虫夏草课题组仅将四川美姑和甘肃肃南的有效问卷,分别统计整理,根据表格数据比例初步验证"农户类型"和"冬虫夏草采挖行为"存在某种联系,并用Crosstabs卡方检验结果,之后将以案例形式详细解释。

其中农户类型的界定,根据受访农户经济结构,农业收入所占比重,是否外出打工,是否经商这些信息的了解,并按照农户类型划分依据加以划分。根据实地调研中调研问卷信息和访谈记录,将被调查的农牧民,政府人员,冬虫夏草经销商按照经济收入结构中农业收入和非农业收入的所占的比重,将农户分为纯农业户,农业兼业户,非农兼业户三种类型。因被调查者数量有限,其农业收入比重大多占到 20%～80%,笔者所在冬虫夏草课题组研究中不涉及非农业户。

8.1.1.1　四川美姑县和甘肃肃南县农户类型统计

四川美姑县调查问卷共 85 份,根据农户经济收入和是否采挖这两个指标,筛选出有效问卷 70 份。根据被调查者情况描述,农户类型主要为纯农业户、农业兼业户和非农兼业户三种类型。而"兼业方式",大多集中在打工和店铺经营这两种形式。统计结果显示,被调查农户中,纯农业户居多,共有 32 户,占到被调查农户总数的 45.72%,农业兼业户和非农兼业户各占到总数的 17.14% 和 37.14%;而采挖冬虫夏草农户共有 32 户,占被调查农户总数 54.28%,详见表 8-1。

表 8-1 四川美姑县调查问卷基本情况

统计项目	具体选项	频数	频率
农户类型	纯农业户	32	**45.72%**
	农业兼业户	12	17.14%
	非农兼业户	26	37.14%
	合计	70	100.00%
是否采挖冬虫夏草	是	38	**54.28%**
	否	32	45.72%
	合计	70	100.00%

甘肃肃南县调查问卷共 50 份,根据农户经济收入和是否采挖这两个指标,筛选出有效问卷 41 份。根据被调查者的描述情况,农户类型主要为纯农业户、农业兼业户和非农兼业户三种类型。而"兼业方式",大概集中在打工、店铺经营这类形式。另外,肃南县以牧业为主。因此,笔者所在冬虫夏草课题组在研究甘肃肃南农户行为中,根据研究需要,以是否拥有"草场",又将"纯农业户"细分为"纯农业户Ⅰ"(自己拥有草场使用权,简称有产权)和"纯农业户Ⅱ"(无产权)。统计结果显示,被调查农户中,纯农业户共有 29 户,其中纯农业户Ⅰ和纯农业户Ⅱ分别占到被调查农户总数的 46.34% 和 24.39%,加和超过 70%。而采挖冬虫夏草农户共有 13 户,占被调查农户总数 31.71%,详见表 8-2。

表 8-2 甘肃肃南县调查问卷基本情况

统计项目	具体选项		频数	频率
农户类型	纯农业户	纯农业户Ⅰ(有产权)	19	**46.34%**
		纯农业户Ⅱ(无产权)	10	**24.39%**
	农业兼业户		3	7.32%
	非农兼业户		9	21.95%
	合计		41	100.00%
是否采挖冬虫夏草	是		13	**31.71%**
	否		28	68.29%
	合计		41	100.00%

8.1.2 农牧民在冬虫夏草保护中的关键作用

在调查问卷设计中,对"您认为冬虫夏草保护中谁的作用最大"这一问题统计不分地域,现将四川美姑县调研数据及甘肃肃南县调研数据共111份。为使统计数据清晰明了,此部分将甘肃肃南的"纯农业户Ⅰ(有产权)"和"纯农业户Ⅱ(无产权)"合并称为纯农业户,与四川美姑县保持一致性。同时按照农户类型、选项内容设置以及实际访谈内容,将统计项目列为"政府保护""农户自觉行为"" 政府保护和农户自觉行为均重要"" 政府保护和农户自觉行为均无效""公益组织""相关企业"六类分别统计,其中"政府保护"选项主要是针对冬虫夏草产区是否采取相应保护政策以及这些政策执行效果这一目的而设计。

数据统计结果显示,农户就冬虫夏草资源保护中认为"农户自觉行为"和"政府保护"最为重要,所占比例分别为41.96%和38.39%,加上认为"政府保护和农户自觉行为均重要"的5.36%,加和接近90%,而"相关企业"和"公益组织"仅分别占到0.00%和5.36%,相对而言,企业和公益组织作用的被认可程度较弱,可能与当地企业和公益组织发展缓慢,地域开放性不足等有关(表8-3)。

表8-3 冬虫夏草保护中关键作用角色的农户认知情况

统计项目	农户类型	频数		频率
政府保护	纯农业户	20		
	农业兼业户	8	43	**38.39%**
	非农兼业户	15		
农户自觉行为	纯农业户	38		
	农业兼业户	3	47	**41.96%**
	非农兼业户	6		
政府保护和农户自觉行为均重要	纯农业户	0		
	农业兼业户	1	6	5.36%
	非农兼业户	5		
政府保护和农户自觉行为均无效	纯农业户	0		
	农业兼业户	0	2	1.79%
	非农兼业户	2		
相关企业	纯农业户	0		
	农业兼业户	0	0	0.00%
	非农兼业户	0		

续表 8-3

统计项目	农户类型	频数		频率
	纯农业户	1		
公益组织	农业兼业户	0	6	5.36％
	非农兼业户	5		
	纯农业户	2		
空白	农业兼业户	3	7	7.14％
	非农兼业户	2		

注:空白意为被调查者对"您认为冬虫夏草保护中谁的作用最大"问题表示不清楚,不知道。

8.1.2.1　农户冬虫夏草采挖行为表现及特点

　　为归纳整理出四川美姑县和甘肃肃南县采挖行为特征,其中甘肃地区已实施限采政策,因限采政策的敏感性,存在被访谈农户会选择性回避问题的现象。因此在调研过程中,为尽可能获得真实信息,笔者所在冬虫夏草课题组针对问卷调查和访谈记录中进行信息多元化整理和对比,并筛选出可靠信息加以梳理。本章主要对农户的访谈记录为主,并结合保护区工作人员,冬虫夏草经销商的观察描述加以佐证,总结归纳出当地农户采挖冬虫夏草行为表现及特征。

　　农户冬虫夏草采挖行为主要表现为是否采挖,以及采挖中是否进行草场保护,具体表现包括采挖冬虫夏草时间(是否符合虫草自然生长规律),所用采挖工具,以及在采挖后进行土壤回填等方面(表 8-4)。根据农牧民、冬虫夏草经销商以及政府人员访谈记录,四川美姑县和甘肃肃南县农户在冬虫夏草采挖过程中,均十分重视虫草完整性,因为一旦虫草完整性遭到破坏,将会影响到虫草收购价格。但是通过对比看出,四川美姑县和甘肃肃南县农牧民在采挖时间、采挖工具、采挖后是否重视掩埋以及采挖所形成痕迹等方面均有所不同,详见表 8-4。

表 8-4　农户冬虫夏草采挖行为表现形式

	是否采挖	是否保护	具体表现
表	是	保护	采挖时间
现		不保护	采挖工具
形			是否回填
式	否		

注:农户非采挖行为,尽管动机有所不同,但从一定程度上也起到保护冬虫夏草的作用。

8.1.2.2 小结

从四川美姑县和甘肃肃南县基本信息的整理来看,两地经济结构和限采政策这两方面具有显著差异。四川美姑县以农业为主、林牧业为辅,粮食大多可自给,对冬虫夏草保护未采取限采政策;相对而言,甘肃肃南县以畜牧业为主,虽有农业,却无法满足自给,为保护冬虫夏草资源已采取限采政策。

从四川美姑县和甘肃肃南县调研问卷统计来看,笔者所在冬虫夏草课题组根据经济收入结构中农业收入和非农业收入所占比重,将被调查者(农牧民,虫草经销商,政府人员等)分为纯农业户、农业兼业户和非农业户三种类型,纯农业户均居多。就"您认为冬虫夏草保护中谁的作用最大"这一问题的农户认知情况分析,限采政策和农户自觉行为比例最高。

从四川美姑县和甘肃肃南县访谈记录归纳来看,两地农户采挖行为有所不同,主要体现在采挖时间、采挖方式、采挖工具等方面。同时相对甘肃肃南县,四川美姑县的虫草资源缩减严重,且采挖过程中对土壤破坏严重。

综合上述,笔者所在冬虫夏草课题组将分析农户类型与采挖行为之间的关系,结合典型农户进行案例对比分析,以及保护区工作人员,冬虫夏草收购者等访谈记录加以佐证,试分析纯农业户采挖行为背后的影响因素(详见第 4 章)。

8.1.3 农牧民采挖冬虫夏草的因素

8.1.3.1 经济收入结构对农户采挖行为影响

四川美姑县以农业为主,玉米、荞麦、土豆、蔬菜等粮食作物主要用于自给,几乎每户都会饲养一定量牲畜售卖,如牛、羊、猪、马是农户家庭经济收入主要来源之一,也有部分农户依靠采挖虫草、天麻、人参、川贝、藏红花等农产品增加额外收入。通过对肃南县某农业村和牧业村的村长支书访谈,调研小组了解到农业村和牧业村区别:牧业村会在自家草场放牧,村内外出打工人数不多,大部分放牧;而农业村则有所不同,草场由专业放牧的人使用,村民可将自家牲畜交给专业人员放养,并在牲畜身上打标方式进行管理;为维持生计,农闲时就在当地打工,靠修井、盖房、拔草、采挖冬虫夏草用以增加额外收入,相对牧业村而言,农业村农户经济收入水平较低。

农户类型划分主要依据农业收入和非农收入所占比重,即经济收入结构中构成中农业收入和非农收入比例构成。根据农业收入概念划分为种植业收入、畜牧业收入、冬虫夏草采挖收入等归为农业收入部分;工资性收入,打工或经商归为非农业收入部分。本部分先引入案例:四川美姑县纯农业户 D,甘肃肃南县纯农业户 E 和非农兼业户 F,并根据案例描述进行分析。通过 D、E、F 对比,经济结构不同,农户经济收入和劳作方式不同。农户 D 经济收入来源主要依靠畜牧收入,无外出打工情况,通过采挖虫草增加额外收入,虫草收入比重几乎占到其家庭收入的一半;农户 E 经济收入结构中缺少畜牧收入,其经济基础更为薄弱,只能通过采挖虫草增加经济收入;相对农户 D 和 E,农户 F 的经济收入并不依赖传统农业,而是以固定工作为主,收入稳定,若采挖冬虫夏草,其机会成本相对较高。经济收入结构影响着农户采挖行为,是否采挖。

四川美姑县纯农业户 D:三口之家,妻子无工作,在家做些农活。儿子正在读小学。男人采虫草经验较为丰富,已有 3、4 年经验。但这种经验并非接受过技能培训,而是随同其他人一起去挖虫草时学习的。全家无外出打工者,也无人经商,包括亲戚在内更无人担任政府干部,是典型的纯农业户。家庭年收入为 6 000~7 000 元,家庭种植的农作物用以自给,饲养牲畜卖钱;家庭经济收入很大程度上依赖采挖虫草收入:2013 年 3 000 元,每根卖到 30 元;2012 年 2 000 元,2011 年 800元,采挖虫草收入逐年递增。家庭年支出在 4 000~5 000 元,其中食品占 3 000 元左右,生活必需品(如衣服,日用品类)约 1 000 元,教育费用只有几十元,主要是书费支出,其中午餐、学费等均免费提供。家庭成员健康状况良好,故每年医疗费用很低,其他费用包括过年杀猪吃肉,祈祷身体健康等彝族习俗。

甘肃肃南县纯农业户 E:E 来自农业村,经济收入主要为种植农作物,无畜牧业收入来源,其经济基础薄弱,再加上家中还有一位病重老母亲,医疗费用每年可以花光家里的全部积蓄,是贫困家庭户。这一客观事实推动他不得不去采挖虫草,虽然知道会破坏环境,为维持生存已经顾不得太多。E 也提到政府实施限采政策这一措施很严格,对他而言却更是重头一击,失去采挖虫草这一途径,生活收入来源将失去很多部分,只希望政府能够对外来采挖者加以管制,对本地人能救济则救济,不必采取太过激励行为。

甘肃肃南县非农兼业户 F:男主人之前在粮食管理所工作,2005 年退休,女主人没有工作。现在经营一家中国移动服务点。家里有一个儿子,大学生,建筑专业,现在北京工作,月收入 3 000 元。家庭的收入来源为移动公司每月发放的3 000 元工资,另外在政府的就业帮助下,女主人做环卫工人,每月得到 800 元的工资。除去房租和生活开销,该家庭每年可以储蓄 3 万元。因为这个家庭看店基本为全职情况,没有多余时间去采挖虫草,之前也没有采挖经验。

通过数据分析,农户类型与农户采挖行为确实存在联系,而经济收入结构是决定农户类型的关键因素之一。笔者所在冬虫夏草课题组针对四川美姑县和甘肃肃南县调查问卷中"农户类型"和"是否采挖"两项分别进行交叉分析和卡方检验。四川美姑县被调查农户中,不同类型农户是否采挖,检验结果 $\chi^2 = 27.608$,显著性概率为 0.000,说明不同类型农户是否采挖之间存在明显差异,详见表 8-5。纯农业户、农业兼业户及非农兼业户中分别有 84.38％、58.33％、15.38％采挖冬虫夏草,表明受农户类型与冬虫夏草采挖与否存在正相关关系。其中纯农业户采挖农户数量为 27 户,占到采挖农户总数 71.05％,详见表 8-5、图 8-1。

表 8-5　四川美姑:农户类型与冬虫夏草采挖行为情况分析

农户类型	是否采挖冬虫夏草				合计
	是		否		
纯农业户	27	**84.38％**	5	15.62％	32
农业兼业户	7	58.33％	5	41.67％	12
非农兼业户	4	15.38％	22	84.62％	26
合计	38	/	32	/	70

Chi-Square Tests,$\chi^2 = 27.608$,$df = 2$,Asymp. Sig.(2-sided)$= 0.000$

注:"χ^2"表示卡方检验值,"df"表示自由度,"Asymp. Sig.(2-sided)"表示双尾检验的显著性概率。

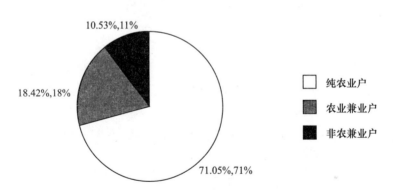

图 8-1　四川美姑:采挖冬虫夏草农户中各农户类型所在比例

甘肃肃南县被调查农户中,不同类型农户是否采挖,检验结果 $\chi^2 = 7.631$,显著性概率为 0.054,说明不同类型农户是否采挖之间存在明显差异,详见表 8-6。纯农业户Ⅰ、纯农业户Ⅱ,农业兼业户及非农兼业户中分别有 52.63％、20.00％、0.00％、11.11％采挖冬虫夏草,表明受农户类型与冬虫夏草采挖与否存在正相关关系。其中纯农业户Ⅰ和纯农业户Ⅱ采挖农户数量共有 12 户,占到采挖农户总数 92.31%,详见图 8-2。原因主要是:①纯农业户主要依赖传统农牧业收入维持生计,经济收入整体相对于农户兼业,非农户兼业较低;加之传统农业的劳作时间,纯农业户会选择在农闲时获取额外收入;②冬虫夏草的高额利润刺激着农户进行采挖;③对于非农兼业户,大多自身经济来源稳定且收入良好,若选择采挖冬虫夏草,则机会成本非常大。

表 8-6　甘肃肃南:农户类型与冬虫夏草采挖行为情况分析

农户类型	是否采挖冬虫夏草				合计
	是		否		
纯农业户Ⅰ(有产权)	10	**52.63%**	9	47.37%	19
纯农业户Ⅱ(无产权)	2	**20.00%**	8	80.00%	10
农业兼业户	0	0.00%	3	100.00%	3
非农兼业户	1	11.11%	8	88.89%	9
合计	13	/	28	/	41
Chi-Square Tests,$\chi^2=7.631$,$df=3$,Asymp. Sig.(2-sided)$=0.054$					

注:"χ^2"表示卡方检验值,"df"表示自由度,"Asymp. Sig.(2-sided)"表示双尾检验的显著性概率。

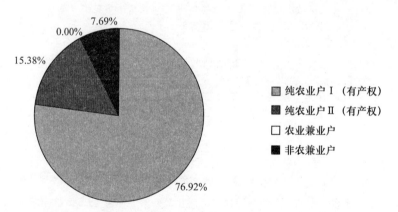

图 8-2　甘肃肃南:采挖冬虫夏草农户中各农户类型所在比例

8.1.3.2　限采政策对纯农业户采挖行为影响

冬虫夏草资源现已被列为国家二级重点保护野生植物,为加强冬虫夏草资源管理和可持续利用工作,我国相继颁发了多项政策和通知,青海、西藏、甘肃等地均采取了限采政策,不同地区限采政策实施方式有所不同,在政府实施限采政策的强制管控下,农户采挖行为有所收敛和规范,详见表 8-7。其中甘肃肃南县采取限采政策主要是在采挖期间进行,由草场保护人员巡山时监管,采取措施也很严格,对不听劝告者采取没收采挖器械、罚款等措施强制并处以罚金等方式。相对青海和西藏限定冬虫夏草采挖期内限制采挖者数量,限定采挖区域等措施,甘肃肃南县的禁止采挖方式更为严格。然而事实上,冬虫夏草高额经济利益刺激下,采挖行为依然存在(是否采挖)。

表 8-7　冬虫夏草主产区限采政策实施办法及具体方式

省份	相关法律	具体方式
青海	《青海省冬虫夏草采挖技术规程》《关于加强虫草等草原野生植物采集管理的紧急通知》《青海省冬虫夏草采集管理暂行办法(废止)》【2004】《果洛藏族自治州草原管理条例》【2009年修订】《果洛州虫草资源管理办法》【果政办[2002]38号】《天峻县虫草禁采管理办法》《青海省人民政府办公厅关于加强冬虫夏草资源保护与管理工作的意见》【青政办[2014]27号】	1. 冬虫夏草采挖管理实行分级负责、分片管理,各级政府主要负责人为第一责任人,分管负责人是主要责任人,自上而下分级负责; 2. 确定冬虫夏草采挖区域、采挖面积、计划采挖量、适宜采挖量、采挖人员数量、采挖期限及相关保障措施; 3. 采集虫草对草皮随挖随填; 4. 限采或禁采;或"禁外限内"(限制州内人员,禁止一切州外人员到境内从事采集冬虫夏草活动)
西藏	《西藏自治区冬虫夏草采集管理暂行办法》【政府令[2006]70号】《西藏自治区冬虫夏草交易管理暂行办法》【2009】	1. 采取措施控制采挖虫草人数; 2. 采集虫草应当取得采集证,发放对象为产区当地群众;且申办虫草采集证时,依法缴纳草原植被恢复费; 3. 禁止无证采集或者在禁采区采集虫草; 4. 没收破坏草场的采挖工具;对采挖后不回填的,责令立即回填
甘肃	《国务院关于禁止采集和销售发菜制止滥挖甘草和麻黄草有关问题的通知》【国发[2000]13号】《农业部关于加强苁蓉、雪莲、虫草等草原野生植物采集管理的通知》【2002】《碌曲县严禁采挖药材的决定》	1. 从草原生态保护角度限制了冬虫夏草的不合理采挖行为; 2. 禁止采挖; 3. 对违反规定,采集冬虫夏草造成草原生态环境破坏的,县公安部门与各乡镇积极劝返外地人员入境采挖虫草,对不听劝告的采取没收采挖器械、罚款等措施强制劝返

注:各地实施限采政策所依据的国家政策基本相同。表中只所列产区为保护虫草资源所采取的地方性文件。

笔者所在冬虫夏草课题组以外地冬虫夏草收购商 J、肃南县采挖农户 H 为案例,了解到限采政策实施前后收购量和采挖量变化的影响并不显著;而且根据调研小组对采挖现场实地观察,从早上来到产区到中午离开这段时间,采挖冬虫夏草的农牧民络绎不绝,采挖者多数采取结伴形式,如遇监管者则相互提醒,避免被追责;因为海拔较高,部分农牧民一般无法当天返回,需要在山上逗留 4、5 d,这也成为避开政府监管空档的时机。综合分析显示,不可否认限采政策确实影响着农户冬虫夏草采挖行为,在一定程度上减少了采挖者的采挖行为,但限采政策不是影响农户采挖行为的决定性因素。与此同时,限采政策本身也会带来一定负担。限采政策的机会成本很高,尽管政府在监管过程中很严格,但是由于草甸面积太广,政府监管成本非常大,同时限采政策的实施在很大程度上"剥夺"了农牧民权益。

外地冬虫夏草收购商 J:J 来自宁夏,已有超过 20 年的虫草收购经历。在访谈过程中,我们了解到 2012—2014 近三年冬虫夏草的收购价格和收购量等基本情况:2014 年,平均每千克 7 万元,约合每根 10 元;2013 年每千克虫草 11 万元,约合每根 20 元,收购量达 40 多 kg;2012 年虫草价格最好,每个虫草 20 多元,收购量达 50 多 kg。根据虫草大小不同,每克大概 5～7 根。每年收购商根据销售行情自行判断,会有部分存货。5 年前的收购价格约 16 元/根,每根大概能挣 1 元左右。该收购商收购后会卖到西宁的生意人手中,收购时按根计算,卖出时按斤计算,如果存货,价格又不增加,质量减少有可能造成经济损失。同时我们了解到,作为中间商他们获得的利润并不大,真正获利部分是销售和加工环节。J 表示,虽然肃南地区已实施限采政策,但是限采前后每年收购量变化不大。2012 年达到最高收购量 50 kg,平均每年收购 30 多 kg,2013 年收购 40 多 kg。

肃南县采挖农户 H:共 6 口人,全家都是牧民户口。采挖冬虫夏草只有 2～3 年经验。2013 年卖出的价格是 15 元/根。2014 年的价格会降低,大概 10 元/根。虽然政府采取限采政策,但是 H 表示限采前后采挖量基本不变。他表示现在限采政策根本起不到管制效果,限采前后的生态环境也没什么变化。但也承认限采政策十分必要,特别强调应加强对外地虫草采挖者的监管监管,同时指出农牧民自觉行为非常重要。

8.1.3.3   草场产权制度对纯农业户采挖行为影响

四川美姑县和甘肃肃南县农户就"冬虫夏草资源保护中谁作用最大"这一问题

的统计结果显示,认为"农户自觉行为"最为重要的比例达到 41.96%。而且在进行农户访谈过程中,笔者所在冬虫夏草课题组发现相对于四川美姑县农户一味追求虫草质量和数量的采挖方式,甘肃肃南县采挖农户在采挖过程中大多会重视土壤的保护,进行回填和抚平,甘肃肃南县某纯农业户Ⅰ就采挖冬虫夏草后回填土壤的行为做出解释:"因为是自家草场,主要还是要放养牲畜。如果采挖虫草后不回填,会破坏草场,也会影响到自己牲畜"。另一方面,以纯农业户为例,四川美姑县所调查的纯农业户采挖农户数量占到纯农业户总数的 84.38%;而甘肃肃南县纯农业户Ⅰ采挖农户数量占到纯农业户Ⅰ总数的 52.63%,纯农业户Ⅱ采挖农户数量仅占到纯农业户Ⅱ总数的 20.00%,详见表 8-8,图 8-3;这些现象与草场产权制度有着重要关系。

表 8-8　甘肃肃南:纯农业户与冬虫夏草采挖行为情况分析

农户类型	是否采挖冬虫夏草				合计
	是		否		
纯农业户Ⅰ(有产权)	10	**52.63%**	9	47.37%	19
纯农业户Ⅱ(无产权)	2	20.00%	8	80.00%	10
合计	12	/	17	/	29

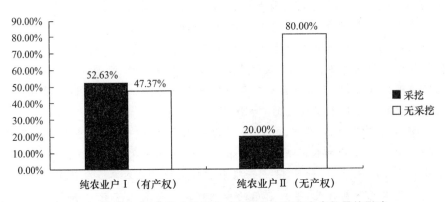

图 8-3　甘肃肃南:草场产权制度对采挖冬虫夏草农户数量的影响

　　甘肃肃南县因地域特点,农业村和牧业村在草场使用方面情况各异。农业村草场归专业放牧者使用,草场为集体公用,农业村农户把牛羊交给专业放养人员,由专业放养人员使用这片公共土地进行管理;相对而言,牧业村农户可在自家草场,自行管理。草场产权制度实际上草地承包制,即明确界定草地的一定时期的使用权、经营权,草地的集体所有权不变。理论上,没有草场的农户不能采挖(此处忽略偷挖现象)。结合甘肃肃南县纯农业户 K 和 L 采挖行为为案例进行分析,详见表 8-9,通过对比,笔者所在冬虫夏草课题组发现同样是拥有草场的纯农业户,但是各自草场是否存在冬虫夏草资源情况,决定其是否进行冬虫夏草采挖这一行为,其主要原因来自于也来自草场产权制度。

表 8-9　甘肃肃南县纯农业户 I 个案对比

	K	L
地域	甘肃肃南县	甘肃肃南县
是否采挖虫草	否	是
家庭收入来源	1 000 多亩草场,放养牲畜 ◆ 以放牧为主	1 000 多亩草场,20 多亩耕地 ◆ 以放牧为主 ◆ 采挖冬虫夏草
态度与行为	⚠ 自己拥有草场,但是自己草场并没有冬虫夏草; ⚠ 全家以放牧为主,占用大部分时间; ⚠ 家人无人采挖冬虫夏草	⚠ 政府采取限采政策,但是限采前后自家采挖量基本不变; ⚠ 过量采挖会破坏生态; ⚠ 采挖时非常注重地表保护,爱护草场。因为一旦草场受到破坏,也会影响到牲畜放养

产权是草场可持续利用的基础,是政策制定的前提和依据。中华人民共和国成立前,肃南牧区的畜牧业经济是私有制;建国后,草场所有权在法律上隶属公有,即归国家或集体所有,区别在于使用权不同;1954 年自治县成立后,对牧区私有制经济进行了社会主义改造。20 世纪 80 年代,肃南县实行了联产承包责任制,后来为完善草地承包责任制将草原承包期限延长至 30 年,明确规定草地全民所有制不变,牧民对承包的草地有使用权和管理、保护、建设的责任,经乡人民政府批准可以转让承包。草地"承包到户",牧户将属于自己的草地用围栏网围起来,草场使用中的"责、权、利"相结合,彼此就不会侵犯,似乎做到了"产权明晰",间接导致了资源使用权的划分不均。因冬虫夏草资源生长环境特殊性,同样是草场,虫草资源量有所不同,即在草场产权制度的影响下,一方面导致冬虫夏草资源分布不均衡,另一方面也使农户在采挖过程中尽可能的自觉保护自家草场。这也解释了上文提到甘肃肃南地区纯农业户 I 中采挖农户比例远大于纯农业户 II 中采挖农户比例的问题。调查小组在实际调研中,了解到有的牧民会允许其他农户进入采挖,比如允许经营服装店的人进入采挖,而对方会以购买衣服打折作为交换,这一信息仅

作为产权使用的补充。

8.1.4 农牧民采挖行为分析的结论

笔者所在冬虫夏草课题组通过对样本数量的描述性统计分析,半结构式访谈、偶遇访谈和深度访谈等个案研究方法,尽可能找出纯农业户采挖冬虫夏草行为的特点和原因,并试图探讨两者之间的联系。综合笔者所在冬虫夏草课题组以上分析与探究,得出如下结论:

首先,通过梳理统计四川美姑县调查问卷及甘肃肃南县调查问卷"农户经济收入"和"是否采挖"这两个指标。经济收入结构影响着农户经济收入高低和机会成本高低的重要因素,也是影响农户是否采挖的主要原因之一。结果发现,采挖冬虫夏草的人为收入水平较低和机会成本较低的人群,冬虫夏草会给他们带来可观的收入,冬虫夏草明显促进农牧民增收,其中以纯农业户最为集中。这也回答了为什么冬虫夏草采挖现象屡禁不止,与经济收入结构联系密切。为维持生计,增加额外收入,尽管政府限采,惩罚严重,还是有人冒险采挖。

再次,以农户访谈记录为主,并结合保护区工作人员,冬虫夏草收购商,经销商的观察描述加以佐证,总结归纳出四川美姑县和甘肃肃南县两地农户采挖冬虫夏草行为特征,以便信息更加真实有效。结果显示,尽管个体采挖行为会有所不同,但是相对于四川美姑县农户采挖行为的特点,甘肃肃南县农户采挖行为更注重对生态环境的保护,比如采挖工具进化成小巧型,对土地破坏更小,采挖后进行土壤其回填,背后原因与政府采取限采政策实施以及草场产权制度影响不无关系。

最后,以案例描述和对比形式,分析了经济收入结构,限采政策以及草场产权制度对纯农业户采挖行为的影响。尽管采挖虫草这一行为的背后也许还有笔者所在冬虫夏草课题组尚无法理清的原因和动机,这三个因素确实影响着农户采挖行为。纯农业户因需要增加经济收入,机会成本低而进行采挖。因政府限采政策和对自身草场爱护而使采挖行为更加规范。纯农业户冬虫夏草采挖行为如何,实际上关系到人和自然关系的处理,在监管的过程中的人为因素等的协调。在政府主导下,完善草场产权制度和限采政策等方面,能够规范和约束农户冬虫夏草采挖行为,希望能对后续研究保护冬虫夏草资源提供一种思路。

8.1.5 农牧民采挖行为的对策建议

8.1.5.1 加快经济收入结构调整

农户行为与经济收入结构有直接联系,相互作用。通过对种植业、畜牧业、服务业及政府机关等调研对象进行访谈,纯农业户采挖虫草是为谋取更多经济收入。考虑农户收入的结构性特征,在保持农户家庭经营等传统收入稳定的情况下,重视非农收入对农户收入水平整体提高的重要作用。发展第三产业,带动农户获得更多职业选择,使得农户经营途径由单业向兼业化转变。通过招商引资,兴建工厂企业,推动加工业、制造业、服务业等纵向产业链的发展,促进劳动力就业,而非闲来无事,让人们缺乏时间和精力采挖虫草;同时求得一个稳定的职业,在能够保障正常生活水平的情况下无需从事采挖,并以此增加家庭收入。在此情况下,人们便不会或者减少争夺冬虫夏草。这为保护冬虫夏草资源,减少农户采挖行为提供新思路,即完善当地产业或者发展替代型产业,减少对单一种植业和养殖业的依赖,实现资源合理分配,同时加快城镇化步伐,促进农村劳动力转移,包括农村非农就业、外出务工等方法,提高农户收入是关键。

8.1.5.2　明确特殊草场资源确权

《中华人民共和国宪法》第十条规定"城市的土地属于国家所有。农村和城市郊区的土地,除由法律规定属于国家所有的以外,属于集体所有,宅基地和自留地、自留山,也属于集体所有"。目前我国土地所有权归国家和集体所有,而"生长出土地上的自然资源"的所有权,则呈现出多样化的状态。

尽管草场承包制度已经落到实处,但虫草等特殊药材资源附着于地表,在承包草场时缺乏明确规定,致使其归属权不明确。一方面,国家或集体将草原承包给承包者,承包者对承包土地具有占用、使用、收益和处分的权利,生长在草场上的虫草等特殊资源属于承包者似乎理所当然;但是,在我国,自然资源所有权属于国家所有和集体所有,特殊资源所有权和使用权不明晰导致一系列问题产生,只有明确自然资源使用权的物权属性,才能保障自然资源使用权主体的权利。另一方面,对自然资源合理开发利用必须以自然资源非所有使用为基础,公有自然资源需分散到各个社会主体手中才能得以有效利用。因此,在进一步完善草场承包责任制度的基础上,结合本区实际、不断实行制度创新、制定配套法规、明确虫草等特殊资源的所有权和使用权、处理与草场管理之间的关系是合理开发利用虫草资源,促进可持续发展的关键。

8.1.5.3　健全政府政策引导

冬虫夏草作为稀缺自然资源,政府参与并主导其管理十分必要。其中政策法规对农户行为具有导向、支持和约束作用。一方面,农牧民受自身文化水平及生活贫困的限制,依赖采挖虫草获取额外收入;另一方面,他们也认可政府为保护当地环境所实施的一些政策,爱护自家草场。因此,在维持生计和保护环境的博弈上,政府还需制定更合理的可行之法。完善自然管理制度,既能保证其经济价值的可持续利用,又可维护自然资源本身的生态价值。就冬虫夏草限采政策,各地实施准则各有侧重,但明确采挖区域、采挖面积、采挖量、采挖期限、采挖工具都是必须的。在该地区制定限采和轮采措施,划定禁挖区和封育区。在禁挖区内禁止一切采挖活动,像"休渔"一样实行"休虫"制度,通过采取特殊扶持政策、围栏封育、建立管护站、派专人管护等措施,禁止乱采乱挖,减少人为因素对冬虫夏草的生长及生活环境的影响,提高自然繁殖率和产量,保护冬虫夏草资源及生长环境,提高资源再生能力;在封育区内,要规定允许采挖的区域、时段、方式和工具,同时,采取"禁外限内"政策(限制当地人员,禁止一切州外人员到境内从事采集冬虫夏草活动),既规范产区农牧民采挖行为,又杜绝外来人员只为获利而造成对草场生态更大的破坏。此外,政府可建立生态补偿机制,减轻限采政策对农牧民经济利益的损害。

8.1.5.4 另辟蹊径发展虫草产业

冬虫夏草作为青藏高原特有名贵中药材,其医药、保健等方面价值在国内外享有极高声誉,同时其价格昂贵也使其成为主产区贫困农牧民收入的来源之一。发展冬虫夏草产业,不仅能增加经济收入,而且是具有中国特色的文化的宣扬。因此冬虫夏草夏草产业很有必要发展起来。根据实地访问,被调查者大多并不了解冬虫夏草医药价值,农牧民只是采挖售卖原材料,当地并未发展出冬虫夏草产业。农牧民辛苦采挖的冬虫夏草,却只能取得冬虫夏草整个供应链中很小的一部分收益,在当地发展并形成冬虫夏草"采摘,收购,加工,营销"产业链可以让农牧民获利更多。目前已有人工培育虫草的试验,但相较于原产地天然冬虫夏草药用功效和成分含量还有一定差距。在冬虫夏草种植技术困难的情况下,可以转变思维寻找培育冬虫夏草的方法。在保证已有虫草数量情况下,划定区域范围,利用当地虫草生长良好环境和条件,创造模拟其自然生长过程:如设置一块地区,用灯光引入飞蛾,培育出来虫卵分布在该区域,利用自然生态环境形成的冬虫夏草与天然冬虫夏草几乎无异。同时使得区域内冬虫夏草密度大大提高,既能够减少采挖虫草的困难程度,又能提高采挖量。同时引入技术支持,探索更多提高虫草附加值方法,加工并开发出多元化产品。虫草的人工辅育一旦付诸现实,虫草的产业链就可以于当地形成,同样可以促进社会结构的重新分工和经济结构的转换,让当地的经济和社会状况更加活力。

8.2　冬虫夏草中间商经营情况研究

　　为了对冬虫夏草中间商经营情况进行分析,中国人民大学农业与农村发展学院冬虫夏草课题组于 2015—2017 年先后三次前往我国最大的冬虫夏草产地与集散地青海省进行了实地调研,其中在 2016 年 8 月 6 日至 8 月 13 日对青海省西宁市的冬虫夏草中间商进行了一对一问答式的问卷调查。

　　问卷分为四部分:第一部分为经营者的个人及家庭基本信息,第二部分为店铺的基本情况和经营情况,第三部分为中间商对砷超标事件的认知和影响情况,第四部分为中间商对冬虫夏草未来的前景预判。

8.2.1　冬虫夏草中间商基本情况

　　本次中间商调研共获得 180 份问卷,其中有效问卷 157 份,问卷有效率为 87.2%。其中有效问卷中调研对象有 110 家(70.1%)位于全国最大的冬虫夏草集散中心勤奋巷(玖鹰)冬虫夏草市场,27 家(17.2%)位于西宁市的新千虫草科技城,20 家(12.7%)位于西宁市的新千虫草大世界。

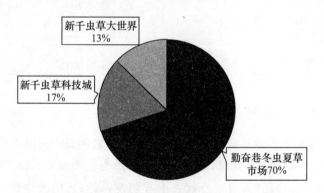

　　■勤奋巷冬虫夏草市场　■新千虫草科技城　■新千虫草大世界

图 8-4　冬虫夏草中间商分布情况

8.2.1.1　中间商个人特征

　　被调查的中间商基本情况如表 8-10 所示,从中可以看出:被调查者主要为男性,占总数的 94.3%;此外,民族特色浓厚,84.7% 的受访者为回族居民;户口类型中 70.7% 的人数农业户口,且多数为外地人;同时,受访者中 91.7% 的人群为已婚者;年龄以中年居多,其中30~59岁间的中间商占总样本的71.3%;从受教育程度来看,多数中间商文化程度不高,其中从未上过学的人达9.6%,初中及以下学历的人群达62.5%。

表8-10 中间商个人基本特征

指标	项目	频数	百分比(%)	指标	项目	频数	百分比(%)
性别	男	148	94.3	年龄	18~29岁	37	23.6
	女	9	5.7		30~39岁	45	28.7
民族	回族	133	84.7		40~49岁	46	29.3
	汉族	16	10.2		50~59岁	21	13.4
	藏族	7	4.5		60岁及以上	8	5.1
	撒拉族	1	6		未上学	15	9.6
户口类型	农业	111	70.7	受教育水平	小学	51	32.5
	非农业	46	29.3		初中	32	20.4
婚姻状况	已婚	144	91.7		高中或中专	38	24.2
	离婚或丧偶	4	2.5		大专或本科	18	11.5
	未婚	9	5.7		研究生及以上	3	1.9

8.2.1.2 中间商店铺经营情况

被调查的中间商店铺运营情况如表8-11所示,被调查中间商中66.2%为正规个体工商户,33.8%为注册公司;66.9%的经营户为独资经营,33.1%的经营户为合资经营,其中65.4%的人表示合伙人中有朋友,42.3%的人中表示合伙人中有亲戚;而资金来源中93.6%的人表示为自家积蓄,45.9%的人为银行贷款(图8-5、图8-6)。此外,问及"是否拥有草场",仅4位中间商说自有草场,且均为藏族居民。此外,被调查者中经营虫草年限最久者达39年,经营年限中间值为11.1年,表明受访者多数均为较有经验的中间商,且店铺数在1~4家,平均有1.59家,见表8-12。

表 8-11　中间商店铺经营情况

指标	项目	频数	百分比（%）
店铺类型	个体工商户	104	66.2
	公司	53	33.8
是否独资	独资	105	66.9
	合资	52	33.1
是否自有草场	是	4	2.5
	否	153	97.5

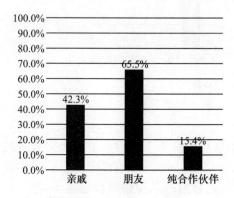

图 8-5　中间商合伙人类型

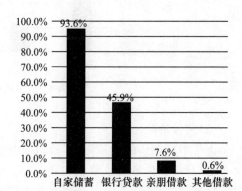

图 8-6　中间商资金主要来源

表 8-12　中间商店铺经营情况

项目	最大值	最小值	平均值	标准差	个案数
经营年数	39	1	11.10	7.021	157
目前店铺数量	4	1	1.59	0.899	157

8.2.1.3　中间商收购及销售情况

（1）收购情况

被调查中间商中年收购虫草量最大达 3 000 kg，最小者为 40 kg，平均值为 767.87 斤，可见多数中间商年收购量都较大（表 8-13）；至于收购途径，70.7% 的被调查者表示从牧民手中收购得到，54.8% 的人表示从产地中间商处收购，还有 24.2% 的人为自己包山所得（图 8-7）。

表 8-13　中间商收购量及销售赊账期限

项目	最大值	最小值	平均值	标准差	个案数
年收购虫草量(斤)	6 000	80	767.87	811.180	157
销售赊账期限(d)	360	2	43.67	74.562	52

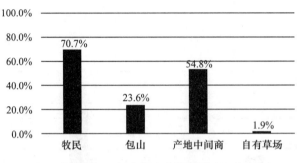

图 8-7　中间商收购渠道

(2)销售情况

由于本次调研的对象为中间商,故其销售对象基本上都为下游零售商或者加工企业,只有极少量的虫草销售给散客,销售渠道上 80.9％的中间商表示采用面对面销售,19.1％的人表示会在网络上销售,但普遍表示网络销售量极小;至于销售时是否可赊欠,50.3％的人表示不可赊欠,49.7％的人表示可赊欠,但赊欠对象必须是有过多次交易的老客户,赊欠期限从 2 d 到 360 d 不等,平均为 43.67 d。详见表 8-14。

表 8-14　中间商销售情况表

指标	项目	频数	百分比(％)
销售时是否可赊欠	是	78	49.7
	否	79	50.3
是否有网络销售	有	30	19.1
	无	127	80.9

8.2.2　冬虫夏草中间商典型案例详解

为了更加细致地了解冬虫夏草中间商的实际经营情况,课题组除了对冬虫夏草中间商进行了问卷调研外,还与典型的中间商进行了深度访谈,以了解中间商的

收购、销售等具体情况,同时更深入地了解他们的经营情况,现选取其中 4 个典型案例进行分析,具体如下:

案例一　兴隆虫草行(A 店)

受访人:店主 A

(1)基本经营情况

店主 A,46 岁,男,来自甘肃的汉族人,高中文化,经营虫草时间已经 20 年,目前在新千国际虫草大世界开有 1 家虫草零售店,但同时也进行批发,且批发才是主业。店主 A 于 1997—2012 年在玉树、果洛地区专职收购,2013 年开始入驻新千国际虫草大世界。目前年销售量近 500 kg,其中批发 400 kg 左右,零售 100 kg 左右。

(2)收购情况

A 目前主要有两条收购渠道:牧民手中收购(那曲 5 月 25 日后、玉树 5 月 15 日后、果洛 4 月 25 日后)、包山(玉树、果洛),其中包山每年可收获 150~200 kg,不从经纪人处收购。80% 的虫草都是在采挖季节从产区收购的,若售完则会再去牧区收购,牧区有人会囤货的。且一般不会去勤奋巷收购,因为勤奋巷管理较为混乱,质量没有保证。

选取上面的收购方式主要是因为这样既能保证虫草收获的数量也能保证质量,但同时需要的流动资金多,风险也较大。首先,无论是牧民直收还是进行包山都需要付现金,且多数是一次性付完。同时包山需要与当地村支书协商,签合同,进行包山,价格在 30 万~800 万不等,1 000 亩左右的草场需 800 万元资金。

包山一般会包村里的集体用地,不包牧民自家的草场,因为牧民自家的草场大多并不大,一方面产量上不够,另一方面划不来,因为要请很多采挖者来采挖,要买吃喝的各种东西包吃住,只有山大一点,平均成本就能降低了。

包山后,直到第二年采挖季节,包山人需请当地牧民或者其他地区的职业采挖人进行采挖。包吃住,每根 8 元。如果是自己承包了的山,就采挖人就无须采挖证。如果是村里集体的地,外乡人去采挖就需要采挖证,需要 8 000~10 000 块给当地的村里,才能办下采挖证。

目前 A 在玉树、果洛包了三个山头,其中最大的 500 亩(需大概 50~60 人职业采挖人),花费为 350 万元包山费,能挖到 30 万~40 万根虫草。一般收购 8 元一根,卖出去平均能卖 30~40 元一根。当然,如果天气不好,当年产量不好,则会亏得很多。同时,由于耗费资金较大,也会有贷款情况,但在青海贷款难度比较大,甘肃宁夏贷款容易一点。

(3)销售情况

店主 A 的销售对象依据交易方式不同而定,若批发则多为药店、公司,零售则多为散客,很多是长期食用的人。目前店铺中既有冬虫夏草原草销售也有加工品销售(虫草酒等),但是一般来说原草比较好卖,因为加工品看不出质量,以含片为例,其中一般会含有淀粉用于黏合,同时很多商家会选择差草加工,而这一切都是不透明的。A 说,就连极草公司的领导也不吃极草,而是来新千购买原草食用。

目前主要的销售对象为浙江、上海、广东、北京这种大城市的药店,批发利润大概一斤虫草挣 2 000~3 000 块。这些客户多是长期合作的客户,近几年由于店主 A 在客户关系上非常用心,基本上这些客户都没有改变,反而带来了一些新的客户。

此外,虽然收购虫草时不赊账,但在批发虫草时老客户能够赊一些,赊期大概 1~2 个月,大多赊账是先付一半,但是数额不能过大。虽然 A 不会主动去开拓客户,而是让客户自己找过来,第一次购买后觉得比较好,之后就形成了长期购买关系。但一般情况下不会出现有货卖不出去,目前就是供不应求的情况。

案例二　忠德虫草商贸有限公司(B 店)

受访者:店主 B

(1)基本经营情况

店主 B,40 岁,男,初中文化,家乡为青海省的虫草大县湟中县,2006 年以前在湟中县务农,2006 年后由于家族中有从事虫草者带领,来到西宁市勤奋巷冬虫夏草市场进行虫草批发,目前已经经营了 10 年。目前主营业务也是虫草批发,基本不做零售。年批发量 500 kg 左右,但如果行情不好,则只有 300 kg 左右。

(2)收购情况

店主 B 表示,他的收购渠道主要是包草山,此外,如果草山产量不够,就会通过观察产地与西宁市勤奋巷市场的价格情况决定去哪里购买虫草。目前 B 包了两个草山,一个 240 万元,一个 100 万元。包草山的费用是先付一半订金,等虫草采挖后,再付另一半。但 B 也表示,包山这个渠道挣得多,赔的也多。除了支付包山费用外,采挖季节还需雇人前去采挖,这些人多是当地人或者其他地方的每年都挖的人,包吃住,采挖而得的虫草,一般 7 元钱一根,不分大小。一般来说,包山的人,请人挖的话,就得为每个人交押金,以避免草场被破坏,等采挖后再退回。

(3)销售情况

B 在全国都有客户,一般都是零售的公司,基本上都是做原草的,此外还有一些药店。但是店里基本上都是老客户。一般来说收草容易,但是最怕的是卖不掉。至于新客户开发问题,B从来没有想过,说新客户一般都是每年6月份江浙地区来人的时候搭建的关系,并没有其他渠道。

至于销售价格,一般来说7块钱收购回的草,30～40块卖出,还得包草山费、人工费等。如果是在勤奋巷买货,而后再卖的话,一斤也就挣1 000块左右。而零售店一般60～70块一根,品牌店则更贵,可卖到100多块。

案例三 尚德堂(C店)

受访人:店主C

(1)基本经营情况

店主C,36岁,大专学历,来自新疆的回族人,已经来到西宁从事黑枸杞行业14年,同时从2013年开始兼业经营冬虫夏草,目前在勤奋巷冬虫夏草市场开有一家店铺,在广州还有一家店铺,目前主营业务为冬虫夏草批发,年销量在250～300 kg,其中批发业务占比95%。

(2)收购情况

C主要在距离西宁市600 km外的兴海县收购冬虫夏草,其收购渠道为当地牧民,一般为在兴海虫草市场上等待买主,通过讨价还价,进行现金收购。至于为何不采用包山的形式,主要是由于资金不够,且需要的人力也不足。如有急需,则直接在勤奋巷冬虫夏草市场进行收购,但不会收购囤积太多,只会存货5 kg左右。如果客户需要货物,而店内不够,C就会去到勤奋巷市场上收购。而如果是采挖季节,C则会去到兴海县进行收购。最常见的4 200条/kg的虫草收购价格大约几万元。

(3)销售情况

销售上面,除了西宁这个店铺外,C还有个弟弟在广州市的清平药材市场,专门对接广州的客户,并负责跑市场。正因为如此,销售客户则主要以华南地区为主,也有部分华东地区和北京的客户。但目前的客户,多是老客户,最大的老客户每年会收购近100 kg虫草。因为互相之间的信任,所以有时也会介绍新客户给C,客户类型多是下游的经销商。至于销售渠道,目前仅采用传统渠道销售,并未开设网上商城等渠道。至于新客户的开发,主要通过三条路:一是老客户推荐;二是弟弟在广州开发;三是每年六月很多外地商人来勤奋巷看货时开发。

而销售价格方面,4 200条/kg的虫草一斤批发出去也仅仅挣1 000～2 000元,对于不熟悉冬虫夏草行情的人,也就挣6 000元/kg。而下游的经销商则会在此基础上再加价 2 万~3 万元出售给消费者。而零售渠道,虽然客户较少,但是却能够挣更多钱,比如 20 根虫草,成本为 40 元每根,用品牌盒子装上,则能售出近 1 500 元,但由于客户难开发,所以目前还是主要在批发业务。

此外,由于批发量较大,顾客所需的流动资金也较多,也常有老顾客要求赊欠一阵子的情况,一般 20 万元左右的款可以赊欠,但超过 20 万元的就不敢赊了,比如广州有个顾客,两年前的 20 万元现在也没要回,但是店主 C 说赊欠制度对他来说还是好事,因为很多老顾客就是因为可以赊欠所以能够一直保持交易。且赊欠时谈价更方便,现金交易 7 万元每斤的虫草,在赊欠时可以谈到 8 万元每斤,这对于店铺也算是增加了营收,但一般赊欠只能一个月到两个月。

案例四 赵氏虫草行(D 店)

受访者:店主 D

(1)基本经营情况

店主 D,43 岁,初中学历,来自青海省日月山藏民聚居区的汉族人,2007 年及以前 D 自己采挖卖给中间商,但当时虫草才 8 毛钱一根,2008 年开始来到西宁专职从事冬虫夏草贸易,至今已经 8 年多。店铺位于青海省西宁市的新千虫草科技城,目前仅此一家店铺。一直强调虫草是上天给青藏高原人们的礼物。每年店铺销售 150 kg 左右虫草,也以批发为主,主营也是原草。

(2)收购情况

每年 5 月 1 号到 7 月 1 号,有时 D 会自己去到产区收购,但多数时候并不是去牧民处收购。而是由于自己老家产虫草,很多家乡的牧民会自己将虫草带来店内出售给店主,就类似于长期合作一样,有了信誉度,每年都如此。此外,店主家乡有亲戚会包山,与之合作也能获得一些虫草,只需雇人采挖,包吃住,10 块钱一根收购。但现在包山的人越来越少了,包山费用大,雇人成本高,且产量日渐下降,以前包的草场可能挖 10 万根,但现在 5 万可能都不到。此外,包山一般还会交一定押金,这样避免包山的人对草场破坏,所以对店主的现金流要求很高。

(3)销售情况

店铺内主要销售冬虫夏草原草,不做加工品,因为店主 D 认为那些产品不能够看清楚质量。且加工成含片需要加凝胶,否则黏合不起来,这样对顾客也是不公平的。客户方面,客户主要在一线城市,店主不会主动去开发客户,都是靠以前老客户向别人推荐。一般客户都是药店,给的价格也相对散客低不少,一斤也就挣 1 000 多块。每年也只有 5~6 月份销量会好一点,因为为了拿到流动资金收购新草,必须尽快处理一批老草,但有时可能还会亏钱。比如店里的 1 500 条/斤的虫草售价 11 万元,而如果在同仁堂手中,售价可达 27 万～28 万元。

8.3　冬虫夏草企业经营情况研究

8.3.1　概述

冬虫夏草产业的发展与企业息息相关,而极草 5X 这一产品的轰炸式广告让越来越多的人知晓了冬虫夏草这一产品。那么,目前我国主要有哪些类型的冬虫夏草企业呢?

中国人民大学农业与农村发展学院冬虫夏草课题组通过专家访谈结合实地调研,将我国的冬虫夏草企业按产品种类的不同分为三类。一是经营冬虫夏草原草的企业,典型代表是青海省三江源冬虫夏草科技股份有限公司;二是经营冬虫夏草加工制品的企业,典型代表是青海春天科技股份有限公司;三是经营冬虫夏草人工菌丝制品的企业,典型代表是青海珠峰虫草药业集团。以下,通过案例对相关企业进行详细介绍。

表 8-15　企业案例情况介绍

案例	企业名称	产品类型	企业类型
1	青海春天	冬虫夏草加工制品	上市公司
2	三江源	冬虫夏草原草	新三板挂牌公司
3	青海珠峰	人工菌丝体制品	青海最大虫草菌丝体加工品企业

8.3.2　冬虫夏草企业典型案例详解

案例一　青海春天药用资源科技利用有限公司(公司 E)

被访者:青海春天研发部(员工 E)

(1)企业基本情况介绍

青海春天药用资源科技利用有限公司成立于 2004 年,是青海省重点高科技及产业化龙头企业,总部位于西宁。公司的主要产品是极草系列产品(含冬虫夏草纯粉片、净制冬虫夏草及原草)。凭借电视媒体的广告轰炸,青海春天的营收一度从2010年的1.6亿元升至后来的逾50亿元。其中主力极草产品上体现得更为突出,2011年、2012年、2013年、2014年和2015年,极草5X冬虫夏草纯粉片贡献的毛利占产品毛利额的比例分别为85.44%、93.59%、95.58%、96.97%和91.61%,这成为了青海春天利润的最主要来源。

(2)采购环节

春天药用冬虫夏草纯粉片的主要原料为冬虫夏草原草,原料的采购模式主要分为两类:一为本部收购模式,即牧民将冬虫夏草送至公司收购部,经收购、质检人员检验后收购、入库;二为异地收购模式,收购小组实地到产区进行冬虫夏草原草的收购。公司制定了有健全有效的《采购管理制度》,分别对两种采购模式制定专门的业务流程,确保各个环节安全、可控制、可追溯。

(3)生产环节

采用以销定产、保持合理库存的模式制订生产计划进行生产,每季度召开产、供、销协调会,先由销售部门根据销售走势预测编制下季度的销售计划,再由生产、收购、库存部门结合产品库存情况确定下季度的生产计划。生产部门依据季度生产计划制定可操作的作业计划,并据此安排生产。

(4)销售环节

公司采取以合作商销售为主,自营销售为辅的销售模式。春天药用自营的销售工作全部由营销中心负责组织开展,营销中心具有全面科学的渠道管理与营销支持体系,能够对公司的销售活动进行全面管理和支持。其中极草5X冬虫夏草含片主要面向高端商务送礼,包装较为精美,价格较贵,每克单价在400～500元。

案例二 三江源冬虫夏草科技股份有限公司(公司F)

被访者:三江源西宁店(员工F)

(1)企业基本情况介绍

三江源冬虫夏草科技股份有限公司注册地位于青海省玉树藏族自治州,成立于2002年4月9日,公司的主营业务为冬虫夏草和土特产品的收购、加工、销售及研发,是处于农业贸易行业、健康滋补行业的开发商、运营商。公司在2016年上半年实现营业收入9 841万元,较上年同期减少5.46%。

2016年上半年冬虫夏草类产品占公司销售收入的87%,冬虫夏草原草是公司的主要产品。公司自主生产经销"三江源"牌冬虫夏草系列名贵药材,该品牌属于精品草,在全国 20 多个省、市、自治区进行销售。

(2)采购环节

公司的采购渠道主要是青海玉树地区的牧民,并与一些牧民达成了长期采购协议,每年在 6～7 月间,公司会在产区当地专门设点现金收购虫草,公司一般会倾向于收购大草,给予 2 000 条每斤的 40 元左右每条的收购价,但相对较大的虫草(晒干后还有 2～3 g)会达到 100 元左右每条的收购价。但公司并不采取包山的做法,因为那样风险太大,但由于采挖季节牧民也会囤积一部分虫草,且近年来产量连年下降,采挖季节收购量基本上达不到公司的预期目标,所以每年会去产区收购两三次,甚至更多次。但公司不会在西宁的勤奋巷市场收购,因为勤奋巷市场质量参差不齐。而公司制定了严格的采集标准,通过具有丰富经验的专业采购人员进行挑选,并结合质控技术进行检验,保证原草的高质量和标准化。

(3)加工环节

对于采挖季节从牧民手中收购的湿草,公司会对冬虫夏草虫体上残留的泥沙、杂质等进行清洗、灭菌、干燥,再通过严苛的分级拣选流程,对散草类产品进行捆扎,对高档礼盒类产品进行包装。目前公司并不售卖其他冬虫夏草加工产品,虽然公司也有深加工技术,但因为没有国家的批号,所以也不能出售。详见图 8-8。

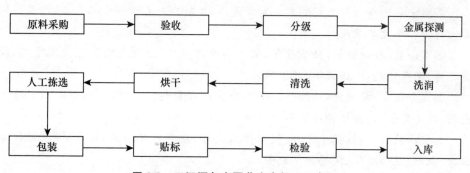

图 8-8　三江源冬虫夏草生产加工示意图

(4)销售环节

公司通过自营店面、加盟商、经销商以及网上商城等多渠道相结合的模式,将产品销售给全国消费者。目前公司销售有 7 大区域,共 30 多家自营店,此外还有部门加盟店。公司的冬虫夏草产品在运输环节实现了全程冷链,在终端卖场也有专用的恒温冷柜进行保存,以保证冬虫夏草的营养成分损失尽可能地减少,功效得到最大发挥。而由于湿草晒成 10％湿度的干草后,大概三斤湿草才能变成一斤干草,损耗很大,一般 40 元每根收购的虫草,到消费者手中的售价达 80～100 元每根,若精包装则可达 120~150 元每根。目前公司主要销量在实体店,但网上商城也有上升趋势。

案例三　青海珠峰虫草药业集团(公司 G)

受访人:公司研发部(员工 G)

(1)企业基本情况介绍

青海珠峰虫草药业集团成立于 2005 年,注册资金 1.5 亿元,坐落于青海省(国家级)生物技术产业园区,占地面积 200 余亩,拥有一支高素质的专业管理团队及先进的生产研发设备。

集团依靠自身强大的科研实力和青藏高原特有的珍稀物种———冬虫夏草。利用高科技生物技术、专业研发团队及国际领先的生产设备一直致力于冬虫夏草产品化、产业化和产业链化。经过十余年的技术积累与沉淀成立了"青藏高原冬虫夏草国家地方联合工程研究中心"。公司依托旗下多家子公司,实现冬虫夏草这一珍惜资源产业链产品的开发及保护利用,为保护中国三江源地区的生态环境以及冬虫夏草这一珍稀资源做出极大贡献。

集团主要产品为人工发酵冬虫夏草菌粉,目前公司有三种主要产品,已获得国家的药品和保健品批号。

①百令片:补益肺肾,秘精益气,用于肺肾两虚,不致精久的所气虚足咳喘,神疲乏力,不寐健忘,腰膝酸软,月经不调。

②百令胶囊:补肺肾,益精气。用于肺肾两虚引起的咳嗽,气喘,咯血,腰背酸痛;慢性支气管炎、慢性肾功能不全的辅助治疗。

③雪源软胶囊:增强免疫力、缓解体力疲劳、改善肝肾功能、抗疲劳、辅助降血脂、降血糖、改善睡眠、缓解视觉疲劳。

(2)采购生产环节

由于珠峰集团的产品为发酵冬虫夏草菌粉,它是科研人员从采集来的新鲜野生冬虫夏草中分离出冬虫夏草菌(学名:中国被毛孢菌),经过菌种纯化、菌种性状筛选、中国科学院微生物所菌种性状及遗传基因权威鉴定等一系列的科学工序后,经过高科技低温深层液体发酵技术而得到的产品。

故而每年珠峰集团都会派人前往冬虫夏草产地收购部门冬虫夏草,但他们收购的冬虫夏草并非是为了销售,而是将其带回集团的实验室进行分离,将最新品种的冬虫夏草菌分离出来,经过菌种纯化、菌种性状筛选,以获得性状更好的菌种,用于发酵得到产品,同时将其保存在集团的菌种库中,故而珠峰集团有庞大的菌种库。通过与研发部人员交流得知,即便他们其中 1～2 年在采挖季节不前往产区进行收购,集团的菌种库也足以为企业的生产提供菌种,他们去产区收购虫草仅为保留住更多的优秀菌种,避免未来虫草消亡导致菌种灭绝。

(3)销售环节

由于珠峰集团的三种主要产品已获得国家的药品和保健品批号,所以珠峰集团产品分为药品销售和保健品销售两部分,其中百令片和百令胶囊为药品,主要销售渠道为相关的药店、医院,主要通过竞标等方式进入医院销售。而雪源软胶囊以及冬虫夏草发酵菌丝粉则多是通过保健品店或药店销售,集团有在华东、华南、华中、华北等地区均有专门的销售团队;同时集团在网上也开通了电子商务渠道进行销售。

8.4　冬虫夏草消费情况研究

为了研究我国冬虫夏草的消费情况以及消费者对冬虫夏草产品的认知程度,中国人民大学农业与农村发展学院冬虫夏草课题组通过网络问卷的方式进行了问卷调研,共收回 310 份问卷,其中有效问卷 303 份,有效率为 97.7%。调研对象所在地点涉及北京、上海、广东、山东、湖南、江苏、浙江、天津、河南、安徽、吉林、福建 12 省市,其中北上广及江浙沪的消费者占比 49.2%,此外还有少数国外消费者(图 8-9)。

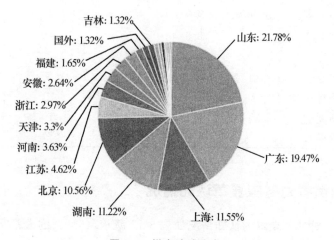

图 8-9　样本地域分布

8.4.1 消费者基本特征

被调查的消费者基本情况如表 8-16 所示。从表 8-16 中可以看出:被调查者以女性居多,占总数的 62.0%,年龄以中青年居多,主要为青年消费者,占总样本的 51.2%;从受教育程度来看,其中大专或本科占比 63.0%,研究生及以上人群占比 24.4%,从个人年净收入来看,多数人净收入并不高,其中年净收入在 5 万元以上的人约 50.8%,而个人年净收入 8 万元以上的收入相对较高人群占比 30%。

表 8-16 样本个人基本特征

指标	项目	频数	百分比（%）	指标	项目	频数	百分比（%）
性别	男	115	38.0	健康状况	健康	218	71.9
	女	188	62.0		亚健康	81	26.7
年龄	20～29 岁	155	51.2		有疾病	4	1.3
	30～39 岁	41	13.5	家中有无老人	有	279	92.1
	40～49 岁	42	13.9		无	24	7.9
	50～59 岁	49	16.2	个人年净收入	3 万元以下	109	36.0
	60 岁以上	16	5.3		3 万～5 万元	40	13.2
受教育程度	小学及以下	4	1.3		5 万～8 万元	43	14.2
	初中	7	2.3		8 万～12 万元	57	18.8
	高中或中专	27	8.9		12 万～15 万元	23	7.6
	大专或本科	191	63.0		15 万～20 万元	11	3.6
	研究生及以上	74	24.4		20 万元及以上	20	6.6

8.4.2 消费者对冬虫夏草认知情况

被调查者对冬虫夏草的认知情况如表 8-17 所示,46.9% 的人都是从电视上接触到冬虫夏草的,主要在于电视广告,其次是亲朋好友推荐,故而亲朋好友推荐也是让潜在消费者接触产品的重要途径;当问及"对虫草的认知",42.6% 的人均表示了解并知道它的用途,56.1%的人表示听说过,但不知道具体用途,这里反映出当前冬虫夏草已经为人们所熟知,但多数人并不知其具体用途;同时,95.0%的人表示并不能分辨冬虫夏草的真假;而当问及"您(想)购买冬虫夏草的用途为何"之时,71.0%的人表示是为了身体保健,19.1%的人表示是为了送礼;而对于冬虫夏草的属性认知情况,40.9%的人认为其为保健品,31.0%的人认为其既是药材又是食品,仅20.5%的人能明确其仅为中药材,表明我国对冬虫夏草的属性相关文件并未有效地传递至消费者。

表 8-17 样本对冬虫夏草的认知情况

指标	项目	频数	百分比（%）	指标	项目	频数	百分比（%）
从何处得知冬虫夏草	报纸	13	4.3	对虫草的认知	了解,知道它的用途	129	42.6
	电视	142	46.9		听说过,但不知道具体用途	170	56.1
	街头广告牌	18	5.9		从没听说过	4	1.3
	亲朋好友推荐	82	27.1	是否能辨别真假	是	15	5.0
	网络	48	15.8		否	288	95.0
虫草属性认知	保健品	124	40.9	用途	保健	215	71.0
	既是药材又是食品	94	31.0		送礼	58	19.1
	中药材	62	20.5		治病	30	9.9
	食品	4	1.3				
	药品	19	6.3				

8.4.3 消费者冬虫夏草购买食用情况

被调查者冬虫夏草的购买及食用情况如表 8-18 所示,被调查的消费者中有19.5%的人曾购买过冬虫夏草原草,有12.9%的人购买过冬虫夏草加工品,而在较长时间里,使用了冬虫夏草产品的人仅5.9%,说明购买了冬虫夏草产品的人也仅有少部分人会长期食用冬虫夏草。

表 8-18　样本的冬虫夏草购买食用情况

指标	项目	频数	百分比(%)
是否曾经购买过冬虫夏草原草？	是	59	19.5
	否	244	80.5
是否购买过虫草加工品,如含片、破壁粉、胶囊等产品？	是	39	12.9
	否	264	87.1
是否在较长时间里,食用了冬虫夏草产品？	是	18	5.9
	否	285	94.1

　　购买渠道方面,消费者主要是在虫草专卖店中购买,其次是药店,这两个途径成为了消费最主要的购买渠道,具体情况如下(图 8-10):

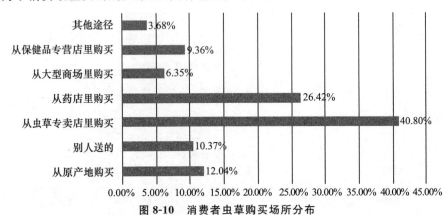

图 8-10　消费者虫草购买场所分布

　　在购买产品所关注的主要因素上,消费者主要是看中其功效,其次是品牌,而其他方面并非主要因素,具体情况如下(图 8-11):

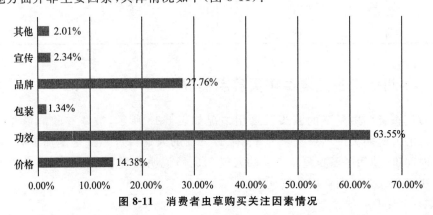

图 8-11　消费者虫草购买关注因素情况

第 9 章　冬虫夏草砷超标事件对消费者的影响研究

9.1　背景介绍

2016 年 2 月 4 日,国家食品药品监管总局发布了《关于冬虫夏草类产品的消费提示》(图 9-1)。提示中称,国家食药总局组织开展了对冬虫夏草、冬虫夏草粉及纯粉片产品的监测检验。检验的冬虫夏草、冬虫夏草粉及纯粉片产品中,砷含量为 4.4～9.9 mg/kg。同时,国家食品药品监管总局还提示"冬虫夏草属中药材,不属于药食两用物质。有关专家分析研判,保健食品国家安全标准中砷限量值为 1.0 mg/kg,长期食用冬虫夏草、冬虫夏草粉及纯粉片等产品会造成砷过量摄入,并可能在人体内蓄积,存在较高风险"。

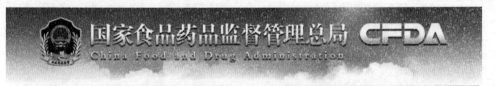

国家食品药品监督管理总局 CFDA
China Food and Drug Administration

总局关于冬虫夏草类产品的消费提示

2016年02月04日 发布

近期,食品药品监管总局组织开展了对冬虫夏草、冬虫夏草粉及纯粉片产品的监测检验。检验的冬虫夏草、冬虫夏草粉及纯粉片产品中,砷含量为4.4～9.9 mg/kg。

冬虫夏草属中药材,不属于药食两用物质。有关专家分析研判,保健食品国家安全标准中砷限量值为1.0 mg/kg,长期食用冬虫夏草、冬虫夏草粉及纯粉片等产品会造成砷过量摄入,并可能在人体内蓄积,存在较高风险。

图 9-1　国家食药总局关于冬虫夏草的消费提示

其后的 2016 年 2 月 27 日,西藏自治区食品药品监督管理局发布了《西藏区局关于冬虫夏草使用问题的说明》,该说明称"2016 年 2 月 4 日,国家食品药品监管总局发布《关于冬虫夏草类产品的消费提示》(图 9-2)。这是总局根据对部分冬虫夏草类产品的监测检验结果,依法定职责对消费者进行的信息公开和风险提示,目的是为了保障消费者的知情权和健康权益。冬虫夏草是我国传统中药材,收入《中国药典》。《中国药典》未规定冬虫夏草中砷限量值,消费者在医生指导下合理使用冬虫夏草是安全的。"

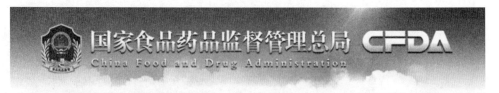

西藏区局关于冬虫夏草使用问题的说明

2016年02月27日 发布

2016年2月4日,国家食品药品监管总局发布《关于冬虫夏草类产品的消费提示》。这是总局根据对部分冬虫夏草类产品的监测检验结果,依法定职责对消费者进行的信息公开和风险提示,目的是为了保障消费者的知情权和健康权益。

冬虫夏草是我国传统中药材,收入《中国药典》。《中国药典》未规定冬虫夏草中砷限量值,消费者在医生指导下合理使用冬虫夏草是安全的。

图 9-2　西藏自治区食药监局关于冬虫夏草使用问题的说明

国家食药总局的消费提示一击石起千层浪,各大媒体纷纷爆出"冬虫夏草含砷超标"的新闻,在冬虫夏草行业内掀起一场关于砷的安全性争论。

在国家食药总局发布砷超标消费提示的一个月后,冬虫夏草保健品试点工作被取消。冬虫夏草龙头企业青海春天的"极草"牌口服冬虫夏草含片是其主打产品,极草产品的营收占公司总营收的 90% 以上。以 2015 年数据为例,公司总营收 17.63 亿元,其中"冬虫夏草纯粉片"的营收为 14.89 亿元。砷超标事件所致的保健品试点工作取消使得其主打产品被迫下架,企业面临破产边缘。

那么,砷超标对冬虫夏草行业中的上下游的中间商、企业及消费者到底会产生什么影响呢? 带着这个目的,中国人民大学农业与农村发展学院冬虫夏草课题组选择了全国最大的冬虫夏草集散中心青海省西宁市作为主要的调研地点,对当地的中间商、企业进行销售情况的调研,同时通过网络问卷的方式对消费者的购买意愿展开了调研。

9.2　砷超标事件对中间商经营情况影响研究

虽然砷超标事件导致冬虫夏草产业受到了冲击,一般来说,受到这种变化,冬虫夏草的价格应该会产生较大的下跌,但通过课题组的调研,我们发现在冬虫夏草砷超标消费提示发布后,产地的的冬虫夏草价格却并未受到较大影响,甚至可以说没有变化,具体情况如图 9-3 所示:

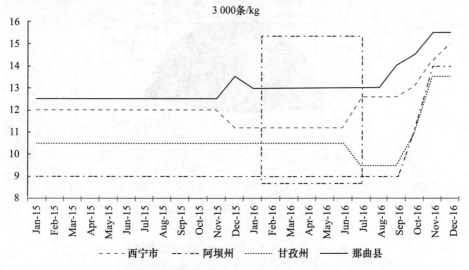

图 9-3　2015 年 9 月至 2016 年 12 月的产地冬虫夏草价格走势图

9.2.1　砷超标对中间商经营的短期效应

通过调研问卷问题"2016 年 2～4 月份的销量与往年同期相比如何"了解中间商在 2016 年 2 月 4 号国家食药总局发布冬虫夏草砷超标消费提示后中间商所受到的短期影响。问卷中将其分为五个等级:(1)大幅下降;(2)小幅下降;(3)与往年差不多;(4)小幅上升;(5)大幅上升。详见表 9-1。

表 9-1　2016 年 2～4 月份的中间商销量情况

指标	项目	频数	百分比(%)
相比往年,2/3/4 月份销售情况	大幅下降	12	7.6
	小幅下降	23	14.6
	与往年差不多	85	54.1
	小幅上升	23	14.6
	大幅上升	14	8.9

具体中间商情况如图 9-4 所示。

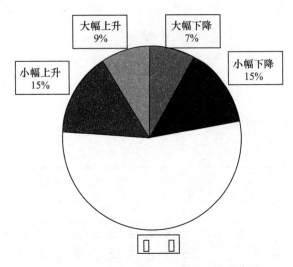

图 9-4　2016 年 2～4 月份的中间商销量情况

由图 9-4 可知,54.1%的中间商表示与往年差不多,表示上升和下降的中间商人数相差不多,具体原因需进一步分析。

9.2.2　中间商经营情况交叉分析

为了研究砷超标后对中间商经营的影响,本问卷通过"2016 年 2～4 月与 2015 年同期销量情况对比"这一问题进行说明。

9.2.2.1　同期销量与性别

从表 9-2 可以看出,56.1%的男性店主在砷超标事件发生后的 3 个月内店铺销量与往年一样,而女性店主则近 22.2% 的人与往年一样,但女性中有 55.6% 的人表示销量同期上升不多。但从相关系数来看,男女性与砷超标事件发生后的 3 个月的店铺销量具有统计上的显著相关。

表 9-2　同期销量与性别交叉分析表

性别	2016 年 2～4 月与 2015 年同期销量情况对比				
	下降很多	下降不多	与往年一样	上升不多	上升很多
男	7.4%	14.9%	56.1%	12.2%	9.5%
女	11.1%	11.1%	22.2%	55.6%	0.0%

样本数:157　　卡方检验:$\chi^2 = 13.785$,自由度=4,显著性(双侧)= 0.008

9.2.2.2　同期销量与年龄

从表 9-3 可以看出,不同年龄阶段的店主多数在 2016 年 2～4 月的销量与往年相差不大。此外,从相关系数来看,不同年龄段的人群砷超标事件发生后的 3 个月的店铺销量没有统计上的差异。

表 9-3　同期销量与年龄交叉分析表

年龄	2016 年 2～4 月与 2015 年同期销量情况对比				
	下降很多	下降不多	与往年一样	上升不多	上升很多
18～29	8.1%	8.1%	51.4%	16.2%	16.2%
30～39	6.7%	15.6%	55.6%	15.6%	6.7%
40～49	6.5%	19.6%	52.2%	17.4%	24.3%
50～59	14.3%	19.0%	61.9%	0.0%	4.8%
60 及以上	0.0%	0.0%	50.0%	25.0%	25.0%

样本数:157　　卡方检验:$\chi^2 = 15.897$,自由度=16,显著性(双侧)=0.460

9.2.2.3　同期销量与学历

从表 9-4 可以看出,小学及以下人群相比学历高的店主在 2016 年 2～4 月同期销量下降。从相关系数来看,不同学历人群砷超标事件发生后的 3 个月的店铺销量具有统计上的相关性。

表 9-4　同期销量与学历交叉分析表

学历	2016 年 2～4 月与 2015 年同期销量情况对比				
	下降很多	下降不多	与往年一样	上升不多	上升很多
未上学	33.3%	26.7%	33.3%	6.7%	0.0%
小学及以下	11.8%	31.4%	56.9%	0.0%	0.0%
初中	3.1%	9.4%	65.6%	12.5%	9.4%
高中或中专	0.0%	0.0%	65.8%	26.3%	7.9%
大专或本科	0.0%	0.0%	27.8%	44.4%	27.8%
研究生及以上	0.0%	0.0%	0.0%	0.0%	100.0%

样本数:157　卡方检验:$\chi^2=110.981$,自由度＝20,显著性（双侧）＝0.000

9.2.2.4　同期销量与民族

从表 9-5 可以看出,汉族店主在 2016 年 2～4 月销量与往年相比较多上升,而其他民族有升有降,但多数与往年一样。但从相关系数来看,不同民族与砷超标事件发生后的 3 个月的店铺销量具有统计上的相关性。

表 9-5　同期销量与民族交叉分析表

民族	2016 年 2～4 月与 2015 年同期销量情况对比				
	下降很多	下降不多	与往年一样	上升不多	上升很多
回族	9.0%	15.8%	58.6%	12.0%	4.5%
汉族	0.0%	0.0%	18.8%	37.5%	43.8%
藏族	0.0%	14.3%	57.1%	14.3%	14.3%
其他	0.0%	100.0%	0.0%	0.0%	0.0%

样本数:157　卡方检验:$\chi^2=45.808$,自由度＝12,显著性（双侧）＝0.000

9.2.2.5　同期销量与店铺类型

从表 9-6 可以看出,无论是个体工商户还是公司,它们多数在 2016 年 2～4 月的销量与往年相差不大。从相关系数来看,不同店铺类型与砷超标事件发生后的 3 个月的店铺销量没有统计上的差异。

表 9-6　同期销量与店铺类型交叉分析表

店铺类型	2016 年 2～4 月与 2015 年同期销量情况对比				
	下降很多	下降不多	与往年一样	上升不多	上升很多
个体	4.8%	12.5%	60.6%	13.5%	8.7%
公司	12.0%	18.0%	44.0%	18.0%	8.0%
无注册家庭经营店	33.3%	33.3%	0.0%	0.0%	33.3%

样本数:157　卡方检验:$\chi^2=12.706$,自由度$=8$,显著性（双侧）$=0.122$

9.2.2.6　同期销量与店铺投资类型

从表 9-7 可以看出,无论是合资还是独资经营对 2016 年 2～4 月的销量的变化都较为接近,从相关系数来看,不同店铺投资类型与砷超标事件发生后的 3 个月的店铺销量没有统计上的差异。

表 9-7　同期销量与店铺投资类型交叉分析表

店铺投资类型	2016 年 2～4 月与 2015 年同期销量情况对比				
	下降很多	下降不多	与往年一样	上升不多	上升很多
独资	5.7%	14.3%	51.4%	18.1%	10.5%
合资	11.5%	15.4%	59.6%	7.7%	5.8%

样本数:157　卡方检验:$\chi^2=5.436$,自由度$=4$,显著性（双侧）$=0.245$

9.2.3　砷超标事件后冬虫夏草中间商销量影响因素分析

9.2.3.1　研究假设

由于产地冬虫夏草中间商多数为全职从事虫草交易人员,特别是回族中间商,基本上家中女子均属全职主妇,而仅男子在外工作,所以说冬虫夏草的销量与产地的中间商的生计息息相关。首先,冬虫夏草作为一种中药材,它受到人们身体情况的影响;其次,它又作为一种奢侈品,受到外界经济发展的影响,以及国家政策的影响,比如国家出台的八项规定。而中间商的销售绩效除了与外部经济水平有关系外,还与店主的个人特征(年龄、学历等)及其社会资源(是否有合伙人、是否有固定客户等)密切相关。

结合冬虫夏草中间商的经营特征和问卷调研,我们初步确定中间商个人特征

（年龄、民族、受教育程度、店铺经营年限）、店铺情况（店铺类型、店铺规模、经营年限、店铺资金形式）、销售情况（销售渠道、固定客户数量、销售模式）等作为自变量，中间商在 2016 年 2～4 月的销量情况作为因变量。

（1）店主年龄。在产业尚处于初级阶段的冬虫夏草行业，店主的年龄一定程度上代表了其所拥有的社会资源，无论是在前面的收购端还是后面的销售端，年龄越大可能拥有的资源就越广，在受到产品危机时的承受能力也越强。因此，本文假设，冬虫夏草砷超标事件对年龄大的店主影响较小。

（2）民族。冬虫夏草行业的典型特色是：藏族采挖、回族收购、汉族消费。此外，通过实地调研发现，冬虫夏草中间商中接近 90％为少数民族商人，特别是回族商人。少数民族商人有天生的优势，一是冬虫夏草产区均为少数民族居民，在语言沟通上更没有障碍；二是少数民族中间商在宗教信仰上没有冲突，互相间的信任程度更强，相互之间赊账、赊虫草较为容易，购买者对虫草的真实性也更加相信，这样的多维渠道让他们在危机中可以更有抵抗力。故本文假设，冬虫夏草砷超标事件对少数民族中间商的影响比汉族中间商小。

（3）受教育程度。店主受教育程度在一定程度上可以显示出他对新事物及现代营销方法的接受程度；此外，它也代表了店主朋友圈中的人群层次。故本文假设，店主的受教育程度与其销量呈负相关，即店主学历越高，砷超标事件对其销量的影响就越小。

（4）经营年限。冬虫夏草中间商批发生意动辄几十万上百万，而客户也多是药店或者药厂，中间商的新客户很多都是老客户介绍。一般而言，经营年限越长，老客户越多，与老客户的关系也越紧密，所能从老客户处获得的新客户人数也越多。因此，本文假设，经营年限越久，冬虫夏草砷超标事件对其销量影响越小。

（5）店铺类型。冬虫夏草的店铺类型主要分为个体和注册公司，通过与注册了公司的中间商交流，他们的初衷是为了开发票方便，同时也让客户觉得更正规。因此，本文假设冬虫夏草砷超标事件对注册公司的中间商影响要比个体户中间商小。

（6）店铺资金形式。资金形式这里分为独资与合伙两种。根据程池对独资与合伙企业的研究，本文假设，合伙经营的中间商在砷超标事件中销量受到的影响更小。

（7）销售渠道。结合具体实际，冬虫夏草中间商销售渠道分为实体店和线上线下结合两种方式。根据以往学者的研究，本文假设，采取线上线下相结合的方式比单独实体店更优，线上线下结合的店铺在砷超标事件中销量受到影响也较小。

（8）能否赊欠。一般而言，能够赊欠可以为自己带来更多客户，特别是冬虫夏草这样的资金量较大的行业。故本文假设,能够赊欠的店铺,在冬虫夏草砷超标事件中销量所受影响更小。

本文中的中间商销量情况主要采用问题"相比往年,您觉得 2016 年 2～4 月的销量情况如何"得出,其选项分为"大幅下降""小幅下降""与往年差不多""小幅上升"和"大幅上升"进行描述,故本文在对其影响因素进行分析时采用 OLS 回归模型。中间商处于何种销量状态用式(1)表示:

$$y = \beta_1 + \beta_2 x_2 + \cdots + \beta_k x_k + u \tag{1}$$

其中,x_i 表示影响中间商销量的各个控制变量。

这里的控制变量包括中间商个人特征(年龄、民族、受教育程度、店铺经营年限)、店铺情况(店铺类型、经营年限、店铺资金形式)、销售情况(销售渠道、固定客户数量)等。各变量的具体说明如下表所示:

表 9-8　变量赋值与说明

变量	变量含义	变量赋值
y	销量情况	大幅下降＝1,小幅下降＝2,与往年差不多＝3,小幅上升＝4,大幅上升＝5
x_1	年龄	实际数值
x_2	民族	少数民族＝1,汉族＝0
x_3	受教育程度	未上学＝1,小学＝2,初中＝3,高中＝4,大专或本科＝5,研究生及以上＝6
x_4	店铺类型	个体商户＝1,企业＝0
x_5	店铺经营年限	实际数值
x_6	店铺资金形式	独资＝1,合资＝0
x_7	销售渠道	面对面销售＝1,网络＋面对面销售＝0
x_8	固定客户数量	实际数值
x_9	是否可赊欠	是＝1,否＝0

9.2.3.2　模型结果与分析

本文选用 STATA12 计量软件对样本数据进行 OLS 模型回归估计。最终模型的估计结果如表 9-9 所示:

表 9-9　模型结果

影响因素	系数	标准误差
年龄	0.035	0.006
民族	−0.210	0.220
受教育程度	0.235**	0.081
店铺经营年限	0.213*	0.049
店铺类型	−0.040	0.121
店铺资金形式	−0.043	0.123
销售渠道	0.253	0.153
固定客户数量	0.152***	0.048
是否可赊欠	0.258**	0.078
常数项	−1.128*	0.529
样本量	157	
虚拟 R^2	0.404	

注：$^*P<0.05$；$^{**}P<0.01$；$^{***}P<0.001$

由表 9-9 的结果显示，中间商的销售情况与其受教育程度、经营年限、固定客户数量均呈现出显著相关性，而与年龄、民族、店铺类型、店铺资金形式、销售渠道、是否可赊欠均不呈现出显著相关性。具体结果解释如下：

(1)个人特征的影响。个人特征中仅受教育程度为 5％水平上显著，对销量由正向影响，符合预期，因为在中间商环节中，受教育程度高的人在社交能力中更为突出，相对于低学历的中间商，在经营上更有现代化的头脑。同样，从下游买方的角度看，学历层次高，同样侧面表现出中间商的一种能力与素质，在交易过程中也更能保证产品的质量，更合适沟通，而当地中间商学历层次低的人群中，很多人普通话都不能够顺利说出，在社交及开拓客户上存在障碍。

此外，年龄对其销售有正向影响，可能是由于年龄越大，经营越丰富，对经营有利。而民族为负向影响，可能是由于少数民族商人一方面在与客户或者顾客进行普通话沟通时不如汉族顺畅，同时文化上与顾客也有差异，最后，从整体来说，汉族的中间商的文化程度比其他少数民族要高。此外，店铺经营年限对销售有正向影响，即年限越长，积累的经验越丰富，销量也就更有保障。

(2)店铺情况的影响。店铺情况中店铺类型与销量呈负向影响，即个体户不如公司类型的中间商销售好，这也很容易解释，因为公司不仅从名义上来说更好听，同时也更能让买方得到质量保障，自然就更愿意购买公司的产品。店铺资金形式也与销量呈负向影响,即合资形式的中间商比独资形式得更好,这可能是因为合资时不仅人手上充足,同时也带来了更多的社会关系,关系网络更强大,自然更有利于销售。

(3)销售情况的影响。这里的固定客户数量在 5％水平上显著,对销售有正向影响,这是也常识相符的,固定客户数量越多,销量就越能保证。而销售渠道对销售有负向影响,即仅进行面对面销售的店铺,销量更好,而同时进行网上销售和面对面销售的店铺更差,这虽然与常识有点差异,但是在冬虫夏草行业,鉴于冬虫夏草价高而又多造假,网上售卖基本上基本上没有销量,同时打理网店还需要耗费店主精力,而面对面销售的店铺则可以靠此全力开发新客户,自然就能有更好的业绩。

9.2.4　砷超标事件对中间商经营影响的案例

为了更好地研究冬虫夏草砷超标对中间商的影响,除了对冬虫夏草中间商进行了问卷调研外,还随机与 6 个典型的中间商进行了深度访谈,以了解中间商的收购、销售等具体情况,同时更深入地了解砷超标对他们经营的影响程度,其中传统的勤奋巷冬虫夏草交易市场 3 家商铺和新兴的新千国际虫草大世界 3 家商铺。通过调研后发现,无论是勤奋巷冬虫夏草交易市场还是新千国际虫草大世界的中间商,其经营方式都大致一样。现选取其中 4 个典型案例进行分析,其中具体案例情况介绍已在第八章中进行了介绍,以下仅将其结果部分列出:

9.2.4.1　中间商案例介绍

(1)砷超标事件对 A 店经营的影响

A 知道食药总局所说的"砷"超标的事情,认为这个事情对他的经营没有任何影响,甚至于当时囤积虫草的人还大赚了一笔。4 月 20 号左右 3 万元/斤的虫草,到 7 月份采挖完一斤涨了 2 万~3 万元,接近翻番。

虽然一些散客会对冬虫夏草砷超标产生质疑,但是店家会用青海省冬虫夏草协会的算术公式跟顾客说明虫夏草中砷含量很难食用超标,因为从算法上看,需要每天食用近 10 000 元的虫草才能超标。

虽然还是有部分散客会因此而不食用冬虫夏草,但是 A 的很多客户都是长期食用冬虫夏草用于保健的,且在食用过程中发现确实有作用,故而对食药总局的砷超标消费提示并不关注,还是同样买卖冬虫夏草食用。

此外,由于相关客户多为药材经销商,且关系良好,在 2016 年上半年,各个客户的采购量与往年基本持平,所以综合来说,砷超标对店铺的影响也仅是散客有些许影响,总体来说,影响不大。

(2)砷超标事件对 B 店经营的影响

问及砷超标,店主 B 说知道这个事,但说那都是胡扯不能相信的。而问及顾客反应,B 说那些长期吃的人,不会因为一个砷超标的提示就停止食用,没吃过的人则会有点怕。而问起 2016 年 2～4 月的销量情况,通过店主的记录可以看出,在 2014 年跟 2015 年这 3 个月分别售出 200 斤虫草,而 2016 年则仅售出 150 斤。问及原因,店主 B 表示主要之前的固定客户由于关系未维护好,所以丢失了一个客户,而这个客户前两年每年会在 B 处购买近 200 斤的虫草。2016 年 2～6 月同比销售量少了 100 斤,所以总体来说,砷超标对其影响也不算特别大,而是店铺固定客户的流失,导致了其销量的降低。同时,由于害怕砷超标对销量产生影响,在 2～3 月份还做了降价促销,而 7 月份虫草价格就涨了几万元每斤,店主 B 懊悔不已。

(3)砷超标事件对 C 店经营的影响

在 2016 年的上半年期间,店铺的生意一直都很好,虽然有过散客来购买时因为砷超标的事有过退却,但是由于进行的是批发业务,而多数顾客多是进行药品生产的企业,同时店主的弟弟在广州开发的客户中,2016 年 3 月带来了香港和台湾的顾客,让店铺的虫草销售量反而增加了 100 斤。而零售的客户中,虽然有老顾客因砷超标事宜询问过,但通过解答,而且吃了的人也都觉得有效果,所以也只有一个老顾客因此而买了 10 斤退了 8 斤。但总体而言,2016 年的砷超标事件对其经营产生的影响非常小。

(4)砷超标事件对 D 店经营的影响

店主 D 知道砷超标的事件,同时表示也知道青海省冬虫夏草协会特地为此发布了声明。但是店主还是表示受到了一点影响。2016 年上半年好几个散客就是因为这个事,后来还退货了。同时因为这件事,部分药店还来压价,导致利润一度仅 700～800 元每斤。此外,店主认为生意越来越难做了,以前一斤草挣 3 000～4 000 元,现在很多人仅能挣 700～800 元一斤,主要是应为两方面问题:一是冬虫夏草经营的是原草,没有门槛,没有技术,所以进来的人太多,生意难经营;而是成本上也上涨了很多,以前包个现在这样的铺面 4 万元,现在 40 万元,涨了 10 倍了。

9.2.4.2　中间商案例讨论

案例共同点:均表示很多新客户受此影响,而老客户受到的影响较小,新客户中很大一部分是老顾客推荐。此外,店铺们对国家的砷超标有异议,认为这是几百年下来都在使用的东西,说其砷超标没有依据。

案例不同点:

案例一:销售与往年持平,应对措施,会对散客说教,说明按平日食量不会有危险,同时加强与较大的固定散客的联系,打消其顾虑。同时通过质量说话,保证老顾客不会流失。

案例二:销量降低,没有很好的留住新顾客,只对对方说那是胡扯,不能相信,却没有用事实去向客户说明。此外,在保留老顾客方面也做得不够,时有顾客流失,问及具体原因,主要是原顾客被其他人介绍给了其他中间商,虽然散客销量少了 B 无所谓,但固定大客户不在了,让其很是懊恼。

案例三:店主 C 虽然经营时间不如其他人,但是不仅在质量保障上采取了舍近求远的方法,同时可能由于更高的学历,更广的眼界,还需其弟弟合作,形成了产地、终端结合,通过弟弟在广东地区开发客户,虽然其他地区有部门业务受到影响,但通过新客户的开发,不仅使得客户遍布港澳台,同时也使得销量增加了。

案例四:店主 D 虽然有较好的产地资源优势,且在新客户问及砷超标事件时也能很好的解释,但是却从来不会主动去开发客户,仅认为通过信誉绑定老客户就行,而实际上却是当前很多客户都会货比三家,如果别人价格低,可能会转而换到另一家店铺,这对于如此依赖老客户的店主 D 其实并非好事,使得其利润越来越低。此外,经营成本的上涨也让其觉得前景不乐观。

总而言之,通过对中间商案例的对比可知,其实中间商们都受到了一定的影响,但由于客户多是药店企业,采购需求还在。同时,部分新客户因此流失,通过加强老客户关系,同时主动去开发市场是可以增长销量的,而这在勤奋巷这样的市场上却很缺乏,他们多是等着客户找上门,而非主动找客户。

9.3　砷超标事件对企业经营情况影响研究

通过调研,课题组发现,虽然产地冬虫夏草价格未有波动,但是市场上价格变化较大。详见图 9-5。

那么,砷超标对冬虫夏草的企业又有什么影响呢? 是否对冬虫夏草相关的企业产生外溢效应呢? 课题组通过 2017 年 3 月份对几家相关企业的访谈对此进行解答。通过门类筛选,选取了以下三家青海省较大的企业。具体如下:

企业 1:青海春天科技股份有限公司

企业 2:三江源冬虫夏草科技股份有限公司

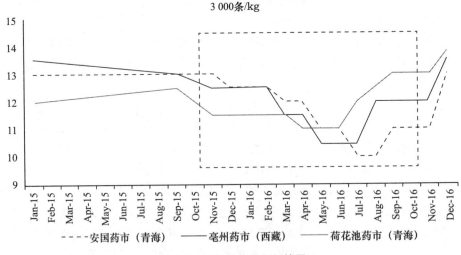

图 9-5　冬虫夏草市场行情图

数据来源:中药材天地网。

企业 3:青海珠峰虫草药业集团

　　其中,企业 1 为冬虫夏草加工品企业,砷超标事件发生前后主营业务均为冬虫夏草纯粉片;企业 2 为冬虫夏草原草销售企业,主营即为精品冬虫夏草原草;其中,企业 1 为沪深主板上市企业,企业 2 为新三板挂牌企业;企业 3 为青海省最大的冬虫夏草人工菌丝体加工制品企业,主营业务为冬虫夏草人工菌丝体加工制品,如虫草菌丝粉等。由于企业 1 和企业 2 经营产品均为野生冬虫夏草为原料的产品,故可用于探究砷超标对虫草企业的直接影响;而企业 3 为虫草的人工制品企业,产品原料虫草菌丝体为人工制得,故可用于探究差冬虫夏草砷超标的外溢效应。

　　三家代表企业的具体业务情况及商业模式已在第 8 章中进行了具体阐述,以下仅对其受到砷超标事件影响情况进行介绍。

9.3.1　冬虫夏草企业案例介绍

9.3.1.1　砷超标事件对公司 E 的影响

　　砷超标提示发布后,2016 年 3 月 31 日,公司收到了青海食药监局《关于冬虫夏草纯粉片产品停止试点有关事宜的通知》,公司的营收占比 80% 的产品冬虫夏草纯粉片被要求停止生产。该产品停产让青海春天的经营受到重大打击,公司的快速发展也停滞了,借壳上市前对 2016—2017 年的承诺变得较难实现,公司股票也因此于 2016 年 6 月 29 日起被实施"其他风险警示"。

具体而言,砷超标使得公司的医药业务营收同比下降了 57.22%,而主营产品冬虫夏草纯粉片的营业收入同比下降了 63.28%。具体到地区而言,中南地区营收同比下降 21.75%,西北地区营收同比下降 38.86%,华北地区同比下降 54.42%,华东地区同比下降 59.29%。

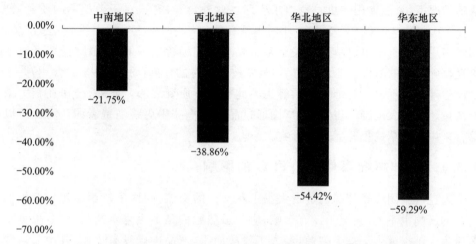

图 9-6 青海春天 2016 年上半年全国冬虫夏草纯粉片营收同比下降情况

虽然青海春天在极草被下架后推出了与磨成粉末再压制成片的"极草"不同的"元草"产品("元草"只经过了清洁、低温干燥等处理,保留了冬虫夏草原草的状态)。且"元草"在价格上也比动辄上万的极草相对亲民,如规格不同的"元草"产品价格多在 786~5 830 元不等。但销量上,公司市场部的人员表示,"元草"的市场销售情况并不乐观。特别是在电商平台上,元草的单品最高月销量仅 6 份,多个规格的产品出现了月销量为零的窘境。

从上面的数据可以看出,砷超标事件对青海春天这样的深加工企业产生影响非常之大。

9.3.1.2 砷超标事件对公司 F 的影响

通过员工 F 的介绍,总体而言,砷超标对公司有一定的影响。从公司 2016 年 2/3/4 月这 3 个月冬虫夏草的营收情况看,仅同比降低了 2%。此外,公司当时正在研发的三江源神草含片也受到了影响,由于砷超标导致国家的保健品试点工作停止,公司的此项研发工作停止,科研经费投入没有回报。

具体而言,公司冬虫夏草营收额下降的主要原因是受国家整体经济增速放缓,同时政府在反腐倡廉上的大力度推出八项规定,无论公务消费还是商务消费都受到了一定遏制,作为高端礼品的冬虫夏草自然也受到了较大的影响。但是砷超标也造成了少部分刚开始尝试购买的新客户退却,放弃购买,但是由于公司销售产品又相对高端,食用的人多是长期顾客,而这些长期顾客要么比较有钱,同时食用后发现效果好,会继续食用;另一方面,食用者多为病患,且多为肿瘤患者,在没有办法的情况下,只能食用冬虫夏草追求生路。此外,针对客户对于砷超标的质疑,公司在 2016 年 2/3 月份实行了 24 小时电话在线,24 小时网上客服在线的应急准备,同时引用青海省冬虫夏草协会关于冬虫夏草砷超标含量说明,以消除消费者对冬虫夏草砷超标的质疑。告诉消费者,只要按照平时的标准(每日 1~3 g)食用,并不会产生砷超标现象。有部分新顾客也因此打消了质疑之心。此外,公司在相关销售区域还通过大范围广告宣传,试图通过品牌效应获得更多消费者的认可。所以综合来说对原草销售并无太大影响。

9.3.1.3 砷超标事件对公司 G 的影响

通过与集团市场部门的负责人王玉花女士的交流,同样了解到砷超标对她们企业的影响也不大,甚至于没有影响,应为虽然她们是冬虫夏草产品,但冬虫夏草菌粉为人工提取中华被毛孢菌,经人工发酵而得,产品中已没有虫体,且产品包装表明也明确写明了产品的生产过程,故而对消费者购买也未曾产生什么影响。

此外,公司的主打产品百令片和百令胶囊本身是药品批号,不想普通食品或保健品,一般都是医生开药购买,消费者不会去多想到底是否会砷超标。

9.3.2 冬虫夏草企业案例讨论

我国冬虫夏草主要有三种形式的产品,即原草、虫草加工品、人工菌丝体制品。而以上三个案例是当前最典型的三种产品中的经典企业。

(1)通过对青海春天公司的访谈,公司受到了极大的影响,直到 2017 年其冬虫夏草业务还是未能恢复,公司主打的"元草"也销量不振,公司的主要收入也从虫草转变成广告收入。

(2)通过对三江源冬虫夏草科技股份有限公司的访谈,笔者了解到冬虫夏草砷超标的消费提示对于这样的以经营原草为主的企业并无太大影响,原因可能是:①企业知名度较高,消费者信任;②将冬虫夏草用于保健功能的,多为高端人群,长期食用认为有效,因此对砷超标并不相信;③将冬虫夏草用于治疗目的的人,多为肿瘤患者,在没有办法的情况下,只能食用虫草。

(3)通过对青海珠峰虫草药业集团的访谈,笔者了解到冬虫夏草砷超标这一产品伤害危机并未如其他的产品伤害危机一般产生外溢效应,伤害相关相邻企业。

(4)总而言之,对于冬虫夏草这样的中药材,在出现产品伤害危机时,除了直接的危机企业会受到很大的冲击外,对于其他的非直接冲击企业影响有限,而对于人工处理后或者人工植物提取物的企业影响则更小。

9.4 砷超标事件对消费者购买意愿的影响研究

消费者购买意愿调研主要采用网络问卷的方式进行发放,共收回 310 份问卷,其中有效问卷 303 份。调研对象所在地点涉及北京、上海、广东、山东、湖南、江苏、浙江、天津、河南、安徽、吉林、福建等 12 省市,其中北上广及江浙沪的消费者占比 49.2%,此外还有少数国外消费者。具体消费者的个体特征情况已在第 8 章中消费者部分进行了描述性统计,此处不在冗述。

9.4.1 消费者对砷超标事件的认知情况研究

被调查者对冬虫夏草的认知情况如表 9-10 所示,其中 73.3% 的人从未听说过国家食药总局下发的《关于冬虫夏草类产品的消费提示》,仅 5.3% 的人了解且知道其具体内容,说明该《通知》在消费者中的普及率较低;而关于下发该《通知》的具体原因,仅有 8.3% 的人知道,仅占听说过该《通知》人数的 30.9%;同时对于冬虫夏草砷超标,有近 87.8% 的人群并不知道冬虫夏草砷超标可能对身体有风险,说明冬虫夏草砷超标在人群中的熟知度较低。详见表 9-10。

表 9-10 样本对砷超标认知情况

指标	项目	频数	百分比(%)
对《关于冬虫夏草类产品的消费提示》的认知	了解,知道具体内容	16	5.3
	听说过,但不知道具体内容	65	21.5
	从没听说过	222	73.3
是否《关于冬虫夏草类产品的消费提示》的原因?	是	25	8.3
	否	278	91.7
是否知道长期食用冬虫夏草可能砷摄入过量?	是	37	12.2
	否	266	87.8

9.4.2 消费者对砷超标事件认知程度的交叉分析

9.4.2.1 消费者砷超标认知与其个人家庭特征的交叉分析

表 9-11 砷超标认知与其个人家庭特征交叉分析

主要变量		是否知道长期食用冬虫夏草及其纯粉片可能会造成砷超标摄入？(%)		样本占比(%)
		是	否	
性别**	男	19.1	80.9	38.0
	女	8.0	92.0	62.0
年龄	20～29 岁	10.3	89.7	51.2
	30～39 岁	14.6	85.4	13.5
	40～49 岁	11.9	88.1	13.9
	50～59 岁	12.2	87.8	16.2
	60 岁及以上	25.0	75.0	5.3
学历	高中及以下	21.1	78.9	12.5
	大专或本科	11.5	88.5	63.1
	研究生及以上	9.5	90.5	24.4
健康状况	健康	11.9	88.1	71.9
	亚健康	12.3	87.7	26.7
	有疾病	25.0	75.0	1.3
个人年净收入	5 万及以下	12.8	87.2	49.2
	5 万～8 万	11.6	88.4	14.2
	8 万～12 万	8.8	91.2	18.8
	12 万以上	14.8	85.2	17.8
家庭是否有老人	是	12.2	87.8	92.1
	否	12.5	87.5	7.9

注：$^*P<0.05$；$^{**}P<0.01$；$^{***}P<0.001$

从表 9-11 可以看出，可得出以下几个初步结论：

（1）19.1%的男性知道长期食用冬虫夏草可能造成砷超标，80.9%的男性不知道长期食用冬虫夏草可能造成砷超标，而仅 8.0%的女性知道长期食用冬虫夏草可能造成砷超标。虽然无论男女均对砷超标事件的认识度均不高,但从相关系数来看,男女性在对砷超标的认知上具有统计上的显著相关。

(2)对冬虫夏草砷超标认知最好的是 60 岁及以上人员,而其他年龄阶段的人认知程度均相差不大。此外,从相关系数来看,不同年龄段的人群在对冬虫夏草砷超标的认知上没有统计上的差异。

(3)高中及以下人群对砷超标认知情况最好。从相关系数来看,不同学历人群在对冬虫夏草砷超标的认知上没有统计上的差异。

(4)有疾病在身的人群对冬虫夏草砷超标认知最好,再次是亚健康人群,最后是健康人群。但从相关系数来看,不同健康状态的人群在对冬虫夏草砷超标的认知上没有统计上的差异。

(5)个人年净收入高的人群对冬虫夏草砷超标认知相对较好。但从相关系数来看,不同收入的人群在对冬虫夏草砷超标的认知上没有统计上的差异。

(6)家中有老人与无老人的人群对冬虫夏草砷超标认知较为接近,从相关系数来看,家中是否有老人对冬虫夏草砷超标的认知上没有统计上的差异。

9.4.2.2　消费者砷超标认知与其虫草消费经历的交叉分析

表 9-12　砷超标认知与其虫草消费经历的交叉分析

主要变量		是否知道长期食用冬虫夏草及其纯粉片可能会造成砷超标摄入?（%）		样本占比（%）
		是	否	
购买原草经历***	有	27.1	72.9	19.5
	无	8.6	91.4	80.5
购买虫草加工品经历**	有	20.5	79.5	12.9
	无	11.0	89.0	87.1
长期食用虫草***	是	38.9	61.1	5.9
	否	10.5	89.5	94.1

注:$^{*}P<0.05$;$^{**}P<0.01$;$^{***}P<0.001$

从表 9-12 可以看出,可得出以下几个初步结论:

(1)有过购买原草经历的人群有 27.1% 知晓长期食用冬虫夏草可能会砷超标,而从未购买过冬虫夏草原草的人仅 8.6% 知道长期食用冬虫夏草可能会砷超标,可以看出有过原草购买经历的人对砷超标认知更好。从相关系数来看,是否有过原草购买经历与其对冬虫夏草砷超标的认知具有统计上的相关性。

(2)有过购买冬虫夏草加工品经历的人群有 20.5％知晓长期食用冬虫夏草可能会砷超标，而从未购买过冬虫夏草加工品经历的人有 11.0％知道长期食用冬虫夏草可能会砷超标，可以看出有过冬虫夏草加工品经历的人对砷超标认知更好。但从相关系数来看，是否有过购买冬虫夏草加工品经历与其对冬虫夏草砷超标的认知也具有统计上的相关性。

(3)长期食用冬虫夏草的人群有 38.9％知晓长期食用冬虫夏草可能会砷超标，而非长期食用冬虫夏草的人仅 10.5％知道长期食用冬虫夏草可能会砷超标，可以看出长期食用冬虫夏草的人对砷超标认知更好。从相关系数来看，长期食用冬虫夏草与其对冬虫夏草砷超标的认知具有统计上的相关性。

9.4.3　消费者冬虫夏草的购买意愿研究

由于被调查的消费者中有较多的人群对冬虫夏草砷超标事件并不知道，故而本文还通过虚拟试验的方法对消费者前后的购买意愿及推荐意愿进行了测验。试验的主要形式为阅读国家食药总局发布的冬虫夏草砷超标消费提示，通过阅读消费提示前后消费者购买意愿的对比，展现出砷超标对消费者购买意愿的初步影响情况。

问题 1：相比其他保健品，冬虫夏草会是您购买的首选。

问题 2：当您知道长期食用冬虫夏草可能会砷超标摄入这个事情后，相比其他保健品，冬虫夏草还会是您购买的首选吗？

通过问题 1 和问题 2 的对比，我们可以发现，将冬虫夏草作为保健品购买首选的人从 72 下降到了 27，下降幅度达 62.5％，明显可以看出，当人们知道冬虫夏草砷超标这个消费提示后，原先首选冬虫夏草作为保健品的人开始舍弃冬虫夏草。详见表 9-13。

表 9-13　试验前后首选产品对比

是否首选保健品	是	否
试验前	72	231
试验后	27	276

问题 3：如果朋友想买保健品，您会向朋友推荐冬虫夏草产品。

问题 4：当您知道长期食用冬虫夏草可能会砷超标摄入这个事情后，如果朋友想买保健品，您还会向朋友推荐冬虫夏草产品吗？

通过问题 3 和问题 4 的对比，我们可以发现，本来会向朋友推荐冬虫夏草的人从85下降到了26,下降幅度达84.7%,明显可以看出,当人们知道冬虫夏草砷超标这个消费提示后,朋友间的推荐行为也急剧下降。详见表9-14。

表9-14 试验前后推荐产品对比

是否推荐给朋友	是	否
试验前	85	218
试验后	26	277

问题5:即使冬虫夏草的价格高,您也会选择购买冬虫夏草。

问题6:当您知道长期食用冬虫夏草可能会砷超标摄入这个事情后,如果冬虫夏草价格还是较高,您还会选择购买冬虫夏草吗?(情况1)

问题7:当您知道长期食用冬虫夏草可能会砷超标摄入这个事情后,如果冬虫夏草价格便宜了很多,您还会选择购买冬虫夏草吗?(情况2)

通过问题5和问题6的对比,我们可以发现,认为即使价格高也会购买冬虫夏草的人从61下降到了20,下降幅度达67.2%,明显可以看出,当人们知道冬虫夏草砷超标这个消费提示后,消费者购买冬虫夏草的意愿降低了很多,但对比问题6和问题7可以看出,如若冬虫夏草价格便宜很多的话,人们还是会依然购买冬虫夏草。详见表9-15。

表9-15 试验前后购买意愿对比

是否选择购买	是	否
试验前	61	242
试验后情况1	20	283
试验后情况2	40	263

9.4.4 砷超标事件后消费者购买意愿的交叉分析

通过上面对消费者认知的分析,从数据中筛取出曾经购买过冬虫夏草原草或者冬虫夏草加工品的人群,再选出不知道砷超标事件的人,共获得样本79个。通过消费者阅读砷超标消费提示后消费者的购买意愿情况,即"知道冬虫夏草砷超标提示后,价格还是相对较高,您是否会购买"对其购买意愿进行判定。以下通过交叉分析简要说明其购买意愿与其他因素的相关性。

9.4.4.1 消费者购买意愿与其个人家庭特征的交叉分析

表 9-16 购买意愿与其个人家庭特征的交叉分析

主要变量		知道砷超标提示后,是否还会购买冬虫夏草?(%)		样本占比(%)
		是	否	
性别	男	37.8	62.2	46.8
	女	26.2	73.8	53.2
年龄*	20～29 岁	47.1	52.9	43.0
	30～39 岁	40.0	60.0	19.0
	40～49 岁	0	100.0	13.9
	50～59 岁	23.1	76.9	16.5
	60 岁及以上	0	100.0	7.6
学历	高中及以下	50.0	50.0	15.2
	大专或本科	31.5	68.5	68.4
	研究生及以上	15.4	84.6	16.5
健康状况	健康	36.4	63.6	69.6
	亚健康	18.2	81.8	27.8
	有疾病	50.0	50.0	2.5
个人年净收入	5 万及以下	45.9	54.1	46.8
	5～8 万	30.0	70.0	12.7
	8～12 万	14.3	85.7	17.7
	12 万以上	16.7	83.3	22.8
家庭是否有老人	是	31.9	68.1	91.1
	否	28.6	71.4	8.9

注:$^{*}P<0.05$;$^{**}P<0.01$;$^{***}P<0.001$

从表 9-16 可以看出,可得出以下几个初步结论:

(1)在曾经购买过冬虫夏草产品但不知砷超标提示的人群中,37.8%的男性在知道砷超标提示后,还会考虑购买冬虫夏草,而仅 26.2%的女性在知道该提示后会考虑购买冬虫夏草,虽然有差异,但差异并不大。从相关系数来看,男女性在知道砷超标提示后,对冬虫夏草的购买意愿没有统计上的差异。

（2）在知道了冬虫夏草砷超标提示后，60 岁及以上人群无人愿意购买，50～59 岁的人近 23.1％表示愿意购买，40～49 岁的人也无人愿意继续购买，而其他相对年轻的人有 40％～50％的人愿意购买。从相关系数来看，不同年龄段的人群在知道砷超标提示后，对冬虫夏草的购买意愿具有统计上的相关性。

（3）高中及以下学历人群在知道砷超标提示后对冬虫夏草的购买意愿最强，学历越高，在知道砷超标提示后，愿意购买冬虫夏草的人越少。从相关系数来看，不同学历人群在知道砷超标提示后，对冬虫夏草的购买意愿没有统计上的差异。

（4）在知道了冬虫夏草砷超标提示后，有疾病在身的人群愿意购买冬虫夏草的人群比例为 50.0％，再次是健康人群，最后是亚健康人群。但从相关系数来看，不同健康状态的人群在知道砷超标提示后，对冬虫夏草的购买意愿没有统计上的差异。

（5）从相关系数来看，不同收入的人群在知道砷超标提示后，对冬虫夏草的购买意愿没有统计上的差异。

（6）家中有老人与无老人的人群在知道砷超标提示后，对冬虫夏草的购买意愿较为接近，从相关系数来看，家中是否有老人对冬虫夏草购买意愿没有统计上的差异。

9.4.4.2　消费者购买意愿与长期食用冬虫夏草经历的交叉分析

表 9-17　购买意愿与长期食用冬虫夏草经历交叉分析

是否长期食用虫草？	知道砷超标提示后，是否还会购买冬虫夏草？（％）		样本占比（％）
	是	否	
是	68.8	31.3	20.3
否	22.2	77.8	79.7

样本数：79　　卡方检验：$\chi^2=12.770$，自由度＝1，显著性（双侧）＝0.000

从表 9-17 可以看出，长期食用冬虫夏草的人群有 68.8％在知道冬虫夏草砷超标提示后，还愿意购买冬虫夏草，而非长期食用冬虫夏草的人仅 22.2％愿意购买，可以看出长期食用冬虫夏草的人继续购买的意愿更强。从相关系数来看，长期食用冬虫夏草与其冬虫夏草的购买意愿具有统计上的相关性。

9.4.5　小结

课题组的消费者调查中的样本涉及全国多数地区，同时多数为学历相对较高的中青年消费者。但是通过调查发现，消费者对冬虫夏草的认知上存在欠缺，真正了解并可分辨真伪的人数极少,只有有购买经历人数的1/4。

对于消费者对砷超标事件的认知情况,73.3%的人从未听说过国家食药总局下发的《关于冬虫夏草类产品的消费提示》,而表示知道长期食用冬虫夏草可能产生砷摄入过量的消费者仅12.2%,这表明国家食药总局下发的《消费提示》并未有效传递至消费者。

在对消费者对砷超标事件认知的影响因素进行初步交叉分析后,结果发现,消费者砷超标认知与其个人及家庭特征关联并不显著,仅在性别上有显著性,即男性比女性对虫草砷超标事件更加熟知,而年龄、学历、健康状况、个人年净收入及家庭是否有老人与其砷超标认知并没有统计上的差异。但是,消费者对砷超标事件的认知与其经历却有极强的显著性相关,有过虫草原草或者加工制品购买经历的人对虫草砷超标事件认知度更高,特别是对于那些有长期食用冬虫夏草经历的人群。

由于较多的消费者并不了解冬虫夏草砷超标事件,在对消费者购买意愿的调查中,通过虚拟对比实验,结果发现,本身不知晓冬虫夏草砷超标事件的消费者在知道冬虫夏草砷超标消费提示后,他们对冬虫夏草的购买意愿发生了较大程度的回落,同时他们对冬虫夏草的推荐意愿也有近85%的降低。

在进一步探究消费者的冬虫夏草购买意愿的交叉分析中,为方便找出砷超标对购买意愿的影响因素,本文仅使用了有过购买经历而在问卷调查前有不了解虫草砷超标事件的消费者,结果发现,消费者的购买意愿与其年龄在统计上有相关性,年龄较大的消费者在知道砷超标后的购买意愿下降较大,而与性别、学历、健康状况、个人年净收入和家庭是否有老人这些指标没有统计上的差异。在研究虫草食用经历与其购买意愿的相关性中发现,长期食用冬虫夏草的人群有68.8%在知道冬虫夏草砷超标提示后,还愿意购买冬虫夏草,而非长期食用冬虫夏草的人仅22.2%愿意购买,可以看出长期食用冬虫夏草的人继续购买的意愿更强。从相关系数来看,长期食用冬虫夏草与其冬虫夏草的购买意愿具有统计上的相关性。

第 10 章　冬虫夏草的产业发展策略研究

　　近些年因冬虫夏草需求量增多,采挖冬虫夏草所引发的经济、生态问题也已受到国内学者的关注与研究。吴庆贵等选取四川甘孜、阿坝州部分县为调研地点,结果显示虫草收入所占比重已达到畜牧业经济收入的 73.59%;李芬的研究表明冬虫夏草已成为影响三江源区农牧民收入的重要来源之一,如遇产量减少,虫草价格增幅显著,将明显影响农牧民收入,卓嘎在 2014 年对西藏冬虫夏草市场现状进行研究,多方调查访谈,发现虫草供需问题的矛盾十分突出。有学者开始从基因角度研究冬虫夏草,也为保护冬虫夏草资源提供一种思路。国内学者更多的是通过冬虫夏草产区实地考察,研究冬虫夏草采挖对产区生态环境的影响。徐延达于 2013 年在选取青海和西藏 3 个冬虫夏草产区并设置冬虫夏草采挖样地和对照样地,结果显示冬虫夏草的采挖会导致草地物种多样性和生物量降低,与此同时,冬虫夏草形成过程也会反受到植被状况恶化影响。2014 年,李芬、吴志丰、徐翠等以三江源区为例,结合 GIS 技术(地理信息系统)研究了其资源适宜性分布,包括海拔高度、植被、土壤等自然环境因素,结果与实地调研情况相符,为系统全面调查冬虫夏草资源分布和保护提供科学依据。马超 2012 年的研究提出可通过建立保护区来保护冬虫夏草资源。

10.1　冬虫夏草产业发展与生态保护

10.1.1　三江源的战略地位

　　(1)三江源在保障国家生态安全上的重要地位。三江源地区独特的地理环境和特殊的自然条件,形成了世界上独一无二的高寒草甸草原、湿地、森林、荒漠等独特生态系统,是中国最重要的生态功能区之一。首先,三江源地区河流密布,湖泊沼泽众多,雪山冰川广布,具有巨大的水源涵养功能,是保障长江、黄河中下游地区生态安澜的重要环节。其次,三江源地区林草植被的防沙保土功能显著,是构筑青藏高原生态安全屏障的重要支撑。三江源是青海森林资源的主要分布区,零星的森林与广袤的草场植被共同构成了一个相对稳定的天然生态系统,在保持水土、涵养水源、防风固沙等方面发挥着重要作用,维护着江河安澜畅流和整个青藏高原的生态安全。第三,三江源地区是世界上高海拔地区生物多样性最集中的地区,是世界高原野生动植物资源宝库,许多动植物类均为青藏高原特有,具有很高的经济价值、遗传价值和科研价值。第四,三江源孕育了世界上最大面积的高寒湿地、高寒草原、高寒荒漠等独特生态系统,成为高原陆地生态系统中重要的碳库和二氧化碳的吸收器、贮存库和缓冲器,在降低大气中温室气体浓度、减缓全球气候变暖中,具有十分重要的独特作用,还能在一定程度增强我国在全球生态保护中的地位和话语权。

(2)三江源在保障国家可持续发展上的重要地位。三江源地区丰富的淡水资源和动植物资源不仅具有重要的生态功能,也具有巨大的经济功能,是保障国家可持续发展的重要资源宝库。首先,三江源是我国重要的淡水资源补给地,多年平均产水量 499 亿 m^3,黄河总径流量的 38%、长江流量的 2%、澜沧江境内流量的 15% 从三江源流出。特别是黄河干流流经的兰州、银川、包头、洛阳、郑州等 13 座城市和长江干流流经的宜宾、泸州、重庆、宜昌、武汉、九江、南京、上海等 14 座城市,更是直接受惠于三江源的清洁淡水资源。据相关研究成果显示,三江源地区每年向下游提供的饮用水资源价值就达 1 090.6 亿元。其次,三江源地区拥有丰富的特色动植物资源,是我国可持续发展的重要后续资源保障基地。其中,冬虫夏草、红景天、大黄、沙棘等特色生物资源已为人们所熟知,具有较高的医疗保健价值和现实经济价值。青藏高原特有的牦牛、藏细羊等畜种经过千百年的进化,已完全适应了当地的自然环境,每年为人类提供了大量优质畜产品,更是当地居民生产生活的必需品。三江源地区的藏羚羊、白唇鹿、雪豹等国家级保护动物不仅具有巨大的科研价值和遗传价值,也具有潜在的巨大经济价值。

(3)三江源在保障国家统一和民族团结上的重要地位。三江源地区是以藏民族为主的少数民族聚居区,藏族人口占到当地总人口的 77.4%,是我国除西藏自治区以外最大的藏族聚居区。相近的地理环境、相同的民族成分、共同的宗教信仰和历史文化传统,使三江源地区成为稳藏、援藏、建藏的重要基地,是西藏国防建设、社会稳定、经济发展的主要基地和重要通道,是全国民族宗教工作的重点地区和"藏独"分裂与反分裂斗争的"主战场"。长期以来,由于地理位置偏远,交通不便,气候恶劣,三江源地区经济发展水平十分滞后。当地产业结构以草原畜牧业为主,畜牧业占经济总量的 60% 以上。草原基础设施薄弱,牧民群众长期靠天养畜,靠天吃饭,逐水草而居的游牧生活还没有得到根本改变。因此,加强三江源地区生态环境保护与建设,尽快改善三江源地区的生产生活条件,通过建立生态补偿机制、实施游牧民定居工程等措施尽快提高当地农牧民的生活水平,对于保障国家统一和民族团结具有特殊的重要意义。

10.1.2 冬虫夏草产业化经营的内涵与特征

产业,即产品生产行业。在每一产业系统内都具有从生产、加工、销售到消费的物质流动的完整过程,具有专业化与社会化协作及组织管理的完整体系。产业化,即指产业系统内科研、生产、加工、销售、服务及管理等各环节协同发展、相互促进形成有机联系的完整体系。产业化程度的高低,取决于生产、加工、销售及科研服务和组织管理各环节协同共进、有机联系的紧密程度。

从经济学层面看,冬虫夏草产业化经营是市场多元主体以共同利益为基础的自由联合体,即自愿结成的利益共同体。可以这样表述它的内涵:冬虫夏草产业化经营是以市场为导向,以农牧户经营为基础,以"龙头"企业为依托,以经济效益为中心,以系列化服务为手段,通过实行产供销、种养加一体化经营,将冬虫夏草产业的产前、产中、产后诸环节联结为一个完整的产业体系,是引导分散的农牧户将小生产转变为社会化大生产的组织形式,是多元参与主体自愿结成的经济利益共同体。

冬虫夏草产业化的经营主体不是一般意义上的企业,也不是一个企业集团,更不是农户简单协作,其在和发展的机理也不是简单的"企业内非市场安排",而是以龙头组织为核心的多元经济复合体。龙头组织利用农业产业链和比较利益机制,集聚一大批农牧户,组成产业化经营主体。与以往的冬虫夏草生产方式和经营方式相比,冬虫夏草这种产业化经营应该有以下基本特征:

(1)具有一体化经营的特征。衡量一个生产经营实体是否产业化经营,核心标准是看其多元参与主体是否形成了"风险共担、利益共享"的利益共同体。企业与农牧户作为参与者,他们之间是系统内部的互利互惠关系,这种互惠的关系是以企业与农牧户共同开发利用冬虫夏草资源,谋求共同利益为联系纽带的:农牧户负责冬虫夏草的采挖和简单的初步加工,并为企业提供原料;企业负责按市场需求进行深加工,并将终端产品销售出去,再按照产业化经营合同合理分配利润。这种一体化经营的产业链条,有利于从整体上提高冬虫夏草产业的比较效益,而且能够使参与其中的农牧户获得更高的交易利益,增加他们的实际收益。

(2)具有集约经营的特征。冬虫夏草产化经营要符合"三高"要求,即科技含量高,资源综合利用率高,效益高。通过将现代科学技术普遍应用于一体化经营系统的再生产全过程,不断提高冬虫夏草资源利用率,促进冬虫夏草产业由目前的粗放经营向集约经营转变,最大限度地减少甚至消除对主产区生态环境的影响和破坏,促进经济环境的双赢共进。

(3)具有专业化经营特征。在冬虫夏草生产过程的纵向产业链中,各环节生产经营活动进行深细分工,相对独立经营、专业生产。即采挖、生产、加工、销售、服务专业化。冬虫夏草产业化经营要求提高劳动生产率、土地生产率、资源利用率等,这些只有通过规模化才能实现。特别是作为农业产业化经营基础的农副产品生产,要求把小而分散的农牧户组织起来,进行区域化布局,专业化生产,在保持草场家庭承包责任制稳定的基础上,扩大农牧户外部规模,解决农牧户经营规模狭小与市场要求的适度规模之间的矛盾。从而大大提高产业链的整体效率和经济效益。

10.1.3　加快冬虫夏草产业发展的重要意义

(1)采挖冬虫夏草是产区牧民增收的主要渠道。据粗略估算,到 2010 年,冬虫夏草主产区有 80%～90% 的牧民靠冬虫夏草挣钱,冬虫夏草收入到牧民总收入的 60%～80%,"冬虫夏草业"成为除牧业外主要甚至唯一的收入来源。

(2)冬虫夏草的开发利用事关生态移民的成败。由于三江源区生态移民在搬迁的初期缺乏适应城镇经济社会文化条件的生存技能和谋生手段,其比较稳定的收入来源是政府每户 6 000 元或 3 000 元的"饲料补助款"。仅靠此收入,他们中大多数人的生活仍然难以为继,好在冬虫夏草解了燃眉之急。因实行了移民对原草场的承包权不变的政策,多数移民仍可以回到其原承包草场采挖冬虫夏草。冬虫夏草价格的波动和资源量的增减均会严重波及缺乏生产技能和就业出路的生态移民的基本生存。

(3)发展冬虫夏草经济有利于发挥区域比较优势。以人工发酵培养的虫草菌丝体开发为例:经过毒理、药理和植化研究,已证明与天然冬虫夏草化学组成和药理作用基本一致,而其价格只有它的 1/30～1/20,是天然冬虫夏草的理想替代品。与此同时,其附属产品作为制剂可直接用于临床治疗,作为原料可广泛用于医药、保健品、饮料和食品行业,应用前景十分广阔。若能构筑一条生产、加工、销售一体化的高层次冬虫夏草经济链条,不仅可以在发展中解决青藏高原牧区诸多经济社会问题,而且会进一步丰富青藏高原特色经济的内涵,使冬虫夏草经济成为区域经济中新的经济增长点。

(4)依托虫草资源优势,发展特色产业,促进农牧民增收。野生冬虫夏草是藏区的绝对优势资源,而且是可更新的自然资源,只要蝙蝠蛾繁殖幼虫并且有其生存的环境条件,则可以永续利用。过去藏区一直按照副业来看待,政府考虑到环境保护,既不积极宣传也不鼓励和扶持虫草产业发展。随着冬虫夏草价格成倍增长,在农牧民收入中的比重越来越大,经济效益突出,成为藏区仅次于畜牧业的第二大产业。目前约有 50 万人从事冬虫夏草的收购、贩运、加工及科研工作,成交金额高达 250 亿人民币,创外汇近 80 亿元。按照"政府引导、市场运作、保护开发、品牌包装、精深加工、永续利用"的原则,逐步规范虫草市场体系,拓宽产业链,通过贷款、税收等优惠政策,鼓励、扶持有能力的农牧民从事虫草经营、加工生产、销售推广,努力培育冬虫夏草的龙头企业。

10.1.4　冬虫夏草资源开发利用中存在的突出问题

10.1.4.1　乱采滥挖直接危及江河源区的生态平衡

在过去相当长的时期,我们对冬虫夏草没有引起足够的重视,在生产管理上组织不到位、措施不得力,甚至放任自流,致使涌入的采挖人员逐年增加,秩序混乱。如此年复一年,不仅加速了冬虫夏草生存环境的恶化,也给青藏高原自然生态带来了深重压力。其中,由于地域和管理条件影响,西藏产区冬虫夏草资源总体状况尚好,而青海"三江源"地区成了"重灾区"。具体表现在:一是对生物多样性的破坏。乱采滥挖必然会使冬虫夏草这一青藏高原独有的物种濒危甚而走向枯竭,从而扰乱高原生态平衡,影响其生态恢复。近年来,由于草地受到破坏,冬虫夏草菌的寄生昆虫(蝙蝠蛾幼虫)的食料头花蓼、珠芽蓼、小大黄等植物锐减,产量呈大幅度下降趋势,而且冬虫夏草的个体变小、质量下降,分布区域也逐年缩小。20 世纪 60 年代,在海拔 3 500 m 以上的青海产区大部分地区都有冬虫夏草分布,仅过了 40 多年,只有在 4 500 m 以上的局部地区才有分布。25 年前,生长密集区每平方米就有冬虫夏草 20～46 根,而现今仅存 1～5 根。可再生的冬虫夏草面临着不可再生的危险。二是不当采挖破坏高原草甸。冬虫夏草的采挖季节正是高原草甸的恢复生长期,其不当采挖对草甸的恢复有很大影响。据观察,若不采取有效的随挖随填措施,每采集一根冬虫夏草至少会破坏 30 cm^2 草皮。按冬虫夏草采挖期 50 d、每人每天平均采挖 30 根计,一个采挖者一年就会破坏草皮数十平方米。加上与鼠害、大风等的相互作用,裸露泥土极容易引发水土流失、草场退化甚至沙化。三是采挖人员对环境的污染。采挖者通常在草甸搭帐篷住宿、砍伐灌木生火做饭,必然对脆弱的高原环境造成破坏和污染。据林业专家估算,10 万人砍挖灌木做燃料,一天就会毁坏灌木林地 100 hm^2 左右。加之采挖时的践踏、车辆碾压以及扎帐篷、取水、生火、做饭等活动造成的植被破坏,一名采挖者一年就要破坏数千平方米的草地。尽管已经对此作了有效防范和控制,但基于生态条件、管理能力等的限制,如何妥善解决保护生态环境与合理利用冬虫夏草资源的关系,仍然是开发利用冬虫夏草资源中需要高度关注的重大问题。

10.1.4.2 利益冲突给当地社会稳定埋下隐患

随着 2005 年 1 月 1 日《青海省冬虫夏草采集管理暂行办法》、2006 年 2 月 8 日《西藏自治区冬虫夏草采集管理暂行办法》和 2007 年 3 月 3 日《甘肃省草原条例》等地方性法规的陆续出台,冬虫夏草采挖行为受到不同程度的控制和监管。有的地区实行"源头控管、外禁内限、稳定第一"的采集办法,对采挖时间、地点、范围等作出了具体限定,在有效减少冬虫夏草主产区的采挖人员规模、保护草地生态环境方面成效显著。但在巨大的经济利益面前,产区与非产区群众间的矛盾呈日益突出之势,给当地的社会稳定埋下了极大隐患。与此同时,部分地区草场纠纷根源尚未消除,化解矛盾的任务艰巨。自实施草场家庭联产承包责任制以来,由于种种原因,一部分草场只承包到了生产组一级。特别是家庭结构变化和草场使用证发放工作滞后,造成牧户与牧户之间草场界限界定不清,加之长期以来草场非法流转行为的屡禁不止,还有历史遗留的一些问题,使得省界、县界、乡界、村界不明,草场纠纷不断。换言之,冬虫夏草资源开发势头猛增,使得本已普遍存在的青藏高原区草场界限之争变得更为敏锐而复杂,由冬虫夏草引发的利益纠葛越来越成为影响牧区社会稳定的一大因素。

10.1.4.3 人员流动激化地区和民族间的矛盾

冬虫夏草引起的人员流动是多民族的社会流动。如:近几年来,每年有来自青海东部农业区及四川、重庆、河南、新疆、甘肃、宁夏等地的 10 多万农民到青海产区采挖冬虫夏草。到青海省杂多县采挖冬虫夏草人员有 3.5 万~4 万人之多,超过了该县总人口数。虽然经过种种措施的限制,采挖人员规模得到一定抑制,但人们为"软黄金"趋之若鹜,采挖大军流动如常,仍然有不少不同民族、不同地区的人"另辟蹊径",以各种方式进入产区采挖。如:2005 年在政府严控外来人员采挖的情况下,青海果洛州仍有 6 万多外来采挖者;据保守估计,2000 年有 7 万~8 万人在海南州兴海县采挖虫草,2001 年该县加强虫草采集管理后,采挖人员减少为 6.5 万人左右,2002 年下降到 3.5 万人左右。很显然,不同地区、不同民族、不同信仰、不同习俗的人,在一个较短的时段,围绕一个曾经相对封闭的社区和社会群体,在争夺同一种稀缺资源。如果处理不当,潜在的和显在的矛盾就会被激化,个体或群体之间的利益纠纷和矛盾极容易上升到民族群体层面,从而影响民族关系和谐。近几年在冬虫夏草产区发生的多起冲突甚至流血"虫草事件",已经敲响了警钟。

10.1.4.4　采挖管理工作成本增大给当地政府带来巨大压力

近年来,冬虫夏草产区地方政府为保证虫草资源采挖合理有序和社会治安稳定,每年采取公开发布告、巡逻、设卡检查、劝阻等一系列防范措施,花费了大量的人力、物力、财力和时间,导致行政管理成本大幅度上升,一定程度上影响了当地经济社会的全面协调发展。以青海玉树州为例,2006 年虫草采挖期间,为防止“虫草事件”发生,在全州分别抽调州、县、科级领导 15 名、126 名和 355 名,一般干部 875名,大小车辆 182 辆(次),州县两级财政专项支出 200 多万元,这给原本就入不敷出的地方财政造成了巨大的负担。同时,因采取了上述措施,阻滞了一些外地劳动力输入和施工队伍及时进入,给一些重大基建工程项目建设和招商引资、第三产业发展等带来很大影响。

10.1.4.5　市场交易缺乏监管损害冬虫夏草形象

长期以来,由于品牌意识不强,对冬虫夏草的价值认识还很不充分,所以,对其产品在市场培育、研发、宣传和品牌保护等方面重视程度不足。尤其是还没有帮助人们厘清冬虫夏草与虫草的区别,多数人思想上还存在冬虫夏草就是虫草、虫草就是冬虫夏草的误区。冬虫夏草市场也因此在一定程度上受到冲击,使交易处于一种自发形成、市场监督缺失的状态,给部分不法商贩掺杂使假、以次充好等行为提供了存在空间。有人用凉山虫草、分枝虫草、地蚕、蛹虫草和亚香棒虫草等冒充冬虫夏草,还用面粉、玉米粉、石膏等经加工压模而成假虫草,在市场上还出现了重金属虫草、注射型虫草、高科技加重虫草。在目前国际上成交量最大、成交金额最多、交易商最为集中的西宁市勤奋巷虫草交易市场,几乎每年都有冬虫夏草经营户因缺乏鉴别而被骗的事件发生,涉及金融达几百万甚至几千万者有之。这大大增加了买卖双方的交易风险和交易成本,损害了青藏高原冬虫夏草的形象,影响了冬虫夏草品牌的持续、健康、规模和有序发展。

10.1.4.6　开发不足影响冬虫夏草经济效益

虽然冬虫夏草产业收益可观,但投入大、周期长、风险高,许多企业望而却步,产业开发队伍仍然十分单薄,产品开发层次低,发展不力。冬虫夏草原材料加工仅处在初级阶段,其规模、水平、效益很低。天然的冬虫夏草大多数仅经过简单处理,通过中间商销往东南沿海地区及海外,作为主产地的青藏高原地区,其群众和地方财政从中获得的经济收益仅是其中的小部分而已。在人工培育方面,由于在培育菌种、繁殖寄生昆虫、浸染途径、模拟产地生态环境等关键技术方面难以取得实质性进展,近期难以达到大面积推广目标。在利用液体深层发酵技术培养冬虫夏草菌丝体方面,虽然开发前景良好,但受国家药品政策调整和国际金融危机等的影响,以及仅有的几家参与开发的企业起步晚,加之形不成规模,开发企业发展艰难。如青海唯一一家冬虫夏草开发企业——青海珠峰虫草药业有限责任公司,其产品仍未走进市场(属保健品)。因开发成本高,这方面的产品仍属高档消费品,走不进寻常百姓家。

10.1.5 冬虫夏草产业化发展的制约因素

(1)破坏性采挖现象有待整治。青海冬虫夏草主产于三江源区,特别是其核心区。冬虫夏草是能自我繁殖更新的资源,如能开发合理、管理科学,完全可以成为三江源区自然生态良性动态平衡的助推力量;相反,则会成为三江源区自然生态恶化加剧的一大"人祸"。其破坏性体现在:一是对生物多样性的破坏。乱采滥挖,必然会使冬虫夏草这一青藏高原独有的物种濒危甚而走向枯竭,从而扰乱高原生态平衡,影响其生态恢复。二是不当采挖破坏高原草地。冬虫夏草的采挖季节正是高原草甸的恢复成长期,其采挖程度对草甸的恢复有很大的破坏作用。据观察,若不采取有效的随挖随填措施,每采集一根冬虫夏草,至少会破坏 30 平方厘米的草皮。加上与鼠害的相互作用,裸露泥土极容易引起水土流失、草场退化甚至沙化。三是采挖人员对环境的污染。采挖者通常在草甸搭帐篷住宿,砍伐灌木生火做饭,必然对脆弱的高原环境造成破坏和污染。据林业专家估算,10 万人砍挖灌木做燃料,一天就会毁坏灌木林地 100 hm² 左右。加之采挖时的践踏、车辆碾压以及扎帐篷、取水、生火、做饭等活动造成的植被破坏,1 名冬虫夏草采挖者 1 年就要破坏数千平方米的草地。尽管近年通过加大管理力度,上述问题已得到明显好转,但如何妥善解决保护生态环境与合理利用冬虫夏草资源的关系,仍然是开发利用冬虫夏草资源中需要高度关注的重大问题。

(2)市场监管有待加强。2011 年,全省经营冬虫夏草的公司和个人 3 000 余家,有固定的营业场所的公司只有 140 多家,其中有一定规模的只有 10 余家。其它都是没有办理营业执照、税务登记证、流通许可证的"三无证"公司和个人。同时,由于缺乏对冬虫夏草市场交易的统一监管,造成大量税收的流失。初步估算,全省一年税收损失约在 15 亿~25 亿元之间(按照年交易额 100 亿元,参照四川、西藏等省区冬虫夏草营业税率 10%,增值税 17%进行估算)。

(3)等级标准亟待落实。《青海省冬虫夏草地方标准》,把冬虫夏草分为特一、特二、特级,一级、二级、三级、四级共七个等级。由于缺乏系统性整理和必要的技术支持,在流通过程中多以商家的经验感知为依据进行判断,使得普通消费者在购买时,无法对所购买的虫草等级进行准确核查,这为一些商家"以次充好、以小充大"的不良行为提供了生存空间。同时,我国的冬虫夏草加工链条仅仅停留在简单清理、分拣、分类等初始工序阶段,缺乏后续深加工环节,整体产业化水平较低。这既与冬虫夏草原料价格高、市场紧俏、交易利润较高,商家没有开展深加工的动力有关,也与进行深加工需要有大量的资金、技术、人才等投入,而且新产品研发周期长,并受消费者接受程度的影响,开展深加工有一定的市场风险有关。

10.1.6　加快冬虫夏草产业化进程的建议

(1)尽早开展虫草资源普查和预警工作。针对"家底"不清、资源分布和变化趋势不明等问题,组织不同学科研究人员,对全省主要产区冬虫夏草资源进行一次全面核查,对其确切的分布情况、蕴藏量及产量变化特点、开发现状、不同地区可承载采挖人口量等做到心中有数,为冬虫夏草产业化进程的后续研发做好前期工作。同时,每年安排一批针对冬虫夏草的重大自然科学和社会科学研究项目,对其生存环境的气候、地形、土壤、植被以及其他相关生物等生态因子,物种与遗传的多样性,与昆虫的关系,特别是在自然环境条件下人工栽培技术的研究,以及冬虫夏草经济的理论内涵、基本特点、形成机理及其与"三农"问题、自然生态环境、社会和谐、民族关系之间的内在联系等,进行集中攻关,为冬虫夏草的产业化提供更为有力的研究支撑。最后,建立合理利用冬虫夏草资源的预警机制。按照生态动态监测体系反馈的信息,准确掌握因采挖对冬虫夏草资源及高原自然生态环境形成的影响,确定不适宜采挖的"红色"区域,并将监测信息及初步调制方案及时通告产区州级政府。

(2)实施保护基础上的虫草开发战略。在计划经济时期,相关部门通过行政指令下达收购指标,县、乡基层和畜产部门统一收购逐级上交省外贸,没有虫草市场,价格很低,无利可图,产量也较低,环境保护的压力不大。改革开放以后,取消了收购指标,允许个体从事买卖活动,市场逐渐壮大,价格也不断增长,特别是 2003 年"非典"以后的需求市场非理性增长,给环境保护带来了空前的压力。比如三江源地区由于十几万人的过度采挖、践踏,草场退化,生物多样性遭到破坏。在虫草价格如此高的情况下,考虑环境保护而禁止采挖,显然是不现实,只能在保护好环境的基础上,有限的开发,应用行政结合市场的方法,调高采挖的门槛,限制采挖人数,重点是保护好环境,做到在保护中有限开发,在开发中严格保护。

(3)进一步完善冬虫夏草管理的政策措施。青海、西藏分别于 2004 年 10 月 8日和 2006 年 4 月 1 日出台了各自的《冬虫夏草采集管理暂行办法》,各州县再根据省一级的办法(条例)结合本地,制定了具体的措施。主体脉络是政府逐渐从具体的事务中淡出,主要从事制度规范、监督、协调工作,积极推行采集人员的属地化管理,州、县、乡、牧委会、合作社以及牧户之间,层层签订管理目标责任书,建立上下统一、相互联动、互相配合、步调一致、群管群治的管理机制。期间实行的采集证管理办法,限制了采挖的人数,对生态保护、人员的有序流动起到了积极作用。但由于维护成本太高和随着青海省实施《中华人民共和国草原法》办法(2008 年 1 月 1日)的实施,原来由政府直接管理逐渐过度到草山承包户管理,"包草山"取代采集证,采集者的范围随之扩大,原来"州外严格限制、州内有序流动"的格局被打破。"包草山"的老板为了追求利益最大化,尽可能多的找(雇)人(与老板有利益关系)和尽可能长的时间采挖,采挖工具不合规格,为节约时间"随挖随填"的环节也可能没有了。虽然避免了原来由牧委会统一分配不公引起的各种麻烦,调动了草山承包户的积极性,但环保的压力增大。因此,政策措施要在详细调查研究和认真总结经验教训的基础上与时俱进,围绕环境保护和农牧民增收两条主线,不断补充和完善冬虫夏草资源管理规划、年度采集计划、过程实施、督促、检查、市场规范、公平交易等各个环节的制度设计。

(4)扶持私营企业参与虫草产业化进程。首先,建议政府通过牵线搭桥的方法,将具有一定经济实力的企业和分散的农牧户、经销商结成利益共享、风险共担的经济共同体,优势互补,共同开拓市场,提高虫草采挖后的加工、贮运、保鲜、分级、包装、销售的增值率和综合效益,最终带动冬虫夏草产业整体发展。其次,着力营造冬虫夏草研发企业发展的良好的政策社会环境,如制定虫草产业扶持规划、落实支持产业发展的配套政策、成立产业开发领导小组、建立信息服务网络体系、出台冬虫夏草市场流通监管办法并成立专门机构等。第三,针对国家将冬虫夏草规定为药品或保健食品原料,不允许应用到食品中的现状,积极推进冬虫夏草"药食同源"工作,是把我国冬虫夏草产业做大做强的关键。建议通过政府主导开展冬虫夏草食用安全性评价等工作,通过精密的实验数据、专家反复论证等方式证实冬虫夏草食用的安全性,并申请卫生部批准开展试点工作。同时,积极挖掘、培养藏医药人才,开发藏医药中利用冬虫夏草为原料的密方、偏方。在推进牧区医疗体制改革的过程中,在青藏高原牧区建立几个藏(蒙)医药冬虫夏草研究中心,为冬虫夏草产品开发提供技术动源。

(5)加大对冬虫夏草人工培育的支持力度。20 世纪 80 年代至今,全国先后有60 多个科研单位和数千人对冬虫夏草工人培育进行了大量研究、实验和探索,全省已有多家企业对菌丝体制剂进行了规模化生产,建议政府保护和鼓励这类企业研究开发的积极性,助其发挥自身优势,尽早攻克横亘在冬虫夏草人工规模培育及其产业化开发经营面前的技术难关。通过建立产学研结合的机制,鼓励科研单位与开发企业的合作,加快冬虫夏草研究成果转化。应积极为这类企业分担社会责任,给予政策优惠和资金扶持,使其在成长初期能更好地规避市场风险。

(6)精心打造青海冬虫夏草品牌。一是建议尽早注册"青海冬虫夏草"的商标和域名,为我国冬虫夏草争取其应有的市场地位,并为下一步的产业化进程做好必要准备。二是各地政府要深挖本地产冬虫夏草个性,加快自有品牌的确认工作。在开发早期,应由各级政府组织,对上述品牌进行策划、包装、宣传,精心打造,特别要充分利用网络和平面媒体大力开展宣传促销。三是要建立良好的市场秩序、规范的经纪行为。首先应提高冬虫夏草经纪人的组织化程度。各地民政部门应加大对虫夏草协会或冬虫夏草经纪人协会等行业协会的培育和监管力度,督促其制定行业经营规范,共同打造冬虫夏草信用交易市场。其次,运用法律的、行政的、经济等多种手段对冬虫夏草资源管理、采集管理、交易管理等环节加强行政管理。并通过在机场、车站、广场等人流量较多的公共场所树立冬虫夏草电子质检公告牌,提示广大消费者正确识甄别真假的办法和质检机构等信息,曝光被查处的涉假企业和商行,使售假行为无藏身之处,为我国冬虫夏草产业化发展铺就一条绿色流通渠道。

冬虫夏草素有"软黄金"之称,冬虫夏草产业是青藏高原的特色产业之一。近年来,随着国内外对冬虫夏草的药理作用的研究,冬虫夏草的营养价值和药用价值被广泛认同,极大地促进了冬虫夏草产业的发展,也显著地带动了产地相关特色产业的发展,形成了以地方特色产业促进区域经济发展的模式。但也正是由于近年来国内外对冬虫夏草的密切关注,冬虫夏草的需求也在增加,在过去的十几年里大幅上涨,让产地农牧民的收入有了较大的增加,但同时也引起了冬虫夏草资源的严重破坏,冬虫夏草分布区域面积也在逐年缩小。在全球资源日益短缺、环境问题日趋引人关注的今天,进一步优化冬虫夏草的产业发展模式,促使其实现健康、可持续发展已成为顺应时代需求的必然结果。但从青海冬虫夏草产业的发展环境可看出:机遇和威胁共存、优势和劣势同在。

10.2　冬虫夏草产业的 SWOT 分析

态势分析法(SWOT)是哈佛大学商学院的商业战略专家 Kenneth R. Andrews 在 20 世纪 60 年代提出来的。所谓 SWOT 分析,即基于内外部竞争环境和竞争条件下的态势分析,就是将与研究对象密切相关的各种主要内部优势、劣势和外部的机会和威胁等,通过调查列举出来,并依照矩阵形式排列,然后用系统分析的思想,把各种因素相互匹配起来加以分析,从而得出一系列相应的结论。至今已有众多研究人员将其成功应用于产业发展的研究,但目前无人运用系统的 SWOT 分析法对冬虫夏草的产业发展进行系统的分析。故笔者结合实地考察的基础,运用 SWOT 模型对青海省冬虫夏草产业所处的内部优势、劣势,外部机遇、挑战进行了系统分析,并据此制定相应的发展策略。

10.2.1 冬虫夏草产业优势

10.2.1.1 良好的保健优势

冬虫夏草作为与天然人参、鹿茸相媲美的名贵滋补中药材,从古至今,有无数医学典籍做了功效记载。中医学认为冬虫夏草性味甘、性平,补肺益肾、补虚损、益精气,阴阳同补,有很好的药理性能。

现代医学研究表明,冬虫夏草具有抗肿瘤、阻止器官纤维化、调节内分泌、镇静和抗惊厥、抗菌、促进造血作用、调节脂类代谢、降血糖、抗疲劳、清除自由基和抗氧化、延缓衰老、耐缺氧、耐高温和低温作用。由于冬虫夏草拥有如此之多的功能,人们才会称之为中药之王。

10.2.1.2 产品资源优势

天然冬虫夏草由于其对生存环境的特殊要求,目前还不能够人工培养。野生冬虫夏草仅分布于青藏高原及周边地区海拔 3 000 m 以上、雪线以下的高寒草甸地区,即中国、不丹、印度、尼泊尔 4 个国家。中国的冬虫夏草产区包括青海、西藏、四川、云南、甘肃 5 省区 100 多个县。从自然地理来说,大体上北起祁连山,南至滇西北高山,东到川西高原山地,西达喜马拉雅山的大部分地区,约占我国国土面积的 10%左右。据估计,中国冬虫夏草产区从面积上来讲约占全世界总产区面积的 90%,从年产量上看,约占总年产量的 95%以上。可以看出,我国的冬虫夏草资源有着天然的资源优势。

10.2.1.3 政府管理优势

目前采集冬虫夏草成为当地农牧民收入的主要来源,主产区有 80%以上的农牧民家庭靠冬虫夏草增收,出售冬虫夏草收入占到农牧民总收入的 50%~80%。由于冬虫夏草的价格高,利润大,产业内存在的投机现象较为严重。政府为了保证冬虫夏草的可持续发展,从国家到地方,均出台了一系列规范管理虫草的法律法规,这些法律法规从更为实际的情况出发,对冬虫夏草的采集、交易等细节方面进行了规范管理,一定程度上规范了冬虫夏草采集与市场交易秩序。

10.2.1.4　科研创新优势

我国的冬虫夏草科学研究,始于 20 世纪 70 年代。主要集中在冬虫夏草的生态学研究、活性成分测定研究、冬虫夏草菌及其寄主昆虫的人工培养三方面。从 1979 年开始,青海省畜牧兽医科学院冬虫夏草研究室凭着得天独厚的地理和资源优势,在冬虫夏草真菌分离、培养、保存、复壮等研究目前还处在世界前列。此外,重庆中医科学院、中国科学院微生物研究所等多个单位在冬虫夏草产区建立了基地,进行冬虫夏草人工栽培研究,但很多的关键技术仍需突破解决,只有这样才能使其实现规模化、产业化。目前青海畜牧医学院制定和发布了 2 项关于冬虫夏草寄主昆虫的人工培养的技术规程。截至 2014 年 6 月,国内与冬虫夏草相关的发明专利有 2 306 项,主要集中在冬虫夏草为原料的含片、胶囊、口服液、保健酒等多种产品的开发。

10.2.2　冬虫夏草产业劣势

10.2.2.1　缺乏系统的基础研究

科学研究是产业发展必不可少的理论基础。虽然目前已经将冬虫夏草所含主要活性物质分离出来,且对各活性物质的效用有了一定了解,但目前虫草中还有部分活性组分及其作用机制不明。此外,大量分类问题不明确导致产业界使用的菌种极其混乱;众多虫草种类的食用安全性及保健或药用功效的科学评估不完善等都表现出系统的基础研究的缺乏。其中对于产业发展最为重要的是冬虫夏草的人工培育技术,由于冬虫夏草对于生长环境的高要求,现今仅有少数实验室可培养出完整的虫草,这也是目前冬虫夏草产业规模化的最大阻力。

10.2.2.2　缺失完善的标准规范

基础研究的不足显著限制了虫草产业的发展,虫草活性组分不明、作用机制不清等因素对冬虫夏草的安全性及产品属性造成了困扰。目前国家还没有制定统一的冬虫夏草国家标准,虽然青海颁布了《青海省冬虫夏草地方标准》,把冬虫夏草分为特一、特二、特级,一级、二级、三级、四级共七个等级,但由于缺乏系统性整理和必要的技术支持,在流通过程中多以商家的经验感知为依据进行判断,使得普通消费者在购买时,无法对所购买的冬虫夏草等级进行准确核查,这为一些商家"以次充好、以小充大"的不良行为提供生存空间。此外,发酵菌种质量控制标准缺乏直接影响到产品的稳定性和可控性,产品标准的不统一影响了区域间虫草产业的市场拓展流通。

10.2.2.3　企业缺乏高端研发人才

目前国内与冬虫夏草相关的企业很多,但多数冬虫夏草加工链条仅停留在简单清理、分拣、分类等初始工序阶段,以原料冬虫夏草为主,整体产业化水平较低,行业缺乏开拓创新精神。企业的高端研发人才欠缺,致使产品局限于原草、发酵菌丝体胶囊及片剂等。

即便是一些上市企业,其人才机构也急需改善。以 2015 年在新三板挂牌的玉树州三江源药业有限公司为例,如图 10-1 所示,三江源公司在高端人才上甚是缺乏,更毋庸说普通企业。

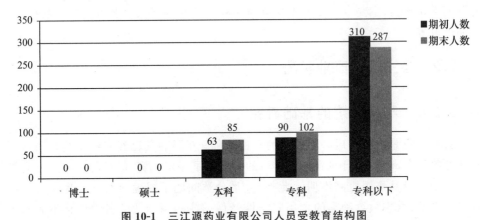

图 10-1　三江源药业有限公司人员受教育结构图

数据来源:《玉树藏族自治州三江源冬虫夏草科技股份有限公司 2014 年度年报》。

10.2.3　冬虫夏草产业的机会

10.2.3.1　健康中国的国家战略

2015 年,十八届五中全会将"健康中国"写入"十三五"规划相关议题,并上升为国家战略。随着"健康中国"战略落地,"十三五"期间围绕大健康、大卫生和大医学的医疗健康产业突破 10 万亿元市场规模。统计数据显示,大健康产业目前已经成为全球最大的新兴产业。美国的健康产业占 GDP 比重超过 15%,加拿大、日本等国健康产业占 GDP 比重超过 10%,而我国的健康产业仅占 GDP 的 4%～5%。

有机构分析认为,我国的大健康产业还处于起步阶段。一旦"健康中国"上升为国家战略,十万亿级产业投资盛宴将随之开启,整个医疗卫生行业以及大健康产业将进入黄金发展期,冬虫夏草产业将得到迅速发展。

10.2.3.2　地方政府大力支持

政府对当地的冬虫夏草高新技术企业进行补助,实行减税、免税制度,促进当地企业发展。以玉树藏族自治州三江源冬虫夏草科技股份有限公司为例,它是一个新三板挂牌的企业,在 2014 年里政府其你进行了近 480 万的科研补助,其中冬虫夏草项目补助达 60 万元。对于高新技术虫草企业,还有税收优惠政策,如对三江源药业有限公司执行 15％的企业所得税率,五年内免征房产税等优惠政策。此外,政府还大力支持用于现代化虫草交易中心,如青海新千国际虫草大世界、西藏拉萨顺兴虫草交易中心、云南汇川电子交易中心等。

10.2.4　冬虫夏草产业的威胁

10.2.4.1　虫草生存环境恶化

近年来由于全球气候变暖,严重影响了青藏高原植被生态系统平衡,加之冬虫夏草的价格飙升,年复一年的滥采乱挖及近十万人的大军采挖,导致冬虫夏草适宜生长区域不断向高海拔推进,产量呈现下降趋势。20 世纪 60 年代,在海拔 3 500 m以上的青海产区大部分地区都有虫草分布,生长密集区有虫草 20～46 株/m^2,而现今仅存 1～5 株/m^2。原分布密集区 40％地块已经多年未发现虫草生长。青海省主产区玉树州和果洛州冬虫夏草资源的蕴藏量仅为 30 年前的 5％～16％,蕴藏量较低的地区仅为 30 年前的 3％～10％。

10.2.4.2　冬虫夏草投机泛滥

冬虫夏草近年来的价格飙升,许多不法分子使用掺杂使假、以次充好等投机行为,大大增加了买卖双方的交易风险和交易成本,损害了冬虫夏草的形象,严重伤害消费者的利益及生命安全,阻碍了冬虫夏草市场健康有序发展。

此外,金融财团通过囤积居奇与炒作的方法,将冬虫夏草也像 18 世纪的荷兰郁金香一样炒作到了历史最高价,炒作使得冬虫夏草的交易价格都不稳定,市场风险较大。一些经营商家同时涉足股市、楼市,所以一旦出现在这些投资领域的资金短缺,就会减少虫草投资。

10.2.4.3 产品性质归属存疑

冬虫夏草作为国家二级保护植物,为了更有效地保护这种资源,自 2001 年起,冬虫夏草被排除在了保健食品原料名单之外。2009 年,国家规定冬虫夏草目前不得作为普通食品原料使用。2012 年 6 月份,国家食药监总局指出冬虫夏草粉碎及压制成片不属于中药饮片炮制范畴。而 2012 年 8 月份,国家食品药品监督管理局印发了《冬虫夏草用于保健食品试点工作方案》,第一次允许冬虫夏草直接被用为保健食品的原料,青海春天等五家企业进入了保健品试点企业名单,这也让冬虫夏草保健品拥有了"合法身份"。2016 年 3 月 4 日,国家食药总局在其官网发布了《关于停止冬虫夏草用于保健食品试点工作的通知》,停止了冬虫夏草用于保健食品试点工作。

冬虫夏草产品的行政归属发生了多次变化,由保健品、食品、药品再到饮片,又到"试点保健产品",最后到药品。由于对于其归属的不确定性,导致多次归属的变化对冬虫夏草产业的发展产生了一定负面影响,也必会是将来产业发展的巨大威胁。

10.2.5 SWOT 矩阵分析及策略

依据上述分析,将各种因素按影响程度进行排序,构造 SWOT 矩阵,见表 10-1。本着发挥优势因素,克服劣势因素,利用机会因素,化解威胁因素;考虑过去,立足当前,着眼未来的原则。运用系统分析的综合分析方法,将排列与考虑的各种因素相互匹配起来加以组合,得出下列提升青海冬虫夏草产业竞争力的可选择策略。

表 10-1　冬虫夏草产业 SWOT 矩阵

		优势	劣势
		1. 良好的保健优势	1. 缺乏系统的基础研究
		2. 产品资源优势	2. 缺失完善的标准规范
		3. 政策管理优势	3. 企业缺乏高端研发人才
		4. 科研创新优势	
机会	健康中国的国家战略 地方政府大力支持	SO:发挥优势,把握机会 1. 加强未来的健康养老产业与虫草产业的结合 2. 广泛开展宣传活动,打响中国特色品牌.	WO:利用机会,克服劣势 1. 加强环境保护,规范采集管理 2. 把握时代潮流,培育优质企业

续表 10-1

		优势	劣势
威胁	1. 虫草生存环境恶化 2. 冬虫夏草投机泛滥 3. 产品性质归属存疑	ST:利用优势、回避威胁 1. 规范市场,以质量赢得市场 2. 确定产品性质,避免产业动荡	WT:减少劣势、回避威胁 1. 加强基础研究,明确产品标准 2. 优化人才结构,加强品牌营销

10.2.5.1　SO 策略:发挥优势,把握机会

(1)加强未来的健康养老产业与虫草产业的结合。

我国老龄化的加剧促使十八届五中全会将"健康中国"写入"十三五"规划相关议题,并上升为国家战略。十三五期间围绕大健康、大卫生和大医学的健康医疗产业规模有望达到 10 万亿元量级。受老龄化不断加重、卫生费用持续快速增长以及占 GDP 比重逐步提高、行业并购重组加快等有利因素影响,冬虫夏草产业必将增长。冬虫夏草作为中药之王,冬虫夏草产业的发展也必将进入一个黄金期,我们必须利用好这样一个契机,开发健康概念产品,将冬虫夏草产业的发展融入到健康中国的国家战略中。

(2)广泛开展宣传活动,打响中国特色品牌。

通过举办国际冬虫夏草论坛和研讨会,建立冬虫夏草博物馆,拍摄冬虫夏草文化宣传片,借助新媒体的快速传播,扩大知名度。此外,通过博览会、推介会及著名的青海湖自行车环湖赛等活动开展原草和产品的展示、订货、现货交易,宣传冬虫夏草,积极开拓国内外市场。同时,可邀请专家学者进行有针对性的研讨活动,通过养生节目等电视媒体或网络媒体,向外界宣传冬虫夏草,消除人们对冬虫夏草的安全担忧。

10.2.5.2　WO 策略:利用机会,克服劣势

(1)加强环境保护,规范采集管理。

严格落实采集许可证制度。通过采集许可证制度,对采集活动进行全程跟踪检查,依托多部门联合执法,严厉从重打击无证采集、跨地采集、过量采集等违法行为,从而切实保护冬虫夏草采挖区的草原野生植物资源和生态环境,既保护冬虫夏草的有限资源,又保障当地农牧民的家庭收入。同时建立一批冬虫夏草保护区,在保护区内建立冬虫夏草野外研究实验站,系统地开展冬虫夏草相关的研究,深入探讨冬虫夏草的生物学问题,建立信息系统,进行数据分析和交流。

（2）把握时代潮流，培育优质企业。

大力扶持一些有实力的企业参与冬虫夏草行业产业化生产运营。以商贸龙头企业为主，努力使冬虫夏草产品实现采挖、收购、储存、分级、包装、运输、销售一条龙经营。同时，以加工龙头企业为主，实现采挖、收购、加工、销售一条龙经营，争取形成冬虫夏草生产运营的高层次的产业化链条，促进地方经济的发展。国家按销售额 3％征收"濒危物种费"使得经营这一产品的企业利润薄，难以维持经营，建议简化办理冬虫夏草出口手续，尽可能减少虫草出口办证的相关环节，保证企业的及时、顺利出口。同时，建议合理收费，减轻企业负担。

10.2.5.3　ST 策略：利用优势、回避威胁

（1）规范市场，以质量赢得市场

健全冬虫夏草市场体系。政府要发挥引导作用，通过主产区保护、市场建设、完善流通体系等方式，建立全方位的冬虫夏草产业管理和服务体系，加快建设区域专业交易市场，实现由"露天交易"转为"场内交易"，实现冬虫夏草产品市场化、现代冬虫夏草产品流通信息网络化、冬虫夏草产品质量安全检测检验现代标准化、市场监控可视化、企业管理现代化，形成具有品牌影响力的冬虫夏草专业市场。

（2）确定产品性质，避免产业动荡

建议通过政府主导，组织专家进行冬虫夏草食用安全性评价等工作，通过精密的实验数据、专家反复论证等方式证实冬虫夏草食用的安全性，并申请卫生部重新将冬虫夏草列入"药食同源"名录。只有这样，才能从根本上解决冬虫夏草产业发展的政策性"瓶颈"，有利于以冬虫夏草为原料开发新产品的新兴产业，在国家、地方和企业统一标准下生产合格的产品，有利于地方经济的发展。

10.2.5.4　WT 策略：减少劣势、回避威胁

（1）加强基础研究，明确产品标准

加大基础研究资金力度，制定统一的冬虫夏草等级标准，进一步建立和完善监管措施，建立全方位的冬虫夏草产业管理和服务体系。严厉打击不良企业，去劣存优，使整个产业步入良性发展轨道。同时，帮助经营者建立和完善经营自律制度，促使经营者守法经营。此外，政府部门要及时对交易活动中的举报、投诉，加大对违法者的惩罚力度和重奖举报者，为利益相关者高质量的服务。最终实现冬虫夏草产品的标准化、市场监控可视化、企业管理现代化，形成具有品牌影响力的冬虫夏草专业市场。

(2)优化人才结构,加强品牌营销

加大力度吸引尖端人才,对此类人才给予一定的优待条件,并利用产地优势,培养一批真正的高端研发人才,促进产学研的相互融合。此外,要明确不同冬虫夏草的定位,对整体市场实现有限覆盖,对目标市场进行重点覆盖,把精力集中于少量对高质量服务有特别需求的网点。同时要通过政府协调,组织经济实力强、研发力度大、产品种类全、营销手段好、发展后劲足的大型企业参加奢侈品会展,以人无我有的唯一性、人有我强的优质性、人少我多的稀缺性宣传企业产品理念,推广宣传产品品牌,让参加展会的消费者更加了解冬虫夏草品牌的魅力,使得中国冬虫夏草成为世界知名品牌。

冬虫夏草作为青藏高原最有特色的产业之一,我们要扬长避短,紧抓机遇,积极应对挑战,进一步明确产业发展的总体思路,合理布局,加强科学研究及质量体系建设,走规模、质量和效益协调发展之路,将产业发展与健康中国国家战略有机结合起来,真正做到将资源优势转化为经济优势,通过政府、农牧民、科研机构及企业等相关主体的共同努力,促进藏区冬虫夏草产业的高效、健康发展。

10.3　冬虫夏草相关脆弱性研究

目前对于冬虫夏草的研究多数局限于生态、药理等自然科学研究。由于交易的分散性及交易过程的神秘性,目前并没有很多宏观产业数据,故目前很少有人从社会科学角度研究冬虫夏草产业。虽然有少量从可持续发展视角对冬虫夏草产业的研究,但多数也仅仅是定性研究,且缺乏系统性,故亟须更系统全面的方法进行研究。而 SWOT 作为行业分析中的经典方法,已被众多行业领域研究所使用,虽然为定性研究方法,但相较以前的冬虫夏草产业研究更为系统。此外,脆弱性研究则集中于自然灾害、城市区域、金融体系等方面的脆弱性演变特征和脆弱性评价,而对产业进行脆弱性分析的研究国内,对于脆弱性影响因子等方面的研究也相对比较匮乏,脆弱性研究可为可持续发展研究提供一个新的思路。

冬虫夏草的现代研究起始于 20 世纪 70 年代,其中国外对于冬虫夏草的研究主要集中于成分分析、活性物质分离;此外,国外研究还集中于冬虫夏草药理及其作用机制方面。但由于冬虫夏草仅在青藏高原地区有分布,故国外对于冬虫夏草的研究并不多,对于冬虫夏草产业相关的分析则更少,仅有部分印度和尼泊尔地区冬虫夏草产业相关的研究。Watts 和 Wild 是最先将脆弱性评估使用到对某一物种发展研究中的，并发展出了快速脆弱性评价法（RVA）；其后，Thornber 研究得出栖息地大小、分布状态、生长速度、供需程度等因素是评价物种脆弱性必须考虑的因素。但由于当时冬虫夏草交易还不活跃，很少有从社会经济角度来研究冬虫夏草的。Lama 最早从社会经济的角度对冬虫夏草的商业交易及社会效应进行了评价；其后，Winkler 对可持续发展的角度对青藏高原冬虫夏草的可持续性进行了评价，并提出了相关建议。Chhetri 和 Gruschke 分别对冬虫夏草产业对产地就业及市场交易的影响做了研究。但真正对冬虫夏草产业的脆弱性研究只有 Negi 通过对印度比托拉格尔地区 110 个村庄、2 511 名冬虫夏草采挖者的调研，对比托拉格尔地区的冬虫夏草的可持续性进行了评价，并建立了脆弱性评价体系，对冬虫夏草的脆弱性从生态和社会经济两个层面进行了研究，评定出了各指标的脆弱性大小。国内目前尚无系统的社会科学方法对冬虫夏草产业进行研究。

表 10-2　冬虫夏草产业脆弱性评价指标体系

目标层	准则层	子准则层
冬虫夏草产业脆弱性	环境因素	气温
		降水
		土壤恢复力
	经济因素	价格波动程度
		区域经济结构
	社会因素	采挖管理力度
		流通管理力度
	政策因素	产品政策
		税收优惠政策
	产业内部因素	贷款优惠政策
		企业数量
		企业规模
		人力资本
		资源丰富程度

我国冬虫夏草产业脆弱性调查问卷

您好！本次调研是中国人民大学农业与农村发展学院进行的福特基金项目编号为0130-1447课题"基于环境保护和农牧民收入保障的农副产品可持续开发研究——以青藏高原冬虫夏草产区为例"。主要目的是为了收集有关冬虫夏草产业发展方面的一些数据和信息。调查结果将严格保密，仅供学术讨论与研究，尽请您放心填写。

本课题十分期望您的支持及参与，我们对您的热情参与表示衷心的感谢！

受访者所在单位：

受访者姓名：

一、冬虫夏草产业脆弱性评价指标权重调查

填表说明：这一部分调查需要您对评价指标进行两两比较，判断两个指标的相对重要性，其相对重要性用下列 1-9 数字表示。

表 1　AHP 法判断矩阵的标度及其含义

标度值	含义
1	表明因素 X 与 Y 具有同等重要性
3	表明因素 X 比 Y 稍微重要
5	表明因素 X 比 Y 明显重要
7	表明因素 X 比 Y 强烈重要
9	表明因素 X 比 Y 极端重要
2,4,6,8	分别表示相邻判断 1-3,3-5,5-7,7-9 的中值
倒数	表示因素 X 比 Y 得 Fxy，则 Y 比 X 得 $Fyx = 1/Fxy$

请参照"填写说明"对下列每个表格中不同的指标进行两两比较，"列"中的指标为，"行"中的指标为，填写整数表示您认为"列"指标比"行"指标重要，填写分数表示您认为"行"指标比"列"指标重要。

1. 一级指标相对重要性比较

X ＼ Y	资源环境因素	经济因素	社会因素	政策因素	产业内部因素
资源环境因素	1				
经济因素		1			
社会因素			1		
政策因素				1	
产业内部因素					1

注：请您使用表 1 中的矩阵 1～9 标度值进行赋值。

2.二级指标相对重要性赋值
(1)环境因素

X \ Y	气温	降水	土壤恢复力
气温	1		
降水		1	
土壤恢复力			1

注:请您使用表1中的矩阵1~9标度值进行赋值。

(2)经济因素

X \ Y	价格波动程度	区域经济结构
价格波动程度	1	
区域经济结构		1

(3)社会因素

X \ Y	采挖管理力度	流通管理力度	收购矛盾冲突
采挖管理力度	1		
流通管理力度		1	
收购矛盾冲突			1

注:请您使用表1中的矩阵1~9标度值进行赋值。

(4)政策因素

X \ Y	产品政策	税收优惠政策	贷款优惠政策
产品政策	1		
税收优惠政策		1	
贷款优惠政策			1

注:请您使用表1中的矩阵1~9标度值进行赋值。

(5)产业内部因素

X \ Y	企业数量	企业规模	人力资本	资源丰富程度
企业数量	1			
企业规模		1		
人力资本			1	
资源丰富程度				1

注:请您使用表 1 中的矩阵 1~9 标度值进行赋值。

参考文献

[1] 张平,李秀芬,才旦卓玛. 藏区特色产业可持续发展探析——以果洛藏族自治州冬虫夏草产业为例[J]. 中国农业资源与区划,2015(6):1-4.

[2] 朱丽娟,尚杰. 中国环境产业的 SWOT 分析[J]. 世界农业,2008(11):20-23.

[3] 马仁杰,王荣科,左雪梅. 管理学原理[M]. 北京:人民邮电出版社,2013:130-138.

[4] 林嘉斌,薛雄志. 厦门市环保产业 SWOT 分析[J]. 厦门大学学报:自然科学版,2007,46(A01):223-228.

[5] 王志平,郑克强. 江西非物质文化遗产产业发展的 SWOT 分析[J]. 企业经济,2012(8):119-123.

[6] 杨晓刚. 区域茶产业的 SWOT 分析与营销策略研究——基于四川省雅安市的实例调查[J]. 中国农业资源与区划,2013,34(2):80-84.

[7] 张传平,高伟,吴建光,等. 基于 ANP-SWOT 模型的中国煤层气产业发展战略研究[J]. 资源科学,2015,37(6):1207-1217.

[8] 国家药典委员会. 中华人民共和国药典[M]. 北京,中国医药科技出版社,2015:26.

[9] Shin K H, Lim S S, Lee S, et al. Anti-tumour and immuno-stimulating activities of the fruiting bodies of Paecilomyces japonica, a new type of Cordyceps, spp. [J]. Phytotherapy Research,2003,17(7):830-833.

[10] Wu Yalin, Omar Ishurd, Sun Cuirong,等. Structure analysis and anti-tumor activity of (1→3)-β-D-glucans (cordyglucans) from the mycelia of Cordyceps sinensis. Planta Medica[J]. Planta Medica,2005,71(4):381-384.

[11] Huang J, Song D, Yang A, et al. Differentiation and maturation of human dendritic cells modulated by an exopolysaccharide from an anamorph of Cordyceps sinensis[J]. Biomedicine & Preventive Nutrition,2011,1(2):126-131.

[12] Lee J S, Hong E K. Immunostimulating activity of the polysaccharides isolated from Cordyceps militaris. [J]. International Immunopharmacology,2011,11(9):1226-1233.

[13] Fan Y, Dong X. Modulatory effects of the acid polysaccharide fraction from one of anamorph of Cordyceps sinensis on Ana-1 cells[J]. Journal of Ethnopharmacology, 2012, 142(3):739-745.

[14] Lo Hui-Chen, Chienyan Hsieh, Fang-Yi Lin, Tai-Hao Hsu. A Systematic Review of the Mysterious Caterpillar Fungus Ophiocordyceps sinensis in Dong-ChongXiaCao (冬蟲夏草 Dōng Chóng Xià Cǎo) and Related Bioactive Ingredients[J]. Journal of Traditional & Complementary Medicine, 2013, 3(1):16-32.

[15] 章力建,李兵,胡育骄,等. 我国冬虫夏草资源可持续利用展望[J]. 农业展望, 2010, 6(3):32-36.

[16] 董彩虹,李文佳,李增智,等. 我国虫草产业发展现状、问题及展望——虫草产业发展金湖宣言[J]. 菌物学报, 2016, 35(1):1-15.

[17] Winkler D. Yartsa Gunbu, (Cordyceps sinensis) and the Fungal Commodification of Tibet's Rural Economy[J]. Economic Botany, 2008, 62(3):291-305.

[18] Winkler D. Caterpillar Fungus (Ophiocordyceps sinensis) Production and Sustainability on the Tibetan Plateau and in the Himalayas[J]. Asian Medicine, 2008, 5(2):291-316.

[19] 马有祥. 中国冬虫夏草资源与管理. 农业部草原监理中心(编). 冬虫夏草资源与环境. 兰州:兰州大学出版社, 2010:3-6.

[20] 程元柳,邱乙,彭成,等. 冬虫夏草资源管理法规探讨[J]. 时珍国医国药, 2015(2):449-450.

[21] Li Y, Wang X L, Lei J, et al. A survey of the geographic distribution of Ophiocordyceps sinensis [J]. Journal of Microbiology, 2011, 49(6):913-919.

[22] 张古忍,余俊锋,吴光国,等. 冬虫夏草发生的影响因子[J]. 生态学报, 2011, 31(14):4117-4125.

[23] 闫景坤,吴建勇,金蓓,等. 酸水解冬虫夏草胞外多糖的分子质量变化及动力学研究[J]. 食品科学, 2012, 11:82-85.

[24] 闫景坤,李琳,吴建勇. 外界条件对冬虫夏草胞外多糖构象的影响[J]. 食品科学, 2012, 13:62-65.

[25] 陆艳艳,邱细敏,黄思玉,等. 人工冬虫夏草不同部位氨基酸含量的测定[J]. 食品科学, 2011(08):259-261.

[26] Yue K, Ye M, Lin X, et al. The artificial cultivation of medicinal Caterpillar Fungus, Ophiocordyceps sinensis (Ascomycetes): a review [J]. International Journal of Medicinal Mushrooms, 2013, 15(5):425-434.

[27] Tao Z, Cao L, Zhang Y, et al. Laboratory Rearing of Thitarodes armoricanus and Thitarodes jianchuanensis (Lepidoptera: Hepialidae), Hosts of the Chinese Medicinal Fungus Ophiocordyceps sinensis (Hypocreales: Ophiocordycipitaceae) [J]. Journal of Economic Entomology, 2016, 109(1):81-176.

[28] 冬虫夏草研究课题组,生吉萍,董彩虹,等. 冬虫夏草的加工与产业可持续发展[J].

保鲜与加工，2011，11(4)：1-4.

　　[29] 黄丽俊，李利东，袁建新，等. 冬虫夏草研究现状及展望[J]. 农学学报，2014，4(8)：63-65.

　　[30] 叶海年，王战和. 虫草经济与三江源生态[N]. 中国气象报，2005-07-11.

　　[31] 张宗豪，刘欣，徐海峰，等. 冬虫夏草产量与寄主幼虫的相关性研究[J]. 青海畜牧兽医杂志，2015，45(5)：27-29.

　　[32] 吴庆贵，苏智先，陈光登. 四川冬虫夏草资源现状及科学保护措施[J]. 绵阳师范学院学报，2009(05)：53-57，63.

　　[33] 李芬，张林波，徐延达，等. 冬虫夏草采集对三江源区农牧民收入的贡献研究[J]. 中国人口.资源与环境，2013(S2)：439-443.

　　[34] 李芬，吴志丰，徐翠，等. 三江源区冬虫夏草资源适宜性空间分布[J]. 生态学报，2014(05)：1318-1325.

　　[35] 卓嘎，大布穷. 西藏冬虫夏草市场现状及发展对策[J]. 江苏农业科学，2014(08)：482-484.

　　[36] 徐延达，徐翠，翟永洪，等. 三江源地区冬虫夏草采挖对草地植被的影响[J]. 环境科学研究，2013(11)：1194-1200.

　　[37] 马超. 冬虫夏草资源保护现状及保育区建设[J]. 西藏科技，2012(11)：76-77.

附　　录

附录一　青海省人民政府关于印发
《青海省冬虫夏草采集管理暂行办法》的通知

青海省人民政府关于印发《青海省冬虫夏草采集管理暂行办法》的通知

青政［2004］87 号

西宁市、各自治州人民政府，海东行署，省政府各委、办、厅、局：

《青海省冬虫夏草采集管理暂行办法》已经 2004 年 10 月 8 日省政府第 23 次常务会议审议通过，现印发给你们。请结合本地区、本部门实际，认真遵照执行。对执行中出现的有关情况和问题请及时向省政府报告。

二〇〇四年十一月十九日

青海省冬虫夏草采集管理暂行办法

第一章　总　　则

第一条　为规范冬虫夏草（以下简称"虫草"）采集活动，保护和合理利用虫草资源，根据《中华人民共和国草原法》《中华人民共和国野生植物保护条例》和有关法律、法规的规定，制定本办法。

第二条　在本省行政区划内从事虫草采集、保护和管理活动的单位、个人应当遵守本办法。

第三条　虫草资源受国家法律保护,虫草采集实行采集证制度。

第四条　虫草采集地州、县、乡(镇)人民政府应当建立虫草资源保护和采集管理责任制。

有关县、乡(镇)人民政府应当加强虫草采集管理、虫草资源保护的宣传教育,提高虫草采集人员保护草原生态环境和虫草资源的意识。

第五条　虫草采集地县级农牧行政主管部门负责本行政区域内虫草资源保护和采集的监督管理工作。

虫草采集地的林业、环保、公安等行政主管部门和乡(镇)人民政府,以及草原监理等执法机构,应当在各自职责范围内相互配合,做好虫草采集活动的监督管理工作。

第二章　虫草资源保护规制和采集计划

第六条　省农牧行政主管部门应当根据各地虫草资源普查情况,编制全省虫草资源保护规划。

虫草采集地的州、县农牧行政主管部门,应当根据全省虫草资源保护规划,会同有关部门编制本地虫草资源保护规划,报本级人民政府批准,并报上级农牧行政主管部门备案。

第七条　虫草资源保护规划应当明确虫草资源分布的区域、面积和适宜采集区域;生态环境脆弱的草原按应确定为虫草禁采区,实施禁采措施,保护草原生态环境和虫草资源。

有草原使用权争议纠纷的地区按禁采区处理。

第八条　虫草采集地县级农牧行政主管部门,应当根据本地虫草资源保护规划、历年虫草采集情况,在当年虫草资源普查的基础上制定年度虫草采集计划,报本级人民政府批准执行,同时报省、州农牧行政主管部门备案。

虫草采集年度计划应当科学、合理地确定虫草采集区域、采集面积、采集人员数量、采集期限以及禁采区域。

第九条　虫草采集地县级农民行政主管部门在制定虫草采集年度计划时,应当听取草原承包者、使用者的意见。

虫草采集年度计划应当向社会公布。

第三章　虫草采集管理

第十条　采集虫草必须取得采集证。采集证应当载明持证人、虫草采集区域和地点、有效期限和资源保护措施等内容。

采集证不得伪造、倒卖、转让。

第十一条 采集证应当根据虫草采集年度计划确定发放数量,由采集地的县级人民政府或其授权的部门和机构,遵照公开、公平、公正的原则,按照申请人所提申请受理的先后顺序,经审查后发放,不得收取工本费。

采集证有虫草采集地的县级人民政府按照省农牧行政主管部门规定的格式印刷,所需经费列入本级人民政府预算。

其他任何单位和个人不得印刷和发放虫草采集证。

第十二条 草原承包者在其依法承包经营的草原范围内,享有优先采集虫草的权利。

第十三条 袁旭虫草资源地的州、县人民政府与农区,无虫草资源地区的州、县级人民政府,按照互助、互利的原则,签订虫草采集协议,以组织劳务输出的方式安排农牧民采集虫草。

第十四条 虫草采集人员应当按采集证规定的时间、区域、地点等采集虫草。

禁止无证或在禁采区采集虫草。

第十五条 虫草采集人员有保护草原生态环境和草原建设设备的义务,并应当遵守下列规定:

(一)尊重虫草采集地的民族风俗习惯;

(二)不得采用破坏草原植被的方式设立居住点;

(三)采集虫草对草皮随挖随填;

(四)不得使用对草原植被破坏性的工具采集虫草或者毁坏草原、畜牧业建设设施;

(五)不得砍挖灌木,挖草皮,掘壕沟,采挖其他野生珍稀植物、防风固沙植物;

(六)不得捕杀依法受保护的野生动物;

(七)遵守采集地人民政府的有关规定。

第四章　监督检查

第十七条 虫草采集地的各级人民政府应当建立健全责任制度,落实责任,加强虫草禁采区的监督管理。

虫草采集地的农牧行政主管部门应当加强执法检查,查处违法采集虫草和破坏草原生态环境的行为。

虫草采集地的草原监理机构应当加强虫草采集活动监督检查,草原监理执法人员应当进入虫草采集现场进行监督检查。

第十八条　虫草采集地的人民政府应当制定有关突发性公共事件处置预案，及时调解处理采集活动中的纠纷。

虫草采集地的公安机关、卫生行政主管部门，在虫草采集期应当采取优先措施，加强治安防范、卫生防疫工作，防止突发性公共事件发生。

虫草采集人员户籍所在地的县、乡人民政府应当加强虫草采集人员的组织和教育，并协助虫草采集地的人民政府做好突发性公共事件的处置工作。

第十九条　虫草采集地的乡（镇）人民政府和村牧民委员会有权对虫草采集人员的采集行为进行监督，制止违规采集虫草和破坏草原生态环境的行为。

草原承包者、使用者有权制止违规或无证采集者、破坏草原生态环境和草原建设及畜牧设施的行为。

第二十条　任何单位和个人不得拒绝或阻挠草原监理机构及其工作人员依法监督检查。草原监理人员在依法履行监督检查职责时，有权采取下列措施：

（一）查验采集证；

（二）进入虫草采集现场实施监督检查，进行勘测、拍照、摄像等；

（三）没收不符合规定的采挖工具；

（四）对采挖后不回填的，责令立即回填；

（五）依法责令虫草采集人员停止其他违反草原管理的行为。

第二十一条　虫草采集地县级以上人民政府监察、审计机关和财政部门应当对采集证颁发进行监督检查。

第五章　法律责任

第二十二条　违反本办法规定造成草原植被破坏的，由虫草采集地县级以上草原监理机构，依照《中华人民共和国草原法》的规定予以处罚，并责令责任人恢复植被，或由草原监理机构代为恢复植被，所需费用由责任人承担。

第二十三条　未取得采集证或者未按照采集规定采集虫草的，由虫草采集地县级以上农牧行政主管部门，依照《中华人民共和国野生植物保护条例》第二十三条的规定，没收违法采集的虫草和违法所得，可并处违法所得 10 倍以下的罚款；有采集证的，并可以吊销采集证。

第二十四条　伪造、倒卖、转让采集证的，由虫草采集地颁发机关，依照《中华人民共和国野生植物保护条例》第二十六条的规定，收缴采集证，没收违法所得，并处 50 000 元以下的罚款。

第二十五条　虫草采集地的人民政府或有关部门和机构违法本办法规定，违规发放采集证、不落实突发性公共事件处置预案或不采取有效措施及时、依法处置突发性公共事件,造成后果的,由上级人民政府予以通报批评、责令改进或追究其主要责任人的行政责任。

第二十六条 虫草采集人员户籍所在地的人民政府在接到虫草采集地的人民政府关于突发性公共事件的通报后,不及时组织有关部门和人员赶赴现场,协助虫草采集地的人民政府处置突发性公共事件的,由上级人民政府予以通报批评、责令改正或追究其主要负责人的行政责任。

第二十七条 农牧行政主管部门及草原监理机构的工作人员滥用职权,玩忽职守、徇私舞弊,尚不构成犯罪的,依法予以行政处分;构成犯罪的,依法追究刑事责任。

第六章 附 则

第二十八条 虫草采集地的州人民政府可以根据本办法,结合本地实际,制定实施细则。

第二十九条 本办法自 2005 年 1 月 1 日起施行。

附录二　西藏自治区冬虫夏草
采集管理暂行办法

《西藏自治区冬虫夏草采集管理暂行办法》已经 2006 年 1 月 6 日自治区
人民政府第 2 次常务会议通过，现予发布，自 2006 年 4 月 1 日起施行。

自治区主席　向巴平措
二〇〇六年二月八日

西藏自治区冬虫夏草采集管理暂行办法

第一章　总　　则

第一条　为了规范冬虫夏草（以下简称"虫草"）采集秩序，维护、改善草原生态
环境，根据《中华人民共和国草原法》《中华人民共和国野生植物保护条例》和其他
相关法律、法规的规定，结合自治区实际，制定本办法。

第二条　在自治区行政区域内采集虫草、管理采集活动、保护虫草资源应当遵
守本办法。

第三条　县级以上人民政府及有关部门应当按照依法保护、科学规划、合理利
用、规范采集和促进农牧民增收的原则，对虫草采集活动实施管理，实现经济效益、
环境效益和社会效益的统一。

第四条　自治区各级农牧行政主管部门负责本行政区域的虫草采集管理、虫
草资源的保护工作。

虫草产区国土、区环境保护、公安、食品药品监督、工商、林业等部门和乡（镇）
人民政府，应当在各自职责范围内做好虫草采集管理、虫草资源保护工作。

第五条　虫草产区地（市）、县（市、区）、乡（镇）人民政府应当建立健全虫草资
源保护和采集管理责任制。

虫草产区县(市、区)、乡(镇)人民政府应当加强对虫草采集人员的管理和教育,提高其保护草原生态环境和虫草资源的意识。

第六条　各地(市)、县(市、区)人民政府应当按照注重现实、尊重历史的原则,妥善处理相邻省(区)、县(市、区)、乡(镇)群众采挖虫草过程中发生的矛盾、维护好社会秩序,促进经济发展和社会稳定。

第二章　虫草资源管理

第七条　自治区农牧行政主管部门应当根据各地虫草资源普查情况,编制西藏虫草资源开发与保护规划。

虫草产区县(市、区)农牧行政主管部门应当根据自治区虫草资源开发与保护规划,编制本地虫草资源开发与保护规划,经所在地县(市、区)人民政府审核,并经地(市)行署人民政府批准,报自治区农牧行政主管部门备案。

第八条　自然保护区内核心区的草原为虫草禁采区。有草原使用权争议纠纷的区域,争议双方协商处理。协商不成的,按禁采区处理。

第九条　虫草产区县(市、区)农牧行政主管部门,应当根据本地虫草资源开发与保护规划、历年虫草采集情况,制定虫草采集计划。

虫草采集年度计划应当科学、合理地确定虫草采集区域、采集面积、计划采集量、适宜采集量、采集人员数量、采集期限和禁采区域以及相关保障措施。

第十条　虫草产区县(市、区)农牧行政主管部门在制定虫草采集年度计划是,应当协调处理好与草场承包者、使用者的利益关系。

第三章　采集管理

第十一条　采集虫草应当取得采集证。采集证的发放对象为虫草产区县域范围内当地群众,因历史传统跨县域采集虫草的,由相邻县级人民政府协商解决。

采集证应当载明持证人及其相关身份资料、采集区域和地点、有效期限和环境保护等内容。

第十二条　虫草采集实行一人一证。采集证由虫草产区县(市、区)农牧行政主管部门委托乡(镇)人民政府发放。

申请采集虫草应当向虫草产区乡(镇)人民政府提出申请,由乡(镇)人民政府按照公开、公平、公正的原则,依照申请人所提申请的先后顺序审核发放采集证。

禁止无证采集或者在禁采区采集虫草。

第十三条　虫草采集证由虫草产区县(市、区)农牧行政主管部门按照国家和自治区规定的格式印制。发放虫草采集证,除依法缴纳草原植被恢复费外,不得收取任何费用。

采集证不得伪造、倒卖、涂改、转让、出租、出借。

第十四条　虫草采集人员申办虫草采集证时,依法缴纳草原植被恢复费。具体缴纳标准,由自治区价格主管部门和财政部门以及自治区农牧行政主管部门确定公布。

第十五条　虫草采集人员应当服从虫草产区县(市、区)农牧行政主管部门、乡(镇)人民政府和村民委员会的管理,按照采集证的规定进行采集。

第十六条　虫草采集人员应当保护草原生态环境和草原建设设施,并遵守下列规定:

(一)尊重虫草采集地的风俗习惯;

(二)设立居住点不得破坏草原植被;

(三)采集虫草对草皮随挖随填;

(四)不得使用对草原植被具有破坏性的虫草采集工具;

(五)不得毁坏草原、畜牧业建设设施;

(六)不得砍挖灌木、挖草皮,掘壕沟,采挖其他野生珍稀植物、防风固沙植物;

(七)不得非法猎捕野生动物;

(八)做好生活垃圾的及时处理;

(九)遵守虫草产区县(市、区)人民政府的有关规定;

第四章　监督检查

第十七条　自治区农牧行政主管部门应当对虫草产区县(市、区)人民政府落实本地虫草资源开发与保护规划情况进行监督检查。

虫草产区县(市、区)农牧、环境保护等行政主管部门和乡(镇)人民政府应当加强执法监督,查处违法采集虫草和破坏草原生态环境的行为。

第十八条　虫草产区地(市)、县(市、区)人民政府应当制定有关突发性公共事件处置预案,及时调解处理虫草采集活动中的纠纷。

虫草产区地(市)、县(市、区)公安机关和卫生部门,在虫草采集期应当采取有效措施,加强治安防范和卫生防疫等工作,防止突发性公共事件发生。非虫草产区乡(镇)人民政府应当加强对本行政区域内虫草采集人员的组织管理和教育,协助虫草采集地的乡(镇)人民政府做好突发性公共事件的处置工作。

第十九条　草原承包者、使用者有权对违法采集虫草、破坏草原生态环境和草原畜牧业建设设施的行为进行劝告,并向所在地乡(镇)人民政府报告。

第二十条　任何单位和个人不得拒绝或者阻挠农牧行政主管部门执法人员依法监督检查。执法人员在依法履行监督检查职责时,有权采取下列措施:

（一）查验采集证;

（二）进入虫草采集现场实施勘测、拍照、摄像等监督检查;

（三）没收破坏草场的采挖工具;

（四）对采挖后不回填的,责令立即回填;

（五）依法责令草虫草采集人员停止违反草原管理的行为。

第二十一条　虫草产区地（市）、县（市、区）财政、审计部门对虫草采集证的发放和草原植被恢复费收支情况进行监督检查。

第五章　法律责任

第二十二条　违法本办法规定,未取得采集证或者未按照采集证规定采集虫草的,由虫草产区县（市、区）农牧行政主管部门责令其停止采集行为,没收违法采集的虫草和违法所得,可以并处违法所得 1 倍以上 5 倍以下的罚款;有采集证的,可以由发证机关吊销其采集证。

在禁采区内采集虫草的,有虫草产区县级农牧行政主管部门责令其停止采集行为,没收违法采集的虫草和违法所得,可以并处 6 倍以上 10 倍以下的罚款;有采集证的,可以由发证机关吊销其采集证。

第二十三条　伪造、倒卖、涂改、转让、出租、出借采集证的,由虫草产区县（市、区）农牧行政主管部门或者工商行政管理部门按照职责分工收缴,没收违法所得,可以并处 1 万元以上 5 万元以下的罚款;没有违法所得的,处以 1 000 元以上 5 000元以下的罚款。

第二十四条　违法本办法规定,造成草原植被或者生态环境破坏的,由发证机关吊销其采集证,并由虫草产区县（市、区）农牧行政主管部门责令其停止违法行为,限期恢复植被,没收非法财物和违法所得。逾期拒不恢复植被的,指定有关单位和个人代为恢复植被,所花费用由责任人承担,可以并处违法所得 1 倍以上 3 倍以下的罚款,但最高不得超过 2 万元。没有违法所得的,处以 1 000 元以上 5 000元以下的罚款。给草原所有者或者使用者造成损失的,依法承担赔偿责任。

违反本办法规定,造成森林、林木和林地破坏的,由林业行政主管部门依照《中华人民共和国森林法》和其他相关法律法规的规定予以处罚。

第二十五条　违反本办法规定,虫草产区人民政府或者有关部门不落实突发性公共事件处置预案或者不采取措施及时、依法处置突发性公共事件,造成后果的,由上级人民政府予以通报批评、责令改正,并追究主要责任人的行政责任。

第二十六条　农牧行政主管部门以及乡(镇)人民政府工作人员滥用职权、玩忽职守、徇私舞弊,尚不构成犯罪的,依法给予行政处分;构成犯罪的,依法追究刑事责任。

第二十七条　当事人对行政处罚决定不服的,可以申请行政复议或者提起诉讼。逾期不申请复议、不提起诉讼,又不执行处罚决定的,由作出处罚决定的机关申请人民法院强制执行。

第六章　附　　则

第二十八条　虫草产区县(市、区)农牧行政主管部门可以根据本办法,结合本地实际,制定实施细则,报自治区农牧行政主管部门备案。

第二十九条　本办法自 2006 年 4 月 1 日起施行。

附录三　青海省冬虫夏草协会章程

青海省冬虫夏草协会章程

第一章　总　　则

第一条　名称:青海省冬虫夏草协会(以下简称协会)

第二条　性质:协会是经青海省民政厅民间组织管理局登记注册的,由全省冬虫夏草采集、加工、流通领域的企业、专业合作社、个体(民营)经营者、经纪人以及有关科研院所自愿联合组成的社会团体组织。

第三条　宗旨:协会遵守党的路线、方针和政策,团结全国冬虫夏草经营者,充分利用青藏高原冬虫夏草资源优势,紧紧围绕冬虫夏草的采集、科研、加工、销售、贸易向会员单位和会员提供服务,以实现企业之间、经营者之间、企业与科研院所之间联合起来,打造青海冬虫夏草品牌。

第四条　活动原则:本协会坚持党的路线、方针、政策,遵守国家法律、法令、法规,遵守职业道德风尚。坚持为会员单位服务。履行"自我教育、自我管理、自我服务"的原则,按照"民办、民管、民受益"的原则,独立自主地开展工作。

第五条　本协会接受青海省供销联社的业务指导,接受民政厅社团组织登记机关的监督管理。

第六条　会址:西宁市城东区七一路 151 号。

第二章　业务范围

第七条　紧紧围绕国务院办公厅国办发(2007)36 号文件、青海省政府办公厅青办发(2007)178 号文件《关于行业协会商会改革和发展的意见》中规定了"五项职能"服务遵旨开展有效工作。

(一)行业自律职能。根据行业发展的要求制定行规行约并组织实施;依据有关法律法规规章和政策,按照协会章程制定相应质量规范、服务标准;组织实施有关地方或国家标准并进行监督,维护公平竞争的市场秩序。

(二)行业代表职能。代表行业企业或其他经济组织开展行业调查研究,掌握行业动态,提出有关经济社会发展政策和立法方面的意见和建议;代表行业企业进行反倾销、反补贴、保障措施等调查、应诉和诉讼;协助会员开拓国际市场,参与协调贸易争议;联系相关国际组织,协调会员单位开展国内外经济技术交流与合作;向政府部门反映行业、会员诉求,维护会员合法权益。

(三)行业服务职能。收集、分析、发布国内外行业经济信息;开展咨询服务;建设行业公共服务平台,开展产品展示、研发设计、质量检测、招商等服务;组织展销会、展览会,举办报告会、研讨会;组织人才、技术、职业、管理、法规等培训;指导会员企业改善经营管理。

(四)行业协调职能。协调会员之间、会员与其他社会经济组织之间或个人之间的事宜;协调本行业协会与其他社会组织和个人之间的事宜。

(五)授权委托的其他职能。根据法律法规规章的规定和政府部门的委托,开展行业标准起草、行业信息披露、行业纠纷裁决、资质资格认定、检测检验以及行业规划、行业统计、行业调查、公信证明等工作。

第三章　会　　员

第八条　凡依法从事冬虫夏草流通的经营者、加工企业、流通组织、科研院所拥护本协会章程,愿意缴纳会费,向本协会提出申请,经由常务理事会审查通过后成为本协会会员,由理事会秘书处发给会员证。

第九条　本会会员为团体会员(流通许可证、营业执照、税务登记证"三证"齐全)。

第十条　申请加入本协会的会员必须具备以下条件:

(一)拥护本协会章程。

(二)有加入本会的意愿。

(三)在本行业有一定影响。

(四)有民事责任能力。

第十一条　会员入会的程序:

(一)提交入会申请书,流通许可证、营业执照、税务登记证、身份证复印件和个人免冠2寸照片2张。

(二)经理事会办公室审查通过后发给会员证、牌匾及相关资料。

第十二条　会员享有以下权利:

(一)在协会内有选举权、被选举权和表决权。

(二)监督协会工作,提出批评、建议。

(三)对理事会成员提出批评、罢免意见。

（四）参加协会组织有关活动，优先取得协会提供的各种服务。

（五）要求维护自己的合法权益和正当利益。

（六）反映生产经营中存在的问题，提出意见和要求。

（七）入会自愿，退会自由。

第十三条　会员履行以下义务：

（一）拥护党的路线、方针、政策，遵守国家的法律、法令、法规、依法经营、依法纳税。

（二）维护本会合法权益，完成本会交办的任务。

（三）信守职业道德，热心为农牧民群众和消费者服务。

（四）维护社会秩序，维护公共利益。

（五）遵守协会章程，执行协会决议，按规定按期缴纳会费。

（六）向本会反映情况，提供有关资料。

第十四条　会员退会应书面通知本会。会员一年内不缴纳会费不参加本协会有关活动，经教育不改正者视为自动退会，不享受本协会提供的各种服务，并收回会员证、牌匾等证明会员身份的证件。

第四章　组织机构和负责人的产生、罢免

第十五条　协会的组织原则是民主集体中制。

第十六条　协会的最高权利机构为会员大会（会员代表大会）。会员代表大会的代表在会员中民主协商产生。

会员代表大会（会员代表大会）每年召开一次，特殊情况下由理事会决定临时召开。

第十七条　会员大会的职责：

（一）决定本协会的工作计划和任务。

（二）审查理事会的工作报告和财务报告。

（三）选举和罢免理事。

（四）制定和修改协会章程、会费标准。

（五）审议和通过提案，决定终止事宜和与本协会有关的重大事项。

第十八条　理事会。理事会由会员代表大会代表选举产生，任期五年。其职责是：

（一）执行会员大会（会员代表大会）决议。

（二）制定协会阶段性工作计划。

（三）选举、罢免会长、执行会长、副会长、秘书长、常务秘书长。

（四）筹备召开会员代表大会。

（五）向会员代表大会报告工作和财务情况。

（六）决定会员的吸收和除名。

（七）决定设立办事机构、分支机构、代理机构和实体机构。

（八）决定常务秘书长、各机构主要负责人的聘任。

（九）领导本协会各部门开展工作。

（十）制定内部管理制度。

（十一）讨论批准本协会年度计划。

（十二）决定其他重大事项。

第十九条　理事会须有三分之二以上理事出席方能召开，其决定须经到会理事三分之二表决通过后方能生效。

第二十条　理事会半年召开一次，特殊情况可用通讯形式召开。

第二十一条　常务理事会。常务理事会在理事中选举产生。在理事会闭会期间，常务理事会行使理事会职能。

第二十二条　常务理事会由会长、执行会长、副会长、秘书长、常务秘书长组成。常务理事会在理事会闭会期间行使第十八条（一）（四）（六）（七）（八）（九）（十）款的职责。

第二十三条　常务理事会须有三分之二以上常务理事出席方能召开，其决议必须有到会常务理事三分之二表决方能生效。

第二十四条　协会设会长、执行会长、副会长若干人，秘书长一人，常务秘书长一人，秘书若干人。

第二十五条　理事会下设秘书长、常务秘书长，常务秘书长为专职，主持处理日常工作。

第二十六条　会长为法定代表人。法定代表人不兼任其他社团的法定代表人。

第二十七条　会长、执行会长、副会长、秘书长、常务秘书长必须具备下列条件：

（1）坚持党的路线、方针、政策、政治素质好。

（2）有热爱本协会的工作，热心为会员服务的敬业精神。

（3）身体健康，能坚持正常工作。

（4）未受到剥夺政治权利的刑事处罚的。

（5）具有完全民事行为能力的。

第二十八条　协会会长、执行会长、副会长任期五年，不超过两届，特殊情况需要延长任期时,须经会员代表大会三分之二以上会员表决通过,报社团登记管理机关批准后方可任职。

第二十九条 执行会长根据理事会决议和会长委托行使下列职权:

(一)召集和主持常务理事会、理事会;

(二)督查会员代表大会、常务理事会、理事会决议的落实情况;

(三)代表本协会签署有关文件;

(四)提名秘书长的人选;

(五)听取秘书处的工作报告,支持和指导、检查、监督秘书处的工作;

(六)理事会规定的其它权利。

第三十条 秘书长行使下列职责:

(一)主持办事机构开展日常工作,组织实施年度工作计划。

(二)协调分支机构、实体机构开展工作。

(三)提名副秘书长以及办事机构、实体机构主要负责人,办理理事会、常务理事会决定。

(四)决定办事机构、实体机构专职工作人员的聘用。

(五)处理日常事务。

第五章 资金、资金管理、资金使用原则

第三十一条 协会根据国家规定收取会员会费。财务独立并建立严格的财务制度保证会计资料合法、真实、准确、完整。

第三十二条 协会经费来源:

(一)会费。

(二)捐赠。

(三)政府资助。

(四)在可准许范围内开展有偿服务的收入。

(五)利息。

(六)其他合法收入。

第三十三条 协会配备具有专业资格的会计人员。会计不兼出纳,会计人员必须进行会计核算,实行会计监督。会计人员调动工作,辞职、离职,必须与接管人员办清交接手续。

第三十四条 协会资金管理必须执行国家规定的财务制度,接受会员代表大会和财政部门的监督,并接受审计机关审计。对国家拨款及捐赠、资助款以适当方式公布。会计决算于每年会计年度终结后提请理事会审核。

第三十五条　协会法人代表更换或换届,必须接受物业主管部门及社团管理机关、审计机构的财务审计。

第三十六条　协会的财务任何单位、个人不得侵占,私分和挪用。

第三十七条　协会专职工作人员的工资和保险、福利待遇参照国家对事业单位有关规定执行。

第三十八条　本会经费必须用于章程规定的业务范围和事业的发展,不得在会员中分配。

第六章　章程的修改

第三十九条　本章程经会员代表大会表决通过之日起生效。协会对章程的修改,须经理事会表决通过后提交会员代表大会审议。

第四十条　本章程经会员代表大会通过后,经业务主管单位审查同意,并报社团管理机关核准后生效。

第七章　终止程序及终止后财产处理

第四十一条　本团体完成终止或自行解散,或由于分立、合并原因须要注销的由常务理事会提出终止。

第四十二条　终止会议须经会员代表大会表决通过,报业务主管部门审查同意。

第四十三条　协会经社团登记管理机关办理注销手续后即为终止。

第四十四条　本协会终止前,须在业务主管单位及有关机关指导下成立清算组织清理债权债务,处理善后事宜。清算期间,不开展清算以外的活动。

第四十五条　本协会终止后的剩余财产,在业务主管单位和社团登记管理机关的监督下,按照国家有关规定用于开展与本协会宗旨相关的事业。

第八章　附　　则

第四十六条　本章程经二零一三年四月二十三日会员大会表决通过。

第四十七条　本章程解释权属于本协会理事会。

第四十八条　本章程自社团登记管理机关核准之日起生效。

附录四　兴海县冬虫夏草市场管理制度

兴海县冬虫夏草市场管理制度

为规范本市场经营行为,强化自律机制,树立行业诚信形象,维护消费者合法权益,根据《中华人民共和国消费者权益法》、《冬虫夏草青海省地方标准》特制定本制度。

凡在本市场的经营者,必须办理营业执照、税务登记证、卫生许可证。树立集体主义观念,树立"质量第一、诚信为本、顾客至上、服务一流"的经营理念,开展平等有序的交易和竞争。

营业人员

(一)营业人员要熟知与冬虫夏草相关知识,向顾客正确提供有关冬虫夏草的信息,不得做欺诈宣传,误导蒙骗顾客。

(二)营业人员上岗时,应统一着装,仪表端庄,举止文明,礼节周到,会讲普通话,语言得体,自然大方,接待外国人能用简单语言对话。

(三)营业人员在接待顾客时,应主动介绍不同级别、不同地域冬虫夏草的价格及条、克换算方法。

(四)不准强买强卖、刁难、侮辱顾客,不准与顾客争吵或进行其他影响市场声誉的行为。

商品质量

(五)严格执行国家和地方标准,分级、分类上架。断条冬虫夏草不能套接、粘接后装盒、散卖。

(六)严禁在冬虫夏草中添加防腐剂、使用着色剂、添加金属类物质,以影响产品性能、影响产品重量或颜色。

(七)严格禁止将亚香棒等类虫草冒充冬虫夏草掺入正品出售。

商品价格

(八)严格执行《价格法》,实行明码标价。明码标价应包括级别、计量单位、销售价格。

(九)实行按级别论价、优质优价制度。遵守公平、公开的原则,严禁不平等竞争,坚决打击欺行霸市行为。

商品计量

(十)必须以法定计量单位(克、千克)作为结算依据。计量器具,要定期进行校检,保证计量准确。

(十一)严禁缺斤少两,水分不得超过规定允许范围。

(十二)以冬虫夏草为主业,综合经营地方土特产品,不得在所经营的商品中掺杂使假,不准购售假冒伪劣产品,保证商品质量。

责效管理

(十三)经营者对商品的质量、计量和服务作出承诺,出现违约个案要按承诺给予赔偿。

(十四)商品因价格与级别不符、计量不足,有掺杂使假,被投诉的,经营者应在调查属实的情况下,主动向消费者赔礼道歉,并为其调换符合标准、补足计量的商品。

(十五)消费出现争议及投诉,必须由争议发生单位妥善解决。相持解决不了的,可报由市场主管单位或当地消费者协会协调解决。

卫生管理

(十六)保持所经营的店面、摊位卫生状况良好,定期做好清洁工作。店面、摊位及其附近必须做到无积水、无垃圾。

(十七)所经营的商品应当摆放整齐,不得超过陈列台面,不得店外设摊,摊外设摊。

(十八)散冬虫夏草在交易过程中不得放在地上看货交易。

(十九)门前实行"三包",不得随意将垃圾扔到过道等市场公共场所。

(二十)积极配合市场管理人员的卫生检查,并服从管理。

(二十一)积极协助工商、城建等部门开展"诚信经营户"、"文明经营户"、"消费者信得过单位"等评选活动,形成文明经营、公平竞争的良好氛围。

安全管理

(二十二)使用煤气炉、煤火炉、电炉等取暖时用具时必须配备防火设施。

(二十三)下班后店铺门窗要上锁。

兴海县冬虫夏草市场

二〇〇九年十二月一日

附录五 "基于环境保护和农牧民收入保障的农副产品可持续发展研究"(调查问卷)

"基于环境保护和农牧民收入保障的农副产品可持续发展研究"调查问卷

尊敬的先生/女士:

您好! 我们是中国人民大学研究生,本问卷用于调查当地农副产品资源情况。您对题目的回答完全根据自己的看法,答案本身没有对错之分。我们向您郑重承诺,问卷采用匿名填写方式,内容仅作学术研究。对您的合作与支持我们表示衷心的感谢!

调查地:＿＿省＿＿市＿＿县＿＿＿＿乡(镇)＿＿＿＿＿村

Z1	受访者姓名		Z4	调查员姓名	
Z2	受访者联系方式		Z5	调查员手机号	
Z3	访问日期(月/日)		Z6	调查员单位	

土地面积

01	种植面积(亩)		03	水产养殖面积(亩)	
02	畜禽养殖面积(亩)		04	荒地面积(亩)【山地、林地】	

A. 农户家庭成员基本信息（家庭成员包括户口在本户或长期在本户生活的人，不包括分家、出嫁、参军和户口迁出去的学生）

家庭成员编号 101 为受访者。请先询问家庭人口数（户口落在受访者家中的人数）_____

个人编码	A01 性别 编码1 1.男 2.女	A02 与户主关系 编码1	A03 年龄 如果不到1岁写0	A04 户口类型 1.农业 2.非农业 3.没户口	A05 常住居民 1.是 2.否	A06 民族 编码2	A07 健康状况 1.健康 2.残疾 3.慢性病 4.精神病 5.其他（注明）	A08 受教育程度 1.小学及以下 2.初中或中专 3.高中或高职 4.大专或本科 5.研究生及以上	A09 党员 1.是 2.否	A10 现在职业 编码3	A11 过去职业 编码4	A12 外出打工或经商 是 否
101												
102												
103												
104												
105												
106												
107												
108												
109												
110												

编码 1：1.户主；2.配偶；3.孩子；4.孙子辈；5.父母；6.兄弟姐妹；7.女婿；8姐妹，儿媳；8姐夫，嫂子；9.公婆，岳父母；10.其他（注明）

编码 2：1.汉族；2.藏族；3.裕固；4.回族；5.满族；6.蒙古族；7.土族；8.彝族；9.其他（注明）

编码 3：1.普通农户；2.种植、养殖大户；3.教师；4.医生；5.乡村干部或机关干部；6.个体工商户；7.企业的经营管理者；8.打工；9.企业职工；10.其他（注明）

编码 4：1.曾经担任村干部；2.曾在乡镇机关工作；3.曾经外出打工；4.曾为企业工人或者职工；5.退伍军人；6.曾为教师；7.曾为医生；8.曾经经商；9.其他（注明）

B. 家庭收入与支出

B1. 您的家庭年收入：2012 年 _____ /元；2013 年 _____ /元；

	年份	年收入：元	备注
B101 种植业（除去自给部分）	2012		①玉米②小麦③青稞④豆类⑤马铃薯⑥油菜⑦棉花⑧其他
	2013		
B102 畜牧业（只含已售出部分）	2012		①猪 ②牛 ③马 ④羊 ⑤禽类 ⑥其他 价格 X 数量
	2013		
B103 政府补贴	2012		低保：_____ 医保：_____ 退耕还林补贴：_____ 牲畜补贴：_____ 良种补贴：_____ 其他：_____
	2013		
B104 冬虫夏草（若禁采，则不回答）	2012		产量（斤数；根数）：_____ 价格（元/斤；元/根）：_____ 产量（斤数；根数）：_____ 价格（元/斤；元/根）：_____
	2013		
B105 工资收入	2012		
	2013		
B106 外出打工或经商	2012		
	2013		
B107 人情往来收入	2012		包括人情往来送来，以及分家，出嫁子女给的钱
	2013		
B108 其他	2012		其他特色农副产品收入；林业草业服务业等
	2013		

B2. 家庭总支出：2012 年＿＿＿＿ /元；2013 年＿＿＿＿ /元；

	年份	年支出:元	备注
B201 种植业	2012		种植业支出包括种子、化肥、机械用具、是否雇佣劳动力等
	2013		
B202 畜牧业	2012		畜牧业支出包括购买幼崽、饲料、动物用药等
	2013		
B203 购买的食品和生活必需品	2012		食品：＿＿＿ 生活必需品：＿＿＿
	2013		食品：＿＿＿ 生活必需品：＿＿＿
B204 冬虫夏草	2012		冬虫夏草采挖时方面每年的生产投入（采挖工具等投入费用）
	2013		
B205 人情往来支出	2012		
	2013		
B206 教育	2012		除去政策补贴，包括学杂费、生活费
	2013		
B207 医疗（除去医疗补贴）	2012		您多久进行一次体检？①儿乎从不体检 ②半年一次 ③一年一次 ④2~3年一次 ⑤4~5年一次
	2013		
B208 其他	2012		交通费、税费、罚款等
	2013		

C.农牧民采挖冬虫夏草行为研究

C01.您家中是否有采挖冬虫夏草经验丰富的人：

1. 是　　　　　　　2. 否

C02.您家中是否有人接受过采挖冬虫夏草的技能培训：

1. 是　　　　　　　2. 否

C03.您在采挖冬虫夏草过程中是否有保护生态的措施：

1.是：_____　　　2. 否

C04.您采挖冬虫夏草方式：

1.自主采挖　　　2.家族合伙　　　3.村民合伙　　　4.企业雇佣

C05.您销售冬虫夏草方式：

1.现货交易　　　2.订单交易

C06.您认为影响冬虫夏草采挖量主要因素：

1.环境变化　　　2.采挖经验　　　3.政策影响

C07.当地是否已采取禁止或限制采挖冬虫夏草的行动：

1.是　　　　　　　2.否

C08.禁止年份：_____　限采年份：_____

C09.禁采或限采政策是否会影响到您正常的采挖：

1. 是　　　　　　　2.否.

C10.限采前后冬虫夏草采挖量变化：

1. 明显减少　　　2. 略有减少　　　3. 基本不变

C11.近几年冬虫夏草的销量变化：

1.逐年递增　　　2.逐年递减　　　3.上下波动　　　4.基本不变

C12.您认为冬虫夏草近几年价格：

1.2010 年_____　2.2011 年_____　3.2012 年_____　4.2013 年_____

5.2014 年_____

C13.您认为冬虫夏草市场价格主要决定因素是：

1.冬虫夏草自然产量变化　　　　　2.市场需求变化

3.政策因素影响　　　　　4.您的看法_____

C14.在没有管制情况下,您对人们自由采挖冬虫夏草的看法：

C1401.破坏生态环境：

1.是　　　　　　　2.否

C1402.促进人民致富：

1.是　　　　　　　2.否

C1403.让更多人享受到冬虫夏草带来的药用价值：

1.是　　　　　　　2.否

C15.假如政府开展生态保护行动,您是否会参与?

1.会,不仅自己做到,还会带动周围的人响应政府号召

2.自己本身会切实做到遵守法规政策

3.如果保护政策损害自身利益,不会参与

4.政府强制措施时会

D 政策评价方面

D01.限采前每年采挖量：＿＿＿＿＿＿；限采后每年采挖量：＿＿＿＿＿＿；

D0201.政府限采政策实施后,有无相关补偿：

1.是　　　　　　　2.否

D0202.如果"是",您对补偿的满意程度如何：

1.非常满意　　　　2.满意　　　　　　3.一般　　　　　　4.不满意

D03.您对限采政策实施必要性的看法：

1.非常迫切　　　　2.比较迫切　　　　3.没什么感觉　　　4.不需要

D04.您认为政府限采政策实施的强制程度如何：

1.非常严厉　　　　2.一般严厉　　　　3.起不到管制效果

D05.与政府采取措施前相比,冬虫夏草产区生态环境变化：

1 好转很多　　　　2 略有好转　　　　3 没什么变化

D06.您觉得在冬虫夏草产区的保护中谁的实际积极作用最大?

1.牧民的自觉行为　　　　　　　　2.政府保护(包括管制)

3.相关企业　　　　　　　　　　　4.公益组织

D07.您认为政府开展生态保护工作中,最重要的环节是什么?

1.制定相关法律政策强制执行

2.生态保护宣传教育

3.采取激励措施(如举报有奖,经济补偿)

4.无所谓,对这种活动不感兴趣

D08.您最需要政府哪方面的帮助：

1.政策补贴　　　2.银行贷款　　　3.技术指导　　　4.其他

附录六　冬虫夏草消费者购买意愿问卷

您好！我是中国人民大学农业与农村发展学院的研究生，希望了解一下消费者对于冬虫夏草的看法。调查结果将严格保密，仅供学术讨论与研究，尽请您放心填写。

万分期待您的支持及参与，我们对您的热情参与表示衷心的感谢！

一、冬虫夏草认知情况

1. 您对冬虫夏草的认识程度如何？

□了解，知道它的用途

□听说过，但不知道它的具体用途

□从没听说过

2. 您最先是从何处得知冬虫夏草的？

□电视　　　　　　□网络　　　　　　□报纸　　　　　　□街头广告牌

□朋友推荐

3. 您认为冬虫夏草应该属于下列哪一类产品？

□药品　　　　　　□保健品　　　　　□食品　　　　　　□中药材

4. 您购买或者食用冬虫夏草的目的是：

□治病　　　　　　□保健　　　　　　□送礼

5. 您是否能够辨别冬虫夏草的真假：

□是　　　　　　　□否

6. 您是否曾经购买过冬虫夏草产品：

□是　　　　　　　□否

7. 您是否购买过虫草加工品，如含片、破壁粉、胶囊等产品？

□是　　　　　　　□否

8. 您是否在较长时间里，食用了冬虫夏草产品？

□是　　　　　　　□否

9. 若您食用过冬虫夏草产品，您是否认同它的疗效？

□是　　　　　　　□否

二、冬虫夏草购买意愿调查

无论您是否购买过冬虫夏草,请您根据您的实际感受填写以下问题。

1.相比其他保健品,冬虫夏草会是您购买的首选。

□是　　　　　　　□否

2.如果朋友想买保健品,您会向朋友推荐冬虫夏草产品。

□是　　　　　　　□否

3.即使冬虫夏草的价格高,您也会选择购买冬虫夏草。

□是　　　　　　　□否

4.如果不考虑资金,您是否考虑购买一些冬虫夏草。

□是　　　　　　　□否

5.您了解国家食药总局下发《关于冬虫夏草类产品的消费提示》这个事吗?

□了解,知道这个通知的内容　　　　□听说过,但不知道这个通知的内容
□从没听说过

6.您是否知道食药总局下发《关于冬虫夏草类产品的消费提示》的原因?

□是　　　　　　　□否

7.您是否知道长期食用冬虫夏草及其纯粉片可能会造成砷超标摄入?

□是　　　　　　　□否

背景:2016 年 2 月 4 日,国家食药监总局在官网上发布了一份消费提示:即通过食药监总局对冬虫夏草、冬虫夏草粉及纯粉片产品检验,发现产品中砷含量达 4.4~9.9 mg/kg,超过了保健食品砷限量值 1.0 mg/kg,并表明长期食用冬虫夏草、冬虫夏草粉及纯粉片等产品会造成砷超标摄入,可能存有较高风险。

2016 年 3 月 4 日,国家食药监总局发布了《关于停止冬虫夏草用于保健食品试点工作的通知》,试点不到 5 年的保健品试点工作被迫停止。

通过阅读上述资料,您知道了长期食用冬虫夏草可能会砷超标摄入,因此国家食药总局取消了冬虫夏草的保健品试点工作。请您根据您的实际想法回答下面几个小问题,谢谢!

8.当您知道长期食用冬虫夏草可能会砷超标摄入这个事情后,相比其他保健品,冬虫夏草还会是您购买的首选吗?

□是　　　　　　　□否

9.当您知道长期食用冬虫夏草可能会砷超标摄入这个事情后,如果朋友想买保健品,您还会向朋友推荐冬虫夏草产品吗?

□是　　　　　　　□否

10.当您知道长期食用冬虫夏草可能会砷超标摄入这个事情后,如果冬虫夏草

价格还是较高,您还会选择购买冬虫夏草吗?

□是　　　　　　□否

11. 当您知道长期食用冬虫夏草可能会砷超标摄入这个事情后,如果冬虫夏草价格便宜了很多,您还会选择购买冬虫夏草吗?

□是　　　　　　□否

12. 当您知道长期食用冬虫夏草可能会砷超标摄入这个事情后,您是否还会考虑购买冬虫夏草?

□是　　　　　　□否

三、个人基本情况

1.性别:

□男　　　　　　□女

2.年龄:

□20～29 岁　　□30～39 岁　　□40～49 岁　　□50～59 岁

□60 岁及以上

3.学历:

□小学　　　　　□初中　　　　　□高中或中专　　□大专或本科

□研究生及以上

4.健康状况:

□健康　　　　　□亚健康　　　　□有疾病

5.家中是否有老人:

□是　　　　　　□否

6.个人年净收入:

□3 万元以下　　□3 万元～5 万元　　□5 万元～8 万元　　□8 万元～12 万元

□12 万元以上

附录七　青海省冬虫夏草中间商调研问卷

您好！我们是中国人民大学农业与农村发展学院的研究生,希望能够了解一下近来中间商的经营状况。调查结果将严格保密,仅供学术讨论与研究,尽请您放心填写。

本课题十分期望您的支持及参与,我们对您的热情参与表示衷心的感谢!

店主及其家庭基本情况

1. 性别:
□男　　　　　　　□女

2. 年龄:_____岁

3. 民族:
□回族　　　　　□汉族　　　　　□藏族　　　　　□其他_____

4. 学历:
□未上学　　　　□小学　　　　　□初中　　　　　□高中
□大专或本科　　□研究生及以上

5. 户口类型:
□农业　　　　　□非农业

6. 婚姻状况:
□已婚　　　　　□离婚　　　　　□丧偶　　　　　□未婚

7. 健康状况:
□健康良好　　　□慢性病　　　　□重大疾病　　　□残疾

8. 家庭总人口数:_____人

9. 家庭工作人口数:_____人

10. 家庭在本地生活水平:
□高　　　　　　□中上　　　　　□中等　　　　　□中下
□低

11. 家庭是否拥有草场:
□是　　　　　　□否

店铺基本情况

12.店铺类型：

□个体工商户　　　□公司　　　　　　□家庭经营（无注册登记）

13.经营虫草年数：＿＿＿＿＿年

14.这家店是您家独资所有吗？

□是　　　　　　　□否

15.您有几个合伙人：＿＿＿＿＿ 人

16.您家拥有的投资比重：＿＿＿＿＿ ％

17.这些合伙人和您家的关系：

□亲戚　　　　　　　　　　　□朋友

□无特殊关系的纯合作伙伴　　□其他

18.您家投资的资金主要来源：

□自家积蓄　　□银行贷款　　□亲朋好友借款　　□其他私人借款

□其他＿＿＿＿＿

19.2015 年店铺经营情况：

店铺总支出 （万元）	店铺租金 （万元）	水电费支出 （万元）	收购虫草量 （斤）	店铺总收入 （万元）

经营行为研究

1.您是如何想到经营虫草的？

□政府宣传　　　□民间组织宣传　　□朋友推荐

2.您的收购方式是怎样的呢？＿＿＿＿＿（可多选）

①从牧民处收购　　　　　　②自己包山

③从产地收购商处收购　　　④自己家草场获得

⑤其他

3.您有没有与农户建立长久的收购协议？

□没有　　　　　　□有

4.您的收购交易付款方式：

□一手交钱，一手交货　　　　□赊账

如果是赊账，一般期限为多久：＿＿＿＿＿

5.您是否有囤货情况：

□没有　　　　　□有

6.如果有囤货情况,您的囤货原因是什么?

□怕之后供货不足　□价格足够低　　□等待价格上涨　□其他

7.您是否出售加工后的虫草,如含片、破壁粉、胶囊等产品?

□是　　　　　　　　□否(跳至7b)

7a.如果有加工产品出售,请问加工产品从何处来?

□自己加工　　　　　　　　□从上级经销商处进货

□自己出原材料,请别人加工

7b.您不经营加工产品的原因是什么?

□产品价格过高,没有市场需求　　□产品质量不可见

□其他_____

8.购买您的虫草的人里面,最主要的人群是哪种人?

□散客　　　　　　□下游经销商　　□深加工企业

9.散客从您这里购买虫草多数用于什么用途?

□治病　　　　　　□保健　　　　　□送礼

10.您是通过哪些方式销售虫草的?

□面对面销售　　□线上线下两种都有

11.影响您销售方式的主要因素:

□价格　　　　　□交易成本　　　□交易风险　　　□信息来源

12.您认为虫草在销售过程中最困难是

□市场信息的缺乏　　　　　　□交通的不便

□没有利益保护组织　　　　　□各种行政收费

13.您是否想过加入行业协会?

□是　　　　　　□否

14.您是否想过再开一家店铺?

□是　　　　　　□否

15.您觉得如果再开一家店,最多的困难是什么?

□当前行情不好　　　　　　　□没有资金,又贷不到款

□其他

16.您有固定大客户吗?_____有_____个

取保认知及影响

1.您了解国家食药总局说虫草"砷"超标这个消费提示吗?

□了解,知道这个通知的内容　　□听说过,但不知道这个通知的内容

□从没听说过

2.您了解国家食药总局下发《关于停止冬虫夏草用于保健食品试点工作的通知》这个事吗？

☐了解，知道这个通知的内容　　　　　☐听说过，但不知道这个通知的内容
☐从没听说过

3.您是否知道极草被禁止生产和销售的原因？

☐是　　　　　　　　☐否

4.您觉得今年2、3、4月份相比去年2、3、4月销量有什么变化呢？

☐下降很多　　　　☐下降不多　　　　☐与往年一样　　　　☐上升不多
☐上升很多

5.您觉得冬虫夏草保健品的身份取消对您的生意有影响吗？

☐有很大坏处　　　☐有一点坏处　　　☐没有任何影响　　　☐有一点好处
☐有很大的好处

6.您觉得今年相比往年，产地的虫草产量怎么样？

☐低了很多　　　　☐低了一点　　　　☐产量一样　　　　☐高了一点
☐高了很多

价格认知及前景预判

1.您觉得当前影响虫草的产量的最主要的原因是什么？

☐温度　　　　　　☐降水量　　　　　☐牛羊的多少　　　☐其他

2.您认为未来冬虫夏草产量变化的趋势如何？

☐增加　　　　　　☐不变　　　　　　☐减少　　　　　　☐不知道

3.您认为虫草价格未来的变化？

☐上涨　　　　　　☐持平　　　　　　☐下降　　　　　　☐不知道

4.您觉得未来人们对冬虫夏草的需求量会怎么变化？

☐需求减少　　　　☐需求不变　　　　☐需求增加

5.您觉得冬虫夏草行业前景如何？

☐很好　　　　　　☐较好　　　　　　☐一般　　　　　　☐较差
☐很差

附录八 企业、中间商、经销商访谈提纲

实地调查目的和计划

为了研究国家食药监总局公布的冬虫夏草消费提示(提示长期食用冬虫夏草可能引起"砷超标")对冬虫夏草产业的及其供需双方各组成主体的影响,通过实地调研向冬虫夏草中间商和经销商、行业协会、消费者等搜集第一手资料。

实地调查方法和构架

一、实地调查方法

1.访谈法

在实地调查中,调查人员与被访对象面对面交流是一种直接有效的信息获取方式。本调查对青海省冬虫夏草行业协会秘书长、行业协会管理人员、长期从事冬虫夏草贸易企业管理者及长期从事冬虫夏草科研的专家教授等进行访谈,通过和多视角的不同专家的交流,从宏观角度掌握冬虫夏草产业链运行状况、存在问题及其在工作实践中所采纳的新举措等信息,可为整个调查提供有利的指导,有的放矢地展开实地调查。

2.问卷调查法

利用事先编制好的问卷对被访问者进行调查,通过被访者所填写的问卷答案,可以了解被访者对某一问题的看法和意见。本调查对中间商、厂商和经销商采取了问卷调查法,获取了产业链上不同主体的经营现状及应对"砷超标"事件的策略,为深入分析冬虫夏草产业链中问题产生原因、形成机理,以及寻找有效解决的方法和途径提供翔实的论据。

二、实地调查构架

1.调查地点确立

在广泛收集网络、电子期刊等二手资料的基础上,听取了相关业内专家建议,以冬虫夏草产量、中间商、厂商和经销商集中度、交易活跃程度和冬虫夏草对当地贡献较大等指标为依据,结合能力范围,确立了青海、甘肃等地为调研地点。

2.调查企业的选择和确立

青海省为中国最大的冬虫夏草产地,同时也是最大的虫草交易市场。故而当地冬虫夏草企业众多,既有大型的企业同时又有较小的企业,我以企业规模、经营

的历史年限、经营的产品类型为依据,选取了几家企业作为案例企业,进行深度访谈。

3.中间商的选择和确立

冬虫夏草产业链中的中间商队伍庞大,多数为回族居民从事。笔者在调查过程中,主要通过当地青海大学冬虫夏草研究室主任李玉玲教授的介绍,得知当前中国最大的冬虫夏草交易市场为西宁市的勤奋巷冬虫夏草市场,市场内主要为回族冬虫夏草中间商,故而笔者选择的中间商为勤奋巷市场内的中间商,此外还有西宁市的另外两个冬虫夏草市场的部分中间商。对这些中间商,我使用问卷调研与深度访谈相结合的方法。

4.经销商的选择

冬虫夏草经销商我主要选择从事冬虫夏草零售的店家,主要为西宁市的几个大的虫草交易市场和北大街路边的虫草销售店。

5.消费者的选择

对于冬虫夏草的消费者调研,我主要是通过问卷调研的方法在网上进行调研,了解"砷超标"对不同类型的消费者购买意愿上的影响。

6.实地调查的内容

企业、中间商、零售商)总体情况:

1.企业规模?资产负债情况?总体营业收入情况?流动资产与负债之比?应收账款与应付账款?近两年是挣还是亏?

2.发展历程(从建立至今经历的所有变化)?领导人情况(年龄、学历)?公司人员结构(含只能结构与教育结构)?

3.公司经营产品类型(原草、加工、其他)?研发情况?国家补贴(含有哪些?分别多少钱)?

4.是个体户还是公司?是独资还是合资?所持资金比例?合资人为亲朋好友?是谁带领经营的?

5.若非规模企业,问经营年限?家庭多少人?多少人从事虫草经营?

6.是否贷款?利率多少?是否亲友借钱?利息几何?还款时间是多久?借款或贷款的难度大小?

7.银行贷款用什么抵押?能够抵押多少钱?

8.赊账情况(上下游两方)?三角债情况?资金周转情况?

9.不同规格的虫草的收购价格及销售价格?

收购情况:

1.每年哪个时间段去哪个产地(地区)收虫草?收购虫草量多少?

2. 倾向于收购哪个规格的虫草？为什么？是否会囤货？

3. 每年总共经手收购的虫草有多少？收购渠道有哪些？不同渠道分别收购多少？

4. 每年收购多少次虫草？不同时间段收购的渠道？收购的重量？每年收购几次？（决定的因素有哪些？）

5. 每年产地收购的虫草卖完了，到哪里收购？

6. 是否包山？为何选择（不）包山？包山价格？所包的山的价格怎么定？付款方式是怎样的（时间？分几期？）？一般是几个人一起包山？资金怎么来？怎么定下包哪座山（打听的渠道、如何看所包山第二年的收成）？是否会看错？

7. 包山一般包多少年？包山期间是否会采取什么措施来增产？包山后到采挖期间是否会经常去草场视察？有没有盗采的情况？所采取的方法是什么？几月份开始采挖？

8. 包山采挖一般会请多少人？人员都从何处来？人工成本怎么算（按天数还是按采挖量）？如果按采挖量，是否分大小、头草尾草？怎么付款给人工（现金？现付）？除此外还有哪些费用（如是否包采挖人员的伙食、环境破坏费等）？

9. 包山一般采挖多长时间？采挖过程中是否会要求回填？是否在防止采挖人员盗采方面有措施？

10. 除了包山外的常规收购渠道，有多少是藏民直接收购？多少是上一级收购商手中收购？不同收购渠道的收购价格分别多少？收购价格是如何确定的？付款方式又是如何？不同收购渠道的收购量分别多少？为何选择这样的渠道？收购过程中遇到的哪些困难？

11. 是否有固定合作的藏民或者产地上一级收购商？是否会签合约？如何拓展自己收购的渠道（比如说虫草产量低的年份）？

12. 这么多回族同胞在从事冬虫夏草收购，是什么原因（为何汉族或者藏族就不行呢）？收购过程中会否不同收购商间冲突？

13. 如果是非采挖时节，在勤奋巷收购，怎么喊价？怎么砍价？怎么确定收购价格（大小、干湿度）？手语买卖秘诀？

14. 勤奋巷收购过程中，是否有假货？严重吗？现在有哪些掺假的方式？怎么判定真假？

15. 收购后是否都需要过 X 射线机器？机器要多少钱？如果没机器，用别人的机器多少钱？收购后是否直接付钱？如果您赊账，如何打欠条？如果您打欠条，是否正式，约定时间多久，利息几何？您是否曾经违约？如果违约，对方怎么处理？

16. 政府在采挖时节做了什么努力防止盗挖？群体冲突？政府是否对收购商

有什么规定或要求? 您收购过程中政府是否会对您进行收税什么的?

储存加工情况:

1.采挖时节收购的虫草是干草还是湿草? 采挖出来后藏民是如何处理上面的泥土的? 如何保存的?

2.包山的话,是否采挖人员要去掉泥土? 还是我们自己去泥土? 去了泥土后该怎么操作?

3.湿草如何晒干? 湿草晒成干草(三斤变一斤)吗? 湿草干草的价格差多少?

4.如何从产地运回西宁? 有什么特殊储存设备吗? 运输成本多少? 运回西宁后又需要怎么处理? 用什么设备?

5.很多店有加工品售卖,比如含片什么的,加工的机器多少钱? 如果没有机器,加工多少钱?

6.使用加工机器的话,一根虫草可以加工厂多少含片?

7.一般加工制品的原料是否会用好虫草加工? 加工后产品价格可以加多少?

8.储存过程,虫草的重量变化情况? 储存的成本多少?

销售情况:

1.有哪些产品类型(各自价格)? 不同产品的营收情况? 不同产品毛利率几何? 不同产品的税率是否一样?

2.是否不同类型产品定位不同销售对象(消费者)?

3.是否销售加工制品? 有哪些加工制品? 价格分别多少? 如果不销售,为什么?

4.销售渠道(是否做进出口)? 是否直接销售给消费者? 销售给制药企业多吗? 他们的用途一般是什么?

5.如果直接销售给消费者? 是否自营或者加盟? 自营或者加盟店分布在哪些城市? 不同城市同一产品加工是否相同? 如果是加盟店,加盟费多少,互相的利润分成比例多少?

6.是否进行网上售卖? 售卖价格等有什么不同? 是否认同网上售卖? 网上售卖收款方式怎样?

7.是否所有的成品都可以在外地卖? 是否对产品的类型有要求(比如加工品不能跨省)?

8.销售对象有哪些(药企? 下一级经销商? 消费者?)? 销售对象的用途是什么? 不同销售对象的销售价格会变化吗?

9.是否有下一级经销商? 下一级经销商加价多少? 一般如何发货给对方(快递,是否保价)? 如何收钱?

10. 如果下游经销商赊账，是否通过正式协议？一般赊账多久？利息多少？是否会出现违约？如果违约，您会如何处理？

11. 在淡季怎么买卖？在旺季怎么买卖？淡季和旺季的价格都是随着什么变化的？

12. 是否有卖不出的情况？如果卖不出，您会如何促销？如何开拓自己的销售渠道？

13. 门面成本多少？是否用过其他宣传渠道宣传自己的门店？

对政府的看法

1. 未来冬虫夏草产量（较长趋势）？为什么？价格变化趋势？为什么？人们需求趋势？为什么？

2. 目前几家店？是否想过再开分店？为什么？

3. 自有资金是否能满足开分店？如不够，是否会银行贷款？银行贷款是无息吗？贷款是否有困难？

对政府的看法

1. 政府当前是否限制采挖或禁止采挖？在哪些地方？限制或禁止采挖，对牧民是否有相关补贴？

2. 政府是如何对采挖人员进行资格审核的？如果包山，是否也要对资格进行审核？

3. 哪些人能获得采挖证？采挖证需要多少钱？时效多久？政府会在哪些地方布置哪类人员进行采挖证检查？有几道关卡？

4. 政府是否会对收购人员进行监管？怎么管理？

5. 政府对虫草市场有哪些监管？勤奋巷是否会有政府的市场管理处？

6. 您觉得政府应该在哪方面做，对您的经营有好处？（比如说贷款问题、免税问题、采挖人员管理方面、立法上）

对行业协会的看法

1. 您是否听过冬虫夏草协会？是否知道行业协会办公地点？是否想过参加省里的冬虫夏草协会？为什么？

2. 觉得行业协会有什么作用？是否知道行业协会为行业做的事情？加入行业协会对经营有什么作用？觉得行业协会在哪方面能够有所改进？

对采挖人员的看法

1. 采挖人员有哪些人？各种人员比例（回、汉、藏）？采挖人员回填情况？采挖人员所起矛盾情况？

2. 采挖人员有什么特殊的（假结婚、小学放假等）？最主要影响采挖人员售卖价格的因素是什么？

3.在采挖人员管理上,应该怎么做？冬虫夏草产量与什么因素最相关？

对"砷超标"的行为对策

1.冬虫夏草是中药材？食药同源？保健品？食品？

2.冬虫夏草的功能有哪些？您自己是否也食用冬虫夏草？如何服用？感觉效果如何？

3.是否听说过极草？对极草的看法如何？是否知道极草为何下架了？下架的原因？

4.是否听说过国家食药总局把冬虫夏草的保健品试点工作取消了这个事情？是否知道原因是什么？

5.是否知道国家食药总局提示说长期食用会"砷"超标的事情？您觉得这对吗？

6.您的企业或店是否受到了"砷"超标这个消费提示的影响呢？主要影响了哪些产品？您又是怎么应对的呢？

7.是否有企业或下级经销商因为这个原因销售情况不佳？或者消费者因此不购买的情况？

8.是否有消费者跟您说过"砷"超标的事情？您是如何应对消费者的质疑的？

9.您是否像上级部门反映过这个事情？

对冬虫夏草交易市场的看法

1.勤奋巷的由来、发展与衰落？

2.新千虫草大世界的由来、发展与衰落？

3.新千虫草科技城的由来、发展与衰落？

4.康美虫草交易中心的由来与发展？

冬虫夏草行业协会访谈：

1.近年来,冬虫夏草的储藏量？官方的预采挖量及实际采挖量？冬虫夏草产业发展情况？包括各项数据(进出口)？

2.虫草的产量受那几个方面的影响最大(雪灾,还有降水,还有什么)？

3.冬虫夏草产业中,原草最大的去向是什么(散客、企业)？制药还是当土特产卖是主要去向？

4.近几年的采挖人数有什么变化？为何去年采挖人数少了那么多？受什么影响？

5.今年虫草企业的销售情况及相关的企业采购情况？目前我国有多少企业能够进行出口？

6.国家目前对冬虫夏草的保护政策主要有哪些？草场保护、采挖回填、收保护费、销售乱象清理？

7.是否有会员企业向协会说"砷"超标情况对他们的影响？行业协会对"砷超标"的看法，及所做的努力？

8.行业协会的具体信息，会员数量多少？给企业能带来什么？行业协会在运营中所遇到的困难？

致　　谢

从 2013 年 10 月到 2017 年 10 月,本书终于能够付诸出版,感触颇多。它的出版不仅是一项课题的完结或结果,更是一个对中国冬虫夏草产业发展的探索过程。冬虫夏草自古以来就是保障青藏高原地区人民健康的良好药材,如今更是藏区农牧民改善生活水平的重要资源。虽然目前国内外对冬虫夏草已有几十年的研究经验,但也主要局限在其成分提取与药理作用上,鲜有对冬虫夏草资源分布与产业发展的研究,使得我国的冬虫夏草产业研究愈来愈少,对冬虫夏草这一藏区重要产业认识程度不够。本书则主要是着眼于解决上述问题,以使更多的人了解冬虫夏草,了解藏区,对冬虫夏草产业的发展尽一份力,对藏区人民生活的改善尽一份心。我要感谢在写作过程中给予帮助和指导的所有人,是你们给了我坚定的信心,顺利完成本书的撰写。在此特别感谢以下单位或个人:

感谢福特基金会对项目的支持。基金会的支持是项目顺利进展的最大保障,是他们的全力支持,让课题组成员能够多次前往青藏高原进行实地考察研究,让零散的产业知识得以汇聚成册。基金会的全程支持,给了课题组诸多的项目建议,是本书能够出版最大的支持者。

感谢我的学生刘丽媛、赵将、龙文杰以及其他同学(王健健、高媛媛、陈菊红、张连驰、叶舟舟、徐心怡、许晓岚、陈建宇)在项目调研中付出的努力,是你们一次一次地去往青海、西藏、甘肃、四川等艰苦地区的实地调研,是你们对当地农牧民、政府部门、科研机构、企业、中间商、行业协会的深度访谈,让我们的项目真正与现实相结合,为本书提供了翔实而客观的材料,也是你们在本书撰写过程中的努力让本书顺利面世。

感谢青海省冬虫夏草协会赵锦文秘书长及其工作人员在获取行业信息和联系企业上的帮助;感谢青海省珠峰药业、三江源冬虫夏草有限公司等企业中管理人员、青海省西宁市勤奋巷、新千国际等虫草市场中的中间商和零售商在实地调研过程中的配合及帮助;同时,还要感谢消费者调研过程中参与填写问卷的各位消费者给予的配合。

感谢中国农科院原副院长、国家农产品质量安全风险评估专家委员会副主任章力建主任,原国家发展银行、农业部农业工程研究院范小克研究员,国家食品安全风险评估中心肖革新研究员,中国农业大学食品学院申琳教授,甘肃基地代表于斌国先生,青海大学冬虫夏草研究室李玉玲博士,大风顶国家级自然保护区管理局方奎局长在探讨冬虫夏草产业发展中给予的良好意见,让我们受益颇多。

最后,感谢福特基金会李宗敏博士在项目进程中的监督与指导,感谢中国人民大学农业与农村发展学院温铁军教授、唐忠教授、张利庠教授等领导专家的支持。同时,我还要感谢那些为项目进展提供帮助的政府单位、科研机构、企业和农牧民们,是你们所有人的努力成就了本书。

生吉萍

2017 年 10 月